中国影响性涉医案件法律与伦理评析

（二）

主编　雎素利

中国协和医科大学出版社
北　京

图书在版编目（CIP）数据

中国影响性涉医案件法律与伦理评析. 二 / 睢素利主编. —北京：中国协和医科大学出版社，2023.6

ISBN 978-7-5679-2190-0

Ⅰ. ①中… Ⅱ. ①睢… Ⅲ. ①医疗纠纷－案例－中国 Ⅳ. ①D922.165

中国国家版本馆CIP数据核字（2023）第080833号

中国影响性涉医案件法律与伦理评析（二）

主　　编： 睢素利
责任编辑： 杨小杰
封面设计： 许晓晨　邱晓俐
责任校对： 张　麓
责任印制： 张　岱

出版发行： **中国协和医科大学出版社**
（北京市东城区东单三条9号　邮编100730　电话010-65260431）
网　　址： www.pumcp.com
经　　销： 新华书店总店北京发行所
印　　刷： 三河市龙大印装有限公司

开　　本： 787mm×1092mm　1/16
印　　张： 17.5
字　　数： 390千字
版　　次： 2023年6月第1版
印　　次： 2023年6月第1次印刷
定　　价： 58.00元

ISBN 978-7-5679-2190-0

编者名单

主　　编　睢素利

副 主 编　樊　荣　张　迪　魏亮瑜

编　　者（按姓氏笔画排序）

尹竹清	北京市华卫律师事务所
古丽丹娜·吐尔逊	北京协和医学院
邢　钊	中国政法大学
刘诗卉	北京积水潭医院
刘炫麟	中国政法大学
纪　磊	北京市华卫律师事务所
张　广	北京乾成律师事务所
张　迪	北京协和医学院
陈　伟	北京积水潭医院
林　琳	中国政法大学
郑秋实	北京肿瘤医院
赵　双	北京积水潭医院
赵　慧	北京医院
赵晓佩	首都医科大学
韩　茵	北京市华卫律师事务所
睢素利	北京协和医学院
樊　荣	北京清华长庚医院
滕　慧	北京乾成律师事务所
魏亮瑜	北京医院

序

我院睢素利教授牵头主编《中国影响性涉医案件法律与伦理评析（二）》，这是一件令人欣慰的事。

医疗是民生大计，涉及每个人的健康福祉和切身利益，是党和国家推进健康中国战略和构建和谐社会的基础之一。和谐社会的治国方略要崇尚法治，以良法的规范运行保护人民权益，增强人民的获得感和幸福感，保障人民安居乐业。同时，构建和谐的社会和良好的医疗环境也需要伦理治理的加持。本书从法律和伦理视角评析医疗健康领域社会关注度高的影响性案件，内容关系医疗这一民生大计和法治社会的良法善治，我觉得非常有意义。

新兴技术在医疗健康领域的应用产生了许多新型社会关系，同时法治社会发展进程中患者的权利意识在不断增强，医疗健康领域不断涌现出新的问题和新型的诉讼案件，不仅涉及法律问题，同时也交织着伦理和社会问题，引发公众热议和持续关注，产生广泛的社会影响。医疗卫生关系到民生福祉，司法裁判要妥善解决医疗活动中的矛盾冲突和达至良好的社会效果，就不仅要实现个案的定分止争，还要立足通过个案的裁判向社会传递正能量，促进医患关系和谐，同时促进整个社会的和谐、有序与公正。

医乃仁术，医疗实践就是行仁医、施仁术、树仁德的实践，医疗活动不仅是医学技术的应用，也是科学济人道和医学人文关怀在医疗实践中的实现。这意味着想要有效预防和解决医疗领域的利益冲突和纠纷，除法律规范调整的视角外，还需纳入对法律精神和法律背后蕴涵的价值理念的理解，本书正契合了这一点。

本书所收集的案例涵盖了诸多当下甚至未来需要人们关注的法律和伦理问题。这些问题从时空跨度看，从人类基因、精卵、胚胎，到生命孕育、出生、未成年、成年直至死亡和死亡后；从社会角度看，立足医疗法律和医学伦理前沿热点问题，涵盖社会公共利益和公序良俗，延伸至人类共同利益；从个体角度看，关注个人在生老病死过程中的相关权益，包括生育需求、亲子关系、医疗急救、医师权益、个人隐私和人格尊严等，既考虑到医疗法律的权威与强制性，又看到个人和特殊群体的现实困难与需求。选取的案例具有行业代表性，引发法律学者、伦理学者、医生群体、患者群体、医学生乃至全社会对医疗法律和伦理的深入思考。例如，书中的基因编辑婴儿、北京市首例冷冻胚胎移植、单身女性冻卵、代孕亲子关系等案件，通过对案件所涉问题的多维度评析，在看到技术发展给人类带来福祉的同时，也应理性地认识到可能的潜在风险，以及对现有社会关系的冲击和对人类整体长远利益的威胁。另外，号贩子逃跑摔伤索赔案和医生劝阻老年人电梯内吸烟案的审判很好地诠释了公序良俗原则和社会公共利益在司法裁判中的体现。公正的裁判为社会树立了行为规则，在司法裁判中体现出鲜明的价值导向，倡导和鼓励符合社会主义核心价值观的行为，引领良好社会风尚，以案释法，以案弘道，在纠纷的解决中充分体现社会公正。

伴随着科学和技术的深刻变革，以及社会的不断发展，作为医学事业发展基石的医学教育应不断完善落实立德树人的根本任务。本书选取具有社会影响性的案例，基于医疗实践展开法律与伦理分析，有事实，有理论，可用于医事法学和医学伦理学等医学人文相关课程的教学实践，利用案例讲法理说事理，将有助于培育医学生的法治素养和法治思维，使医学生知法明理，加强医学人文教育，培养医学生“敬佑生命、救死扶伤、甘于奉献、大爱无疆”的崇高职业精神。

目前正是我国向着第二个百年奋斗目标进发的关键时期，在健康中国、科技强国与全面依法治国的战略下，越来越多的医疗新技术也在不断地被研发应用，涉及的新型社会关系和权益冲突也有待研究和解决。睢素利教授一直非常关注医学技术引发的新问题，在主编出版了《中国影响性涉医案件法律与伦理评析》后，持续关注和不断研究，如今《中国影响性涉医案件法律与伦理评析（二）》也即将付梓出版。希望本书的广大读者能够多视角了解医疗法律和医学伦理，关注我国卫生健康事业的发展，增加对医疗活动、医患权益和医患关系的理解，更好地强化法治理念和人文情怀！从这个角度而言，我愿为之作序。

姚建红

北京协和医学院党委书记

兼马克思主义学院　人文和社会科学学院院长

前 言

在生命科学和医学技术不断突飞猛进的今天，医疗已不再仅仅是治病救人，医学模式也从传统的生物医学模式转变为生物－心理－社会医学模式。医学需要从生物、心理、社会角度全方面地认识和理解生命、健康和疾病，医疗也需要更加尊重人和关注人的社会生存状态对健康和疾病的影响。因此，医疗除关系人的身体健康外，还关系人的心理情感和生命尊严，甚至在人类基因和人类生殖领域也起着至关重要的作用，并且医疗作为民生大计也涉及社会的公平与正义。近年来，高端生物医学技术在医疗实践中的应用提高了人类的整体福祉，同时也引发人们更多地关注和思考人的生命和死亡、情感和尊严、权利和义务等问题。随着医疗新技术的应用与发展，医疗实践中也不断地出现新型社会关系，加之在法治社会中个人自主和权利意识的加强，不可避免地导致在理解和应对新型社会关系中的权利和义务时出现新矛盾和新问题，这些矛盾和问题通常都是法律和伦理交织并重。为了解决这些矛盾与问题，不论是医疗法律还是生命伦理都在不断接受新的挑战，且被推动着向前发展。

在医疗法律和生命伦理持续前进发展的过程中，在面对新型涉医案件时，法律虽然可以解决案件争议，达到个案的定分止争，但由于其局限性和滞后性，有一些涉及伦理和社会问题的涉医案件无法单纯地从目前现有的法律规定中得到最好的解决方案。在实践中，这一类案件很多也是司法审判中具有一定影响性的疑难案件，对审判而言也是巨大的挑战，需要在法律框架内智慧地处理案件涉及的法理、伦理甚至情理，案件的处理结果具有深远和广泛的社会影响。一些案件引发的法律和伦理探讨也为相关法律、法规的制定与修改提供了理论依据。2019年，我们在中国协和医科大学出版社出版了《中国影响性涉医案件法律与伦理评析》一书，受到了业界好评，荣获“2019中国医界好书”，在“构建医患命运共同体，共享美好医患关系”系列作品征集活动中荣获二等奖，并且作为北京协和医学院研究生医事法课程的教学参考用书和学生阅读学习资料，在教学实践中也受到学生喜爱。

近几年来，不断有新的有影响性和代表性的涉医案件出现，本书选取了26个案例，延续了上本书的体例，依然以真实案例为切入点，分别从法律和伦理的双重视角对案件涉及的相关问题进行评析和探讨，并从专业角度给出相关意见、建议。这些案件涉及了人类遗传基因编辑和精卵存储、人类辅助生殖技术的应用、人类器官获取和移植、终末期和紧急情况下的医疗救治、患者隐私和个人信息保护、涉及医生身份的医疗事故及相关纠纷争议的解决、社会公平正义七个领域，既有关注人在生老病死过程中的基本权利与义务，又有对生育需求、人格尊严、社会公序良俗、公共利益和核心价值观等更高层次的思考。我们希望本书不仅有专业理论深度，还有医学人文温度，能够传达社会正能量。

本书的编者有从事卫生法学和生命伦理学教学和研究的高校教师，有在医疗机构从事医疗纠纷及相关医务管理工作的管理者，也有专职代理涉医诉讼案件的律师。编者在对这些涉医案件进行探讨时也常从各自专业的角度碰撞出火花，每一个案例的解读分析都凝聚着编者团队的集体智慧。当然，本书也不可避免地存在种种不足，恳请各位读者批评指正。期待本书能够继续引发同道同仁和社会各界对医疗法律和生命伦理的深入探讨，积极面对涉医案件中的复杂问题，并为建立有效的问题解决机制提供具有建设性价值的参考。

编者

2023年4月

目录

第四部分　涉及紧急医疗救治的法律和伦理问题

第五部分　患者隐私和个人信息的法律和伦理问题

第六部分　涉及医生身份的医疗事故及相关纠纷争议的法律和伦理问题

第七部分　公正解决医疗纠纷的法律和伦理问题

第一部分

人类遗传基因和精卵存储的法律和伦理问题

基因编辑婴儿案

——人类可遗传基因组编辑涉及的法律和伦理

案情回顾

2018年11月26日，南方科技大学原副教授贺建奎对外宣布，一对基因编辑婴儿诞生。此事引起中国医学与科研界的普遍震惊与强烈谴责。广东省立即成立“基因编辑婴儿事件”调查组展开调查。

2019年7月31日，深圳市南山区人民检察院向南山区人民法院提起公诉。鉴于案件涉及个人隐私，12月27日，南山区法院依法不公开开庭审理了该案。

贺建奎多年从事人类基因测序研究，同时是多家生物科技企业的法定代表人或投资人。公诉机关指控并经法院审理查明，2016年以来，贺建奎得知人类胚胎基因编辑技术可获得商业利益，即与广东省某医疗机构张仁礼、深圳市某医疗机构覃金洲等人共谋，在明知违反国家有关规定和医学伦理的情况下，以通过编辑人类胚胎*CCR5*基因可以生育免疫艾滋病的婴儿为名，将安全性、有效性未经严格验证的人类胚胎基因编辑技术应用于辅助生殖医疗。为此，贺建奎制定了基因编辑婴儿的商业计划，并筹集了资金。

2017年3月，经贺建奎授意，覃金洲等人物色男方为艾滋病病毒（human immunodeficiency virus，HIV）感染者的8对夫妇，并安排他人冒名顶替其中6名男性，伪装成接受辅助生殖的正常候诊者，通过医院的HIV抗体检查。后贺建奎指使张仁礼等人伪造医学伦理审查材料，并安排他人从境外购买仅允许用于内部研究、严禁用于人体诊疗的试剂原料，调配基因编辑试剂。

2017年8月起，经贺建奎授意，张仁礼违规对6对夫妇的受精卵注射基因编辑试剂，之后对培养成功的囊胚取样送检。贺建奎根据检测结果选定囊胚，由张仁礼隐瞒真相，通过不知情的医生将囊胚移植入母体，使A某、B某先后受孕。2018年，A某生下双胞胎女婴。2019年，B某生下1名女婴。2018年5—6月，贺建奎、覃金洲还安排另2对夫妇前往泰国，覃金洲对其中1对夫妇的受精卵注射基因编辑试剂，由泰国当地医院实施胚胎移植手术，后失败而未孕。

此案件作为刑事案件被立案。法院审理认为，贺建奎等3人在法律不允许、伦理不支持、风险不可控的情况下，采取欺骗、造假手段，恶意逃避国家主管部门监管，多次将基因编辑技术应用于辅助生殖医疗，造成多名基因被编辑的婴儿出生，严重扰乱了医疗管理秩序，应属情节严重。若予放任，甚至引起效仿，将对人类基因安全带来不可预测的风险。

证据显示，贺建奎团队在招募HIV感染者及签署知情告知书时，介绍说“没有风险”“技术很成熟”“前期实验结果很安全”，对一些其他可能发生的风险未明确告知，未尽到足够的安全告知义务。

法院认为，3名被告人未取得医生执业资格，追名逐利，故意违反国家有关科研和医疗管理规定，逾越科研和医学伦理道德底线，贸然将基因编辑技术应用于人类辅助生殖医疗，扰乱医疗管理秩序，情节严重，其行为已构成非法行医罪。根据3名被告人的犯罪事实、性质、情节和对社会的危害程度，依法判处被告人贺建奎有期徒刑三年，并处罚金人民币三百万元；判处张仁礼有期徒刑二年，并处罚金人民币一百万元；判处覃金洲有期徒刑一年六个月，缓刑二年，并处罚金人民币五十万元。

法律问题分析

该事件中，贺建奎及相关人员对人类胚胎进行的基因组编辑，属于人类可遗传基因组编辑（human heritage genome editing，HHGE）的范畴。HHGE不同于体细胞编辑，体细胞编辑后的改变不会遗传给后代。HHGE则不然，基因组上的改变可通过生殖细胞传递给后代，使后代也拥有编辑后的基因。这是两者最大的差异，围绕此特征出现了对可遗传基因组编辑的伦理、社会和法律讨论。当下，各国学者普遍认为应暂时禁止此类技术的临床应用。

（一）对基因编辑缺乏法律规制

该案件发生时，我国对HHGE的法律规制十分有限，这也是该案判决最终被诟病的原因之一。下面从当时的法律、法规进行分析，并对与该案件相关的立法和修订进行梳理和分析。

2018年11月该事件曝光前，我国仅有一些国家部委发布的部门规章直接涉及对HHGE的规制，缺少更高位阶的法律、法规对包括HHGE在内的辅助生殖技术进行规制。2001年卫生部颁布实施的《人类辅助生殖技术规范》规定，禁止以生殖为目的对人类配子、合子和胚胎进行基因操作，2003年国家科技部和卫生部联合发布实施的《人胚胎干细胞研究伦理指导原则》也规定，不得将已用于人胚胎干细胞研究的人囊胚植入人或任何其他动物的生殖系统。

从已公开的案件信息看，贺建奎及相关人员明显违反了部门规章的禁止性规定。然而，部门规章法律位阶低，且这两个规范性文件均无相应的罚则，无法据此对违规人员进行相应有力度的惩戒措施。不难看出，无论是在对基因编辑技术的立法上，还是在其他新兴技术的立法上，法律位阶均较低。在对于新兴生物技术临床应用的法律规制中，当时最高级别的规范性法律文件，只是一部行政法规——2007年颁布实施的《人体器官移植条例》，而该法规并不适用于对基因编辑在人类生殖系统中的应用。

该案件不仅在国内，甚至在全球范围内引发了热议，政府、学术界和媒体较为一致地认为贺建奎及相关人员的行为违背公认的伦理学基本原则和规范。从公众的认知出发，对于严重违背伦理的行为，也理应得到相应的法律上的严厉惩戒。但严格按照当时我国的法律规定，很难对涉案人员进行相称的处罚。

（二）以非法行医罪追究刑事责任

在这一背景下，一些学者提出贺建奎及相关涉案人员的行为可以适用《中华人民共和国医师法》（以下简称《医师法》），按照《中华人民共和国刑法》（以下简称《刑法》）规定以非法行医罪对他们进行刑事处罚。按照我国《医师法》的规定，未经批准擅自开办医疗机构行医或者非医师行医构成犯罪的，依法追究刑事责任。我国《刑法》也规定，未取得医师执业资格的人非法行医，情节严重的构成非法行医罪。根据我国《刑法》及2008年最高人民法院发布的《关于审理非法行医刑事案件具体应用法律若问题的解释》（以下简称《行医案件解释》），非法行医罪包含如下构成要件：①行为主体必须未取得医师执业资格。②客观行为表现为非法行医。③情节严重。

据新华社记者报道，法院审理意见认为，贺建奎纠集张仁礼、覃金洲，试图通过编辑人类胚胎基因，借助辅助生殖技术，期望生育能够免疫艾滋病的婴儿，为此组织多人在医院体检，对受精卵注射严禁用于临床的基因编辑试剂，并让不知情的医务人员将基因编辑后的胚胎移植入母体，后生育婴儿。上述行为严重逾越了科学实验的边界，应当认定为医疗行为。法院查明，贺建奎等3人均未取得医师执业资格，仍从事一系列医疗活动，违反了《医师法》等国家规定，属于非法行医。本案最终判决为非法行医罪，但从已公开的信息及法学和伦理学角度分析，该判决为非法行医罪在理论上仍值得深入探讨。

第一，授意和对胚胎进行基因操作是否等同于“医疗行为”。回答这一问题需要界定何为“医疗行为”。我国目前尚缺乏对“医疗行为”准确的界定，实践中医疗行为与非医疗行为边界不甚清晰，尤其是在遗传技术、细胞治疗等新兴技术中，科研与医疗常被混同，科研人员/医务人员和受试者可能都将研究视为治疗。在医疗行为与非医疗行为之间模糊不清的地带，极易产生法律真空或滞后问题。域外不少国家在侵权法中区分医疗损害责任和临床试验侵权责任，我国也可参考进行规制。

从已公开的案件事实看，张仁礼在贺建奎的授意下对胚胎进行基因组编辑操作，且二人均无医师执业资格。张仁礼对胚胎进行的基因组编辑操作，可以被界定为“医疗行为”，因为它可被归为辅助生殖临床干预的一部分。但从现有公开信息来看，贺建奎并未直接对胚胎进行基因组编辑操作，也未直接对胚胎进行移植操作，而是作为“设计者”授意他人或欺骗他人进行操作，可能构成非法行医罪的共犯，但他本人的行为难以被界定为非法行医罪。此外，从非法行医的构成要件看，非法行医属典型的职业犯，贺建奎等3人并非反复从事非法行医的行为，并未将行医作为业务活动反复实施或有意反复实施，故行为并不符合非法行医罪的构成要件。

第二，"基因编辑婴儿"是否可被界定为情节严重。非法行医罪的构成要件中要求情节严重，根据《行医案件解释》的规定，行医案件中的行为造成就诊人轻度残疾、器官组织损伤导致一般功能障碍的应当被认定为情节严重。贺建奎等3人对胚胎进行基因组编辑，此处涉及的就诊人应为潜在父母（即寻求辅助生殖技术生育后代的夫妇）。从现有公开信息看，贺建奎等3人的基因组编辑行为并没有对潜在父母构成超出常规医疗的伤害，并不符合非法行医罪要求的"情节严重"。

一些人可能认为，虽然基因组编辑并未对潜在父母构成躯体伤害，但对胎儿或出生后的孩子构成伤害，故可属于"情节严重"。但此处存在2个挑战，一是"非同一性"，二是"不值得活"。以本案为例，前者指如果贺建奎等人没有将基因组编辑用于这些夫妇的胚胎，3个孩子便不会出生，相较于孩子出生并存在脱靶和错误编辑的风险，对于孩子而言无法比较两者的好坏。将一个人的出生视为是对他造成的伤害，是对比他不出生而言，而如果他不出生便难以经历人生的一切，也不具有任何权利，故两种状态比较之下难以称经历基因组编辑后个人的出生是对他造成了伤害。"不值得活"指孩子出生后遭受巨大痛苦，只有在此时出生伴随巨大痛苦与不出生之间才被视为具有可比性，即出生被视为一种对孩子的伤害且应当被避免。然而，在本案中，从现有案件事实和有关*CCR5*基因的学术研究来看，无法推断出3个孩子正遭受巨大痛苦。因此，结合现有3个孩子的身体健康状况与基因之间因果关系的难以确定性，很难确定贺建奎等人进行基因组编辑对3个孩子造成了伤害。如此也就不符合《行医案件解释》非法行医罪要求的有关"情节严重"。

虽然没有充分证据支持贺建奎等人的行为造成就诊人轻度残疾、器官组织损伤等，但贺建奎等人的行为具有侵害公法益的现实危险性。公法益代表的是国家和社会的公共利益，包含国家法益和社会法益。贺建奎等人的行为可能从以下几点侵犯了国家法益。

首先，这一行为恐危害国家安全。基因组编辑技术在人类生殖中的使用仍不成熟，这是科学界公认的事实。贺建奎等人也清晰地认识到技术的不成熟性，但仍将它应用于人体，进行临床试验和应用。如果没有得到适当的惩戒，可能会引发示范效应，个人和机构为了逐利，开展可遗传基因组编辑，或对其他物种进行更广泛的基因组编辑，如恢复已灭绝物种、制造致病性病毒或细菌等。这些编辑不但可能会危害人类的生命安全，还可能因为生物安全管控不严导致更大范围的生态威胁，严重危害国家安全。

其次，贺建奎等人的行为严重危害了国家声誉。此事件爆出的第一时间，全球媒体哗然，该事件为境外反华、辱华和排华者提供了机会。从媒体报道，到公众回应，再到欧美等研究机构对中国留学生和研究项目的清查，可以说该案件对中国国家声誉造成非常严重和恶劣的负面影响。

最后，贺建奎等人的行为也侵害到社会法益。①违反伦理秩序和善良风俗。如前文所述，基因组编辑在人类辅助生殖中的应用在技术上尚不成熟，目前整个国际社会是暂时禁止使用基因组编辑技术对人类生殖进行干预，在我国也是技术规范禁止的行为，其行为公然违规。此外，贺建奎等人进行的基因组编辑目的不在于治疗或预防必然会出现的疾病。这些胚胎本可被视为健康胚胎，进行基因组编辑仅仅是为了预防父亲携带的HIV感染。而预防HIV感染目前完全没有必要用技术不成熟、风险无法预知的基因组编辑，上百名国内外艾滋病领域专家的联合声明中便凸显了这一点，贺建奎等人的行为明显不符合目前的伦理规范。②危害公共卫生与健康。尽管现在已出生了3个基因编辑婴儿，且均存在脱靶或其他编辑失败的情况，从数量上看可能对于人类基因库的影响不大。但由于人类对人类基因组了解仍十分有限，对于基因组编辑所产生的影响仍存在诸多不确定性，人们无法排除这些人类从未出现的基因对未来世代健康的影响。

从国家法益和社会法益两点进行分析来看，贺建奎等人的行为可被归为“情节严重”。但这些法益上的侵害并不直接指向非法行医罪，与非法行医罪不具有直接相关性。

（三）对受试者知情同意权的侵犯

在该案件中，贺建奎等人的行为侵犯了参与者夫妇的知情同意权。根据本案公开信息判断，贺建奎等人进行基因组编辑操作应归为临床试验。对于临床试验，《中华人民共和国民法典》（以下简称《民法典》）第一千零八条规定：“为研制新药、医疗器械或者发展新的预防和治疗方法，需要进行临床试验的……向受试者或者受试者的监护人告知试验目的、用途和可能产生的风险等详细情况，并经其书面同意。”《医师法》第二十六条规定：“医师开展药物、医疗器械临床试验和其他医学临床研究应当符合国家有关规定，遵守医学伦理规范，依法通过伦理审查，取得书面知情同意。”《涉及人的生物医学研究伦理审查办法》明确规定：“涉及人的生物医学研究尊重和保障受试者是否参加研究的自主决定权，严格履行知情同意程序，防止使用欺骗、利诱、胁迫等手段使受试者同意参加研究。”

临床试验应获得受试者有效的知情同意。一个有效的知情同意至少包括4个必要条件，即知情对象具有同意能力、提供充分的信息、理解所提供的信息并给出自愿的决定。从已公开的案例信息审视，贺建奎等人并未获得受试夫妇的有效知情同意。首先，他们并未向受试者提供真实、充分的信息以供后者做出理性判断。贺建奎等人最初以“HIV疫苗”研究为由通过HIV感染者组织招募受试者，知情同意中也未提及可能对后代产生怎样的心理影响、该技术是否符合国内法律法规、如果基因组编辑出现错误有哪些合理的补救措施，以及是否存在其他有效阻断HIV传播并生育后代的方式。其次，贺建奎等人并未提供有力证据证明受试夫妇理解了所接收的有限信息。最后，这些夫妇是否自愿参加研究同样存疑。从目前已公开的信息来看，贺建奎团队在招募患者及知情同意过程中，并未做到有效的知情同意。如果说技术提供方没有将充分的信息以个体可以理解的方式提供给个体，即使个体在知情同意书上签字也不代表这是一个有效的知情同意。

该同意书中的内容还有一定的胁迫成分。《涉及人的生物医学研究伦理审查办法》规定，参与研究对受试者造成的损害应当由研究者承担，并承担补偿和赔偿责任，但贺建奎等人公开的知情同意书中提及，如果出生后的婴儿不具备天然免疫艾滋病的能力，项目组不负有任何责任，且对于脱靶风险不负任何责任。这明显不符合规定要求。

此外，即使有人认为贺建奎等人提供的信息充分，且夫妇理解并自愿同意，也不意味着这是一份在法律上有效的知情同意。生殖系基因组编辑违反现有行政法规，此知情同意也不应当被认可。

（四）技术研究和应用缺乏规范管理

在本案中，基因编辑婴儿所涉及科研项目的部分资金来源于南方科技大学，并且贺建奎作为该机构的员工，该机构理应对该项目进行伦理审查和监管，但从已公开的信息看，该机构并未履行好其应尽职责。法院认定事实中称“张仁礼隐瞒真相，通过不知情的医生将囊胚移植入母体”，但这并不能为医疗机构可能存在的监管失职进行辩护。张仁礼既非医务人员，又非辅助生殖技术操作者，没有权利进入辅助生殖实验室，更没有权利转运胚胎和要求医生植入胚胎，当职医生如何能够接受张仁礼的安排，移植操作过程不甚明确的囊胚？由于案件当前公开事实有限，我们无法给出明确分析和判断。但希望今后医疗机构严格监管辅助生殖技术，不仅因为可能涉及基因组编辑，还因为辅助生殖技术的直接结果是一个新生命的诞生，世间可能没有多少事情会重于“创造生命”，机构和相关行为人必定要肩负起重要的道德和法律责任。

（五）案件推进相关立法

本案件的发生也反映出我国在生物医学技术法律规制上存在问题。立法层级低、惩戒力度低、立法空白和滞后性的问题亟待解决。案件发生后，我国加速了相关立法和法律修订工作。2021年开始实施的《民法典》在“人格权编”中加入了有关人类胚胎保护的条款，其中第一千零九条规定：“从事与人体基因、人体胚胎等有关的医学和科研活动，应当遵守法律、行政法规和国家有关规定，不得危害人体健康，不得违背伦理道德，不得损害公共利益。”《民法典》的规定，其根本原因还是基因编辑婴儿事件。基因的干预将对人类健康产生巨大影响，因此，必须小心谨慎，需要受到伦理和法律的双重约束。

这一条款规定了从事与人体基因、人体胚胎等有关的医学和科研活动的法律底线，但它仍是一个相对抽象的原则性规定，相关的司法解释需要明确界定属于与人体基因、人体胚胎有关的医学和科研活动的范围。另外，考虑到技术的发展，条文从表述上不仅规定了从事与“基因编辑”有关的，还规定了与“人体胚胎”有关的医学和科研活动，并且在其后使用了“等”字兜底，也说明无法列举完全。这样，对于存在危害人体健康、违背伦理道德、损害公共利益的风险的其他医学和科研活动也可以被纳入法律的规制中。

另外，为了维护国家安全和生物安全，防范生物威胁，规范与人体基因、人体胚胎等有关的医学和科研活动，与《中华人民共和国生物安全法》衔接，2020年12月通过的《中华人民共和国刑法修正案（十一）》将非法从事人体基因编辑、克隆胚胎的行为归为犯罪，以遏制具有较大社会危害性的科研不端行为，维护国家科技力量可持续发展。该条既是对基因编辑婴儿案的类型化规定，又是对基因编辑行为构成非法行医罪的间接否定。

伦理与社会问题分析

贺建奎等人的行为破坏了基因编辑后代的福祉，未尊重潜在父母的生殖自由、基因编辑婴儿的尊严，没有负责任地使用基因组编辑技术，其行为无法得到伦理学辩护。

（一）后代福祉

在可遗传基因组编辑中，受到直接影响最大的是通过基因组编辑出生的孩子。作为最直接的利益攸关方，尽管他们的命运是被决定的，但这并不意味着人们可以在他们成为道德主体或道德客体前进行任意处置。无论是基因组编辑，还是其他出生前的干预（如胎儿宫内治疗），都应考量后代福祉。

在医学情境中，福祉常指健康，主要包括躯体、心理、精神和社会适应性等方面。如果没有健康，个体无法或难以实现他作为人的价值。尽管人生而平等，具有相同的尊严和权利，但缺乏健康将对个体实现其自身价值产生负面影响，不利于其获取机会平等。需要注意的是，福祉高度依赖情境。我们可以说，在其他条件相同时，避免疾病与未来人的福祉是一致的。我们也可说，不存在一个先验的理由认为超出避免疾病的偏好不与未来人的福祉一致，故福祉本身并不局限于健康。

在本案中，贺建奎等人是否破坏了3个孩子的福祉，可以从3个方面进行分析。

第一，技术的安全性和有效性。贺建奎等人对3枚胚胎进行基因组编辑的目的在于使后代免于HIV感染，一方面在于受试者夫妇的男方为HIV感染者，另一方面是避免未来生活中后代感染HIV。但从现有公布的结果来看，不仅难以判断是否达到这一目的，其安全性和有效性尚存在诸多问题。首先，从事件发生后科学界的反应即可间接推断，目前基因组编辑技术在人类辅助生殖中的应用缺乏有效性和安全性。贺建奎公开声明基因组编辑婴儿出生后，122名中国科学家发表联合声明，谴责贺建奎及其团队的行为；140名国内外从事艾滋病研究和防治的专家联名发表公开信，谴责贺建奎不负责任的行为。其次，从贺建奎公布的数据看，最早出生的露露和娜娜（化名）的基因组均未实现预定编辑，包括脱靶和镶嵌。最后，即使编辑成功，也并不意味着这些孩子可以终身免疫HIV感染，更不用说由此她们还需要承受基因组编辑的不确定性及增加对其他疾病的易感性等问题。

第二，个体本身的健康状况。这里的个体指3名已经出生的孩子，如果她们不通过基因组编辑出生，她们的健康状况会如何。假定夫妇通过辅助生殖技术首先获得了数枚质量较高的胚胎，其中包含未经基因组编辑的露露和娜娜，以及第3个孩子的胚胎，并且最终选择植入时也选择了这3枚胚胎。在本案中，如果3名孩子不进行基因组编辑，她们本身就是相对健康的，她们不会因为妊娠过程而感染HIV，更不会存在脱靶、镶嵌的风险，以及承受基因组编辑带来的不确定性。这表示从现有数据看，基因组编辑让她们的健康状况变得更差，承担更多的风险和不确定性。

第三，是否存在其他同样或更有效且安全的干预。答案是肯定的，从140名国内外从事艾滋病研究和防治的专家联名发表的公开信中便可得到证实。母婴阻断，尤其是在男性为感染者而女性为非感染者的情况下存在多种阻断手段，可以避免孩子感染HIV，包括通过服用抗病毒药物降低体内病毒载量，服用阻断药物，或进行精子洗脱等。基因组编辑的风险-受益比显然远远低于现有干预措施。综合基因组编辑技术本身的不成熟性，贺建奎等人使用该技术以预防HIV感染并不符合3名孩子的福祉。

（二）尊重

贺建奎等人违背尊重原则体现在2个方面：一是生殖自由，二是后代尊严。

1. *潜在父母的生殖自由应被尊重* 不仅包括已成共识的对是否生育、生育的时间、数量和间隔的尊重，还包含尊重他们使用辅助生殖技术生育后代的权利。但自由和权利往往存在边界，尤其涉及生育这一特殊的人类行为，即产生一个新的个体，故在行使自由的同时必须关注后代的福祉。

生育自由最早被视为消极自由，后随着医学的发展及生育认知的提升，一些学者将它归为积极自由。作为消极自由的生殖行为常涉及自然生育，潜在父母对于生育时间、数量、间隔等方面具有决定权，除严重影响后代福祉外，他人不应干涉。作为积极自由的生殖行为，常涉及围产期保健和辅助生殖技术，如潜在父母为了确保胎儿健康而必须由第三方提供可及的医疗保健干预和信息。在辅助生殖技术中尤为突出，如患有不孕不育症的夫妇，如果没有技术的存在、无法确保技术可及，他们的生殖自由无法实现，故此时他们的自由建立在第三方（常指政府）确保干预的可及性之上，即要求第三方负有提供干预的义务。在可遗传基因组编辑中，则涉及技术的可及性及相关信息。

在可遗传基因组编辑中，潜在父母实现生育自由的前提是基因组编辑技术的安全、有效，以及获得充分、真实的信息。然而，如前文案件分析所示，贺建奎等人在与潜在父母沟通时，并未提供充分、真实的信息，且存在不当诱导的嫌疑。具体而言，贺建奎等人的如下行为破坏了潜在父母的自主性：最初以艾滋病疫苗项目为由通过非政府组织“白桦林”招募受试者，并在知情同意书中也称之为疫苗，掩盖基因组编辑的本质；将整个行为称为开发项目而非研究，也未明确基因组编辑技术目前的发展现状和我国法律对它的规制；胚胎移植前基因检测的数据未如实告知潜在父母，包括脱靶和出现人类未知的突变；信息提供不完整，甚至刻意隐瞒，导致潜在父母所做的决策难言有效。

此外，对于未按知情同意书中规定而退出研究的潜在父母被要求在10日内退还全部研究涉及的医疗费用，否则需缴纳10万元罚金。这无疑破坏了潜在父母自愿选择的权利，而这是《涉及人的生物医学研究伦理审查办法》和《赫尔辛基宣言》所明确赋予受试者的权利。综上分析，不难判断贺建奎等人没有尊重受试者的自主性及生殖自由。

2. *后代尊严是否被尊重* 《世界人权宣言》指出，所有人类的尊严都是平等的，人人拥有平等的权利。在人权上，人类尊严意味着所有人都被赋予某种实质的他人如何对待他/她的限制，以及所有人都固有的特征，无论国籍、种族、性别或其他特征。这可以理解为只要个体在生物学意义上属于人类，则自然地拥有尊严和人权。欧洲地区的《保护人权和人类尊严公约》（*Protection of Human Rights and Dignity of the Human Being*），又称《奥维耶多公约》（*Oviedo Convention*），强调人类尊严是人类根本的价值，对尊严的强调和尊重是保护所有人免受生物医学误用的重要依据。该公约强调应禁止一切人类生殖系的遗传改变，无论其目的是治疗还是非治疗。联合国教科文组织（United Nations Educational，Scientific and Cultural Organization，UNESCO）国际生命伦理学委员会的报告强调，"人类基因组突显人类大家庭所有成员的根本团结与统一，并认可他们固有的尊严和多样性"，强调基因组是"人性的遗传"，意味着基因组应当被保护并传递给未来后代。该报告指出，"对于人类基因组的干预应当仅限于预防、诊断或治疗原因，并严格排除任何对后代的（遗传）改变"，否则"将是对所有人固有且平等尊严的破坏，以及优生学（eugenics）的复活"。

UNESCO指出，人类的基因属于全人类共同所有，个人不应任意改变。假设我们认同该观点，则可以推出个人不应对自己的基因和后代的基因做任何有意改变，这包括为了治疗自己的疾病，应禁止所有治疗目的的体细胞基因组改造，也应停止所有胚胎植入前遗传学诊断和产前筛查，因为这必定伴随着对自己和后代基因组的影响。但事实是这些技术已经存在并一定范围内获得伦理、法律和社会认同。因此，基因组即使属于全人类，但并不意味着个人不被允许改变自己或他人的基因组，只是这种改变应以符合某些伦理学原则和规则为前提。

在《奥维耶多公约》中，对生殖基因组改变的一切禁止并未明确与人类尊严相关联，但其用意可能与UNESCO相同，即认为人类生殖系基因的改变是对"人类固有且平等尊严的破坏"。该文件的起草者认为，对人类生殖系进行基因改变是对尊严的破坏，是肯定一些人的价值高于其他人的价值，可能导致对特定个体和人群的污名化与歧视，如残障人士、遗传疾病患者，甚至是携带某些特定非致病基因者。但对某些特征的价值高低区分不等于对个体本身的价值区分，也不等于对个体间尊严的区分，特征的价值高低区分不意味着在伦理上是错误的。

第一，我们并不否定人类拥有平等的内在价值和尊严，但个体对于生命质量的评估可以存在差异，患有严重遗传疾病可能对于个体而言会遭受巨大痛苦，患者本人可能也希望得到治疗或预防疾病，但这种对于疾病或个体状态的价值判断并不等于对个体价值的判断，即不必然认为健康人的价值高于患者或残疾人，也不必然得出后者的生活或成就的价值要低于前者，也不等于希望追求健康者的存在是对患者或携带特定基因者的污名化或歧视。

第二，从现有证据来看，产前筛查和胚胎植入前遗传学诊断的使用与公众对残疾人的接受度同时上升。鼓励试图减少遗传疾病的发生与持续尊重那些生而患病者及向他们提供支持以满足特殊需要之间是相容的。这意味着至少从现有证据来看，我们没有理由认为HHGE一定会或很可能会加深对特定人群的歧视。当然，这并不等同于不存在催生或加剧歧视的可能性，因为基因组编辑技术的应用伴随着价值的判断和比较。

其他对于尊严的讨论常与自由意志相关。康德将行动者（human agency）和自由意志（free will）视为人类尊严的基础。这一概念也体现了人与其他物种的区别，因为人类具有智能，并承诺推动自主性和人类的繁荣。如果基因组编辑没有破坏人类尊严的基础，则该技术的使用能够符合对人类尊严的尊重，而非对尊严构成破坏。一些人认为，可遗传基因组编辑破坏了人的自由意志，通过技术强加给未来后代某种特征，从内部和外部两个方向控制了未来后代的同一性和行动。哲学家麦克尔·桑德尔（Michael Sandel）认为，基因工程（包括基因组编辑）是对“人类尊严的威胁”。他认为，基因工程对未来后代的改造未能重视生命的天赋。这可以理解为人为控制后代的发展，限制甚至破坏了后代的自由意志。但如果人们接受所有先天的“礼物”，则也应当否定或禁止所有后天对孩子遗传组成的改变，包括对遗传相关疾病的所有医疗干预。因此，麦克尔·桑德尔并未对基因工程彻底否定，而认为治疗疾病的基因改造与尊重“生命礼物”是一致的，如同恢复并未践踏孩子的“自然能力”。

总之，可遗传基因组编辑不必然导致对人类尊严的破坏，但不意味着所有此类应用都自然地尊重人类尊严。该技术的应用是否尊重了人类尊严，判断依据是：①是否符合后代福祉。②是否符合社会公正。在本案中，贺建奎等人的行为显然不符合后代的福祉，包括技术不成熟、存在其他安全有效的可及干预，以及将基因编辑婴儿当作实现其利益的手段等。

基因编辑婴儿案发生后，一些网络言论引发社会对3个孩子尊严和权利的担忧。一些人认为，应对最早出生的双胞胎进行“安乐死”“人道毁灭”“强制绝育”或“编制特定身份证号码”监视其行为，对于尚未出生的第3个孩子进行强制引产等。无论人们提出这些方案背后的动机和理由是什么，这些措施都无法得到伦理学辩护，因为这违背了人的尊严和人权。人生而平等，拥有平等的尊严和权利，无论他是否通过基因编辑出生。对于已经出生的3个孩子，人们应当保护其尊严和人权，这是伦理和法律的双重要求。这些权利包括但不限于隐私权、健康权、生育权，以及选择通过辅助生殖技术修正或避免编辑错误或风险遗传给后代的权利。尽管出于保护基因编辑后代及其未来世代的健康考量，应向她们提供健康监测和辅助生殖干预，但在她们具备决定能力后应尊重其自主性，不得强制对她们进行监测或强迫、引诱她们通过某种方式生育后代。

结　语

无论你我是否支持或反对可遗传基因组编辑，它必定会在未来某天被某国或地区首先批准开展临床试验和应用。人类尚未在技术、伦理、社会和法律层面做好应对，尤其是人类如何看待差异，是否能够接受和包容人与人、人群与人群之间的差异，无论是健康与疾病，还是不同的种族、民族、身高、肤色或智力。即使是争议最小的以预防或治疗严重疾病为目的的可遗传基因组编辑，也必须谨慎对待。同为预防严重遗传疾病，一些人的初衷是为了后代的福祉，而另一些人可能认为健康人的价值大于携带有致病基因者的价值，甚至认为后者是社会的负担，并对他们进行污名化和歧视，而情境的复杂性使技术应用的结果不总是如人所愿。首先，这提醒人们基因编辑存在加深社会不公正的风险，如将基因或性状贴上“好”“坏”“优”“劣”“可接受”或“不可接受”的标签，当允许基因编辑时必须审慎对待其应用目的是否可以得到伦理学辩护，评估技术是否会加剧或产生新的社会不公正。在这方面，作为技术创新的最前端，研究者应肩负起应有的责任，评估技术发展短期和长期对人类和社会可能的影响，开展负责任的研究。其次，这提醒社会应承担起对某些人群的责任（如残疾人、患者或仅仅是不被社会接纳的个体），为他们提供公平的机会，避免污名化和歧视的出现或加剧。最后，社会应促进对差异的合理包容，避免由于价值一元论而导致的社会不公正。

（张　迪　睢素利）

参 考 文 献

[1] 葛越姣．非法行医罪疑难问题研究［J］．法制与社会，2014，（7）：289-290.

[2] 吴海铎．非法行医罪疑难问题研究［D］．黑龙江大学，2021.

[3] 张明楷．《刑法修正案（十一）》对司法解释的否认及其问题解决［J］．法学，2021（2）：16.

[4] 张迪．创新性疗法的伦理挑战［J］．医学与哲学（A），2017，38（4）：29-31，69.

[5] SEMPRINI A E，MACALUSO M，HOLLANDER L，et al．Safe conception for HIV-discordant couples：insemination with processed semen from the HIV-infected partner［J］．Am J Obstet Gynecol，2013，208（5）：402．e1-e9.

[6] VITORINO RL，GRINSZTEJN BG，DE ANDRADE CA，et al．Systematic review of the effectiveness and safety of assisted reproduction techniques in couples serodiscordant for human immunodeficiency virus where the man is positive［J］．Fertil Steril，2011，95（5）：1684-1690.

[7] WEI X，NIELSEN R．CCR5-Δ32 is deleterious in the homozygous state in humans［J］．Nature Medicine，2019，25（11）：1796.

[8] BERKMAN B，HULL S，ECKSTEIN L．The unintended implications of blurring the line between research and clinical care in a genomic age［J］．Personalized Medicine，2014，11：285-295.

[9] BIOETHICS NCO．Genome Editing and Human Reproduction：social and ethical issues［R］．London：Nuffield Council on Bioethics，2018：40.

[10] JT B，JF K，DK S，et al．Effects of antiretroviral therapy to prevent HIV transmission to women in couples attempting conception when the man has HIV infection-United States［J］．MMWR Morb Mortal Wkly Rep，2017，66：859-860.

[11] KANG X，HE W，HUANG Y，et al．Introducing precise genetic modifications into human 3PN embryos by CRISPR/Cas-mediated genome editing［J］．Journal of Assisted Reproduction and Genetics，2016，33（5）：581-588.

[12] MACKLIN R．Dignity is a useless concept［J］．BMJ，2004，327：1419-1420.

[13] PARFIT D．Reasons and persons［M］．Oxford Oxfordshire：Clarendon Press，1984.

[14] PATEL P，BORKOWF C B，BROOKS J T，et al．Estimating per-act HIV transmission risk：a systematic review［J］．Aids，2014，28（10）：1509-1519.

[15] SANDEL M J. The case against perfection：ethics in the age of genetic engineering [M]. Harvard University Press，2007：24，46.

[16] ZAFER M，HORVATH H，MMEJE O，et al. Effectiveness of semen washing to prevent human immunodeficiency virus（HIV）transmission and assist pregnancy in HIV-discordant couples：a systematic review and meta-analysis [J]. Fertil Steril，2016，105（3）：645-655.

我国首例单身女性争取冻卵案
——生育自主与单身女性冻卵应用的争议

案情回顾

2018年年底，时年29岁的未婚女性徐某去首都医科大学附属北京妇产医院咨询卵子冷冻（简称“冻卵”）事宜。经检查，医生确认她的身体健康且卵子正常。2003年，卫生部颁布的《人类辅助生殖技术规范》规定，“禁止医疗机构给不符合国家人口和计划生育法规和条例的夫妇和单身妇女实施人类辅助生殖技术。”徐某是未婚的单身女性，因此，医院拒绝为她进行冻卵。徐某以医院侵犯其生育权为由，将医院告上法庭。该案件作为“我国首例单身女性争取冻卵案”引起了社会的热议和对单身女性冻卵问题的关注。

2019年12月23日上午，该案件在北京市朝阳区人民法院首次开庭。庭审中，法官认为该案涉及较多医疗法律政策、伦理及卵子冷冻技术问题，难以当庭做出判断，宣布休庭。2021年9月17日下午，本案再次开庭，经过2小时的庭审，法庭宣布休庭，择日宣判。庭审结束后，徐某表示，如果没有得到支持也不会放弃，未来可能使用其他法律手段继续争取冻卵权益。2022年7月22日，该案宣布了一审判决书，法院驳回了原告徐某的诉讼请求。徐某表示，对败诉的结果已有思想准备，但会提起上诉，对最终的结果也仍有期待。

在案件的庭审中，原告徐某请了2位专家证人出庭。专家证人认为，当前中国人口政策已发生重大变化，为单身女性冻卵与国家“三孩政策”的法益一致，也有利于鼓励生育，落实人口政策；2003年卫生部颁布的《人类精子库基本标准和技术规范》规定，“自精保存者”可以出于“生殖保险”的目的而实施“冻精”辅助生育技术，对于需要自精保存的男士也并未要求已婚。此案中，医院基于单身女性身份，而非健康等因素而拒绝当事人冻卵需求，构成性别歧视。专家证人还指出，我国现行法律并未禁止单身女性生育。2016年修订的《吉林省人口与计划生育条例》第四章第二十八条规定，“达到法定婚龄决定不再结婚并无子女的妇女，可以采取合法的医学辅助生育技术手段生育一个子女[①]。”专家证人认为，按照基本法理，对于行政机关，法无授权不可行；对于自然人，法无禁止即可行。原告的出庭律师董律师认为，医院拒绝当事人的冻卵需求，是基于2003年卫生部出台的《人类辅助生殖技术规范》，但该规定属于部门规章，本身违背《人口与计划生育法》《妇女权益保障法》等上位法。

被告方妇产医院的代理律师在庭上表示，单身冻卵的风险应按照取卵、冻卵、生育3个部分展开评估，取卵对未婚女性存在健康风险，冻卵会导致高龄及单身生育。徐某作为健康单身女性，冻卵目的主要在于推迟生育年龄和单身生育，产生的问题包括但不限于2个方面。一方面，单亲家庭抵御社会风险能力差；另一方面，高龄生育会造成女性生育自主权和母子健康权之间的冲突，可能对单身女性个人和子代的身心健康均造成伤害，还可能引发代孕或母子年龄差距大，青春期撞上更年期等社会问题。基于上述客观存在的风险，医院基于《人类辅助生殖技术规范》中的相关规定，依法开展诊疗活动，不构成侵权。

在案件判决书中，法院认为徐某作为单身女性，在本人身体健康的情况下，向被告方医院提出冻卵服务要求，并非基于医疗目的，也不符合国家计划生育政策。以延迟生育为目的向医院提出的冻卵服务要求，不符合国家卫生行政主管部门的部门规章和技术规范的规定。故被告方拒绝为徐某提供冻卵服务，并未违反卫生行政主管部门的规章及技术规范的要求。因此，医院方拒绝为徐某提供冻卵服务的行为不具有违法性，不构成对其人格权的侵害，亦无须承担侵权责任。故徐某要求被告方停止对其一般人格权侵害的请求，法院不予支持；对徐某基于被告方构成对其一般人格权侵权提出的全部诉讼请求，法院亦不予支持。

法律问题分析

卵子冷冻技术是使用激素刺激女性卵巢产生多个卵子，然后取出活跃健康的卵子放入实验室，使之冷却到零度以下后贮藏，以待有需要时解冻后合理使用的一项辅助生殖技术。卵子冷冻技术的应用可追溯至1999年，第一例使用玻璃化冷冻卵子技术的婴儿顺利诞生。2006年露西娜（Lucena）等学者也通过用cryotop为载体，增加了冷冻卵子的复苏率，使该技术趋于成熟并逐渐成为卵子冷冻的主要方法。

随着社会的变迁及时代快速发展，人们的生育观念不断转变，越来越多的年轻人并不着急结婚，有些人即使结婚了也不打算马上生育。一些单身主义者或一定时间内没有婚姻意愿的女性、由于职业或生活规划等原因在一定时间内没有生育计划的女性、离婚或正在离婚的女性等，在一定程度上都有冻卵的需求。由于女性特殊的生理结构，年龄

① 《吉林省人口与计划生育条例》已经在2021年9月28日吉林省第十三届人民代表大会常务委员会第三十次会议上，根据《吉林省人民代表大会常务委员会关于修改〈吉林省人口与计划生育条例〉的决定》修正。目前该内容为条例的第29条。

增长可能导致卵子的质量和数量逐渐下降。有些女性迫于年龄增长的压力，寄希望于卵子冷冻技术，希望尽可能留下目前质量最好的卵子，以供未来有生育想法时再将卵子拿来受孕生育。在本案例中，徐某提出冻卵的要求也正是基于这样的想法。

目前卵子冷冻技术可按冷冻的原因分为医疗性卵子冷冻和非医疗性卵子冷冻（又称社会性卵子冷冻）。医疗性卵子冷冻主要应用于2类情况：一是已经确诊为癌症或者其他疾病的女性患者，需在不久后接受放疗、化疗或外科手术等治疗措施，可能会使卵巢功能受影响，甚至导致卵巢早衰和不孕等严重结果；二是已接受常规辅助生殖治疗的不孕症患者，已在促排卵周期中获得较多卵子、取卵日当天取精失败等情况下需要进行卵子冷冻。除上述2类特殊情况外的卵子冷冻均属于非医疗性卵子冷冻。徐某提出的冷冻卵子要求属于社会性卵子冷冻。

卵子冷冻技术在一些国家已经开展了数年，并且应用较为成熟。我国对卵子冷冻技术的研究起步较晚，并且在技术应用过程中也有相应要求。英国、美国和日本都允许单身女性申请冷冻卵子。但我国目前卵子冷冻技术的应用只限于已婚女性的医疗性冻卵，对单身女性的冻卵是禁止的。这也是案件中医院拒绝为单身女性徐某提供冻卵服务的原因。

（一）卵子的法律地位

对于卵子的法律地位，学界众说纷纭。目前，对于卵子的法律地位存在3种不同的说法，分别是“主体说”“客体说”和“中介说”。其中，王利明教授主编的《民法典草案》规定，“自然人的器官、血液、骨髓、组织、精子、卵子等，以不违背公共秩序与善良风俗为限，可以作为物”。而《民法典草案建议稿》规定，“自然人的器官、血液、骨髓、组织、精子、卵子等，以不违背公共秩序与善良风俗为限，可以成为民事权利客体”。有些学者认为，冷冻卵子不同于一般客体，而应作为特殊物，给予特殊的尊重和保护。也有学者认为，卵子不仅是不同于一般的物，还是承载人类基因带有一定伦理色彩的物，应该被视为伦理物。我国《民法典》第一千零六条规定，完全民事行为能力人有权依法自主决定无偿捐献其人体细胞、人体组织、人体器官、遗体。卵子属于人体细胞，人体细胞具有人格属性，因此，卵子也具有一定的人格属性。

（二）卵子冷冻服务的法律性质

有学者认为，卵子冷冻服务是以保管为目的，不属人类辅助生殖技术的范畴，因此，《人类辅助生殖技术规范》中的相关规定并不适用。《人类辅助生殖技术管理办法》规定，人类辅助生殖技术是指运用医学技术和方法对配子、合子、胚胎进行人工操作，以达到受孕目的的技术，分为人工授精和体外受精-胚胎移植技术及其他各种衍生技术。由规定可知，实施辅助生殖技术的根本目的是受孕，但本案中的徐某并不是想马上受孕，而是希望医院能提供相关的冷冻技术来保管卵子，以保留生育能力。因此，有学者认为，冷冻卵子只是人类辅助生殖技术实施过程中的一个步骤，本身并不一定要达到受孕的结果。医院提供的冷冻卵子服务可以被认为是一种特殊的保管，由医院提供取卵技术并用冷冻的方式保管卵子，并且此案可以适用《民法典》合同编中保管合同的相关规定。

（三）禁止冷冻卵子是否侵犯了单身女性的生育权

有观点认为，允许单身女性冷冻卵子可以认为是一种保护女性生育权的表现。在国际社会，生育权被认为是个人的基本权利。1974年联合国发布的《世界人口行动计划》对生育权的内涵进行了明确定义，并将生育权的主体扩大至个人，即生育权的主体除夫妻外，也包括个人。生育权的主体享有自由决定生育子女数量、生育子女间隔，并获取与生育相关信息的基本权利。20世纪末期，生育权的概念在我国被提出，并越来越广泛地被社会接受，人们也渐渐意识到生育是个人选择。我国《人口与计划生育法》规定："公民享有生育权"，说明我国法律明确了生育是公民个人的权利。2020年"两会"期间，有全国政协委员提交了《保障女性平等生育权》的提案，并且建议赋予单身女性实施辅助生育技术的权利。

但辅助生殖技术的应用是否应该对所有的单身女性开放需要辩证地看待。由于疾病可能导致生育力丧失的女性，冷冻卵子是她们保存生育力的途径，对于这一部分人应该考虑允许她们冻卵。而因社会性因素而提出冻卵需求的女性，她们并没有丧失生育能力，仍然可以通过正常的方式进行生育，禁止冷冻卵子并没有使其生育能力受到侵害，也就不能断定是对其生育权的侵犯。

（四）相关法律规定可能被扩张性理解

在本案的两次庭审中，医院都提到拒绝给单身女性提供冻卵服务，是源于《人类辅助生殖技术规范》中对医疗机构的限制性规定，内容为"禁止给不符合国家人口和计划生育法规和条例规定的夫妇和单身妇女实施人类辅助生殖技术"。对此，徐某的代理律师认为，该规范违背了上位法的一些规定。《人口与计划生育法》和《妇女权益保障法》都是在保障妇女的生育权，并没有对单身女性进行区别对待，并且在《人类辅助生殖技术管理办法》中，对冻卵是否属于人类辅助生殖技术之一还存有争议。正如上文中所提到的，在对人类辅助生殖技术的解释中并没有直接提到冻卵这个词。在有关专家看来，《人类辅助生殖技术管理办法》对医院提供冻卵服务是有所约束的，但约束并不十分明确，目前仅限于"不得买卖卵子和胚胎"和"实施代孕"。有关专家认为，相关部门和机构可能对《人类辅助生殖技术管理办法》进行了扩张性理解，认为只要冻卵，就要进行代孕或买卖卵子等非法行为。

（五）可能存在卵子商品化或代孕的风险

虽然本案中徐某的辩护律师提到相关法律可能被扩张性理解，但单身女性冻卵可能存在的卵子商品化和代孕的风险还是应该被认真考虑与讨论。研究显示，存有冷冻卵子的女性在计划受孕的时候，还是需要首先尝试通过自然受孕，而不是首先考虑使用自己的冷冻卵子。冷冻卵子使用效率低，这在一定程度上可能会存在引发卵子商品化的风险，进而可能导致血亲关系复杂和混乱的风险，冲击社会生育秩序和世俗道德。另外，我国虽然禁止任何形式的代孕，但实际上存在多家商业代孕公司通过“地下代孕”的方式获取巨大的商业利益，甚至有些单身女性为了获得较为丰厚的经济报酬而进行非法代孕，卵子的商品化风险也会加重地下商业代孕的风险。

伦理与社会问题分析

（一）卵子冷冻是否体现女性个人自主

尊重自主是医学伦理学中的重要原则，在对是否应该允许单身女性冻卵的探讨中，有些支持者认为，允许单身女性冻卵是女性个人自主的体现。目前我国越来越重视对个人自主的认可和保护，单身女性在婚姻和生育方面更加强调个人自主，认为生育权的个人自主性应当受到尊重和保护。冻卵也是单身女性对个人生育计划的选择，体现了个人自主。单身女性冻卵本质上是保障与维护单身女性生育权的一种体现，也是尊重人之本性的表现。什么时间生育，以什么样的方式保留自己的生育力，应该属于女性自主选择权的范畴，也是体现个人自主性的方式。

但也有观点认为，冻卵并不是一种相对积极的权利，自主只是表面上的，与其说是自主的选择，不如说是当今社会压力造成的被迫让步。像国外某些知名公司为女性职工提供冻卵福利，表面上看起来是给员工带来了暂时的安心感，但实际上很可能给员工带来更大的隐性压力，员工们为了表现出对工作的认真和奉献精神，而被迫延长了婚育时间。

（二）卵子冷冻技术应用是否应该性别平等

虽然我国禁止为单身女性提供冻卵服务，但单身男性自精保存是允许的。我国《人类精子库基本标准和技术规范》规定，取精困难者、少/弱精症者和出于生殖保健目的者可以在精子库中保存精子。关于生殖保健的相关规定中有“需保存精子以备将来生育”“接受致畸剂量的射线、药品、有毒物质、绝育手术之前，需保存精子准备将来生育等情况下要求保存精液”的解释。对于出于生殖保健目的的男性冻精并没有设置已婚的限制条件，实践中单身男性也是可以申请精子保存以备将来生育。我国《人类辅助生殖技术规范》明令禁止给单身妇女实施人类辅助生殖技术，并且也没有建立真正意义上的卵子库提供卵子保存服务。男性和女性都可能面临生育困境，都需要保存生育能力，如果只对单身女性冻卵进行限制，而允许单身男性冻精，这种性别的区别对待对于单身女性是不公平的。由于男性和女性的生理构造不同，生育过程本身就不平等，对于女性来说，在实现生育能力的过程中，更容易处于弱势地位，而法律和伦理本着保护弱者的理念，更应该保护女性的权利，促进男女平等。

（三）卵子冷冻技术费用高可能造成技术应用不公平

国内外冷冻卵子的费用都较为高昂。我国每次冷冻卵子的费用为1.5万～2.0万元，后期保存费用每年需要1200～1800元。由于我国目前对单身女性冷冻卵子不开放，因此，有些单身女性选择去国外或者联系跨境中介公司来实现卵子冷冻。据某位通过中介公司搭线赴泰国冻卵的女性提供的信息，总共花费人民币近10万元，另外还需每年支付卵子保存的费用。由于冻卵费用昂贵，可能造成只有经济条件良好的单身女性才可承担冻卵费用而拥有冻卵的机会，而对于那些经济状况较差但有冻卵需求的单身女性而言，费用可能会成为她们使用该技术的最大阻碍，由此产生技术应用的不公平。生命伦理学中的公正原则，在社会意义上指对同样的人以同样的对待，在医学上可以看作稀缺医学资源的分配。在单身女性冻卵问题上，若因支付能力的差异而导致需要此技术帮助的单身女性失去了技术应用的机会，有违公正。

（四）卵子冷冻技术对身心健康的可能影响

尽管卵子冷冻技术在辅助生殖应用上取得了巨大成功，但也存在一定的风险，并且有些风险是未知的。由于该技术进入临床应用的时间较短，潜在的长期风险未能得到准确评估。目前有研究显示，通过卵子冷冻技术出生的子代与行体外受精治疗的不孕症夫妇和自然受孕的夫妇子代进行比较，其平均出生体重和先天性缺陷的发生率并无差异。但冷冻卵子能否保证足够的安全性，尤其是对子代是否会有长期影响，仍需要进一步评估。

除技术本身可能存在的影响之外，在取卵方面，相对于男性取精对身体几乎没有伤害而言，女性取卵的过程会给身体带来一定程度的伤害。为了取卵，女性需要应用促排卵药物，这可能导致卵巢过度刺激综合征、流产率升高、多胎妊娠及卵子的非整倍体增加等并发症的发生风险，这种身体刺激需要长时间恢复。此外，对单身女性的心理也可能带来不良影响。因为人类辅助生殖技术虽然不同环节费用有差异，但总体价位高，在负担高额的费用时，单身女性可能会对技术的成功有较高的期待。但有研究表明，该技术的成功率并不高，可能需要多次尝试，这就使单身女性在心理上需要承受花费巨大却可能多次失败的巨大压力。对于单身女性，由于缺乏配偶的支持，对心理健康的影响可能会更大，恢复过程相对已婚女性也可能需要更长时间。

（五）预期的生育愿望可能无法实现

单身女性冻卵通常是期望通过保存自己年轻的卵子来保存自己的生育力用于以后的生育，但冻卵并不一定能够保存生育力。研究表明，36岁以上女性卵子冷冻活产率呈现明显降低，且冷冻后的复苏率也与年龄密切相关。因此，通过冻卵保存生育力的愿望并不一定能够实现，尤其是对大龄女性而言，冻卵失败的风险可能更高。另外，利用玻璃化冷冻卵子技术理论上卵子可以在−196℃的液氮中被长期保存，但卵子对光、冷、热、光线、温度等因素是十分敏感的，低温保存、与液氮的直接接触、液氮冷冻期限，这些均可能对卵子的活性和质量造成影响。

可见，冻卵并不是可以绝对可靠地保存卵子的质量和活力，除技术本身外，在长期保存的过程中，也可能会有其他各种原因导致冻卵失败。另外，生育能力也不仅仅只有卵子质量这一项因素，还有女性的年龄和身体条件等各种因素。如果一名女性在相对年轻时进行了卵子冷冻，长期保存，再将冷冻的卵子复苏并且妊娠，那时该女性很大概率已成为高龄产妇。卵子可以冷冻长期保存，但年龄的增长、身体的衰老和生理功能的逐渐减退是没有办法暂停的。高龄会增加受孕的困难，同时高龄也是妊娠并发症高发的危险因素之一，这样不仅对产妇造成生命危险，还间接对胎儿造成伤害。有研究表明，高龄产妇婴儿的早产率高，婴儿的平均出生体重也较低，很可能造成新生儿并发症增加，也会提高产妇患妊娠期高血压、妊娠期糖尿病等严重并发症的风险。对单身女性而言，如果没有医学原因，还是最好选择在适龄时间内妊娠生育，否则，若在日后遇到种种生育困难导致预期的生育愿望无法实现，这可能给女性带来不可逆且无法弥补的身心伤害。

思考与探讨

技术应用是一把双刃剑，技术在帮助人的同时也可能会对社会和人带来伤害。卵子冷冻技术也是一样，需要考虑单身女性希望使用冻卵技术保存生育能力的现实需求，也需要考虑技术可能带来的不利影响。结合上述分析，以及对本案的思考，建议从如下几方面对卵子冷冻技术的应用进行谨慎考量和合理规范使用。

（一）区分不同类型的冻卵需求做出不同的限制

医疗性卵子冷冻是由疾病引起的无奈之举，而社会性卵子冷冻更多的是个人的主观需求，较少受到疾病因素的困扰，所以应将医疗性卵子冷冻和社会性卵子冷冻的应用明确区分。改变目前一刀切的限制规定，对有医疗性卵子冷冻需求的单身女性，在达到医疗要求的情况下，为她们提供冻卵的医疗服务。对于社会性卵子冷冻，综合上述的分析和权衡，不建议为单身女性提供社会性冻卵。建议应该提倡和鼓励公民在适龄时间结婚生育，不鼓励单身女性非医学需要而仅仅为了推迟生育的冻卵。

（二）建议给予自我评估的冷静思考期

冻卵对于单身女性是一个重要的人生决定，为了自己和未来子代的权益，应该在综合考量个人生理、心理及情感等方面的真实需求，并且针对自己的情况进行充分的自我衡量和考虑后做出谨慎而全面的决定。建议医疗机构可以建立单身女性自我评估机制，而且医疗机构要将自我评估这一项作为实践中应当告知的内容，使单身女性个人对于技术应用的风险、自身个体情况、未来婚姻的计划、生育需求等因素做出自我评估。可以考虑给予个人一定期限的用于自我评估的冷静期，如给予3个月或6个月的冷静考虑期，在这段时间内个人结合评估情况可以进行再次充分思考，然后再决定是否继续实施卵子冷冻技术。

（三）规范管理卵子冷冻技术的应用

卵子冷冻技术作为人类辅助生殖技术的衍生，需进一步提升与完善，相关费用也需更加合理化，不要使它成为只有经济状况良好的女性与家庭才可承担的医疗服务。在技术使用之前，要对准备冻卵的单身女性进行充分告知，确保真正理解整个诊疗方案和可能的风险，并获得其明确同意。另外，在冷冻卵子的使用率和保存期限方面也应有所限定，如英国《人类受精与胚胎学法》对卵子冷冻时间进行限制，规定保存期限为10年。对于有资质实施人类辅助生殖技术的医疗机构要加强管理，按照我国《民法典》第一千零九条的规定，从事与人体基因、人体胚胎等有关的医学和科研活动，应当遵守法律、行政法规和国家有关规定，不得危害人体健康，不得违背伦理道德，不得损害公共利益。因此，冻卵服务要规范管理，对医疗机构也要严格准入标准和资质，相关部门也应对有资质的医疗机构进行定期审核，严格管理，将可能存在的法律与伦理风险降到最低。对于特殊的情况要进行相应的伦理审查，确保冻卵服务的临床应用合法合规，并符合伦理要求。

（四）卵子冷冻技术的应用也应考虑儿童权益

卵子冷冻技术不仅是女性个人对其生育权的掌控，还可能会对未来可能形成胚胎并且成长为人的另一个生命产生深远影响。儿童是社会中的弱势群体，必须受到社会的关爱与保护。单身女性不仅要考虑个人的生育需求，还要关注后代的权益。为了最大限度地保护儿童的权益，1989年，《儿童权利公约》中确立了儿童最大利益原则，并成为许多国家和地区制定儿童权益保护法首要遵循的准则。在使用卵子冷冻技术时，尤其是单身女性，应考虑到未来使用此卵子受精并生育的后代的利益，尽力为儿童提供更有利于其身心健康成长的家庭环境，保障儿童的基本权益。

结　语

国内首例争取冻卵案法院已经给出判决，驳回了徐某基于医院方构成对其一般人格权侵权提出的全部诉讼请求。虽然法院已经明确不予支持单身女性的社会性冻卵，但是否应该允许单身女性冷冻卵子是一个充满争议的话题。

针对这一争议问题背后所反映出的是女性的生育焦虑，我们要看到单身女性的社会性冻卵需求不是医学问题而是社会问题，对于因为社会问题而引发的“需要”，医疗是不可能全部解决的，并且医疗也不可能是最好的和根本的解决方案。我们强烈建议社会应该为女性在适龄时间婚育提供足够的支持条件。针对婚育可能给女性带来的不利影响提供政策上的支持和保障，为女性平等和生育自主提供全社会、全方位的有力支持和切实的保障措施。另外，在制定专门法律的条件尚不成熟的情况下，针对辅助生殖技术引发的问题不回避，并且与时俱进、积极应对，用更高位阶的法律做出规定。

近期，国家卫生健康委员会在一份对全国政协委员有关允许单身女性冻卵提案的答复中表示，目前以延迟生育为目的，为单身女性冻卵不符合我国法律、法规有关规定；下一步将对技术应用领域相关问题进一步深入研究，积极推进条例制订工作。一方面，以需求为导向，规范辅助生殖技术应用，提高服务质量，满足群众生殖健康合理需求；另一方面，以问题为导向，既要加大对辅助生殖技术服务市场各类违法、违规行为的惩处力度，又要着眼长远，防范可能出现的医学、法律、伦理和社会风险，保护群众合法权益和社会公共利益。

相信随着社会的发展，部分矛盾会逐渐得到解决，但仍然需要秉持审慎的态度，制定合理的法律法规，建立健全监管机制，来确保能收获大多数人都满意的效果。

（睢素利　古丽丹娜·吐尔逊）

参 考 文 献

[1] 陈莉，李鸿儒，许娟娟，等. 从医学伦理学角度看待非医学因素卵子冷冻［J］. 中国医学伦理学，2016，29（5）：836-838.

[2] 古丽丹娜·吐尔逊，睢素利. 关于单身女性使用卵子冷冻技术相关问题的探讨［J］. 中国卫生法制，2021，29（1）：1-5，87.

[3] 郭宇，沈杏怡，周子杰. 国内首例单身女性冻卵案明日将二次开庭，对话当事人［EB/OL］.（2021-09-16）［2021-09-30］. https://baijiahao.baidu.com/s?id=1711055340534064404&wfr=spider&for=pc.

[4] 国家卫生健康委. 关于政协十三届全国委员会第三次会议第2049号（社会管理类144号）提案答复的函［EB/OL］.（2021-01-19）［2021-10-20］. http://www.nhc.gov.cn/wjw/tia/202101/b77b161058e44bad9f0c79c0541f4370.shtml.

[5] 何晓菲. 人类辅助生殖技术法律纠纷研究［D］. 中国社会科学院研究生院，2014：7.

[6] 贺昕. 浅析冻卵背后的相关法律问题［J］. 知识经济，2015（24）：29，31.

[7] 红星新闻，当生育平等权撞上技术不完善，“冻卵”该支持还是该禁止？［EB/OL］.（2020-05-27）［2020-06-10］. https://tech.sina.com.cn/roll/2020-05-27/doc-iircuyvi5215023.shtml.

[8] 孔刚，刘丽英，程昭霞. 人类未成熟卵子冷冻的研究［J］. 中国妇幼保健，2015，30（28）：4841-4843.

[9] 李梅，陈子江. 不同成熟期人卵冷冻保存研究中的争议问题［J］. 中国计划生育和妇产科，2013，5（2）：13-16，25.

[10] 刘怡仙，高伊琛，张蔚婷. 首例单身女性冻卵案二次开庭，专家详解四大争议［EB/OL］.（2021-09-19）［2021-10-01］. https://xw.qq.com/partner/vivoscreen/20210918A0G6UU/20210918A0G6UU00?isNews=1.

[11] 刘长秋. 冻卵、大龄女性婚育难及法律对策［EB/OL］.（2016-12-27）［2020-06-10］. http://paper.cnwomen.com.cn/content/2016-12/27/034680.html.

[12] 每日经济新闻. 全国首例未婚冻卵案开庭，单身女性为何不能想冻就冻？［EB/OL］.（2019-12-25）［2020-06-10］. https://baijiahao.baidu.com/s?id=1653872005772458261&wfr=spider&for=pc.

[13] 聂维芳. 论单身女性的生育权及其保护 [D]. 湖南工业大学，2016：30.
[14] 土豆妈妈. 什么是体外受精你真的懂吗？过程与费用都需要了解 [EB/OL]. (2017-06-14) [2021-10-15]. https://www.mmyuer.com/huaiyun/yq/06141A392017_2.html.
[15] 威廉·杰欧·唐奈. 美国婚姻与婚姻法 [M]. 重庆：重庆出版社，2008.
[16] 辛颖. 冷冻卵子产业蠢蠢欲"冻" [J]. 法人，2015 (9)：70-71.
[17] 姚旭鑫. 论单身女性享有冻卵之权利 [J]. 中国卫生法制，2021，29 (3)：56-61.
[18] 翟瑞民. 首例"单身女性冻卵案"庭审结束 [EB/OL]. (2021-09-17) [2021-09-30]. https://cj.sina.com.cn/articles/view/5182171545/134e1a999019015m7v.
[19] 张璐，任元鹏. 冷冻卵子的伦理与法律问题探析 [J]. 黑龙江省政法管理干部学院学报，2016 (4)：52-54.
[20] 张岩. 论离婚亲子关系中儿童最大利益原则 [D]. 大连海事大学，2019：2.
[21] BRACEWELL-MILNES T, NORMAN-TAYLOR J, NIKOLAOU D. Social egg freezing should be offered to single women approaching their late thirties: AGAINST: Women should be freezing their eggs earlier [J]. BJOG, 2018, 125 (12): 1580.
[22] ETHICS COMMITTEE OF THE AMERICAN SOCIETY FOR REPRODUCTIVE MEDICINE. Fertility preservation and reproduction in patients facing gonadotoxic therapies: a committee opinion [J]. Fertil Steril, 2013, 100 (5): 1224-1231.
[23] FORMAN EJ, LI X, FERRY KM, et al. Oocyte vitrification does not in-crease the risk of embryonic aneuploidy or diminish the implantation po-tential of blastocysts created after intracytoplasmic sperm injection: a novel, paired randomized controlled trial using DNA fingerprinting [J]. Fertil Steril, 2012, 98 (3): 644-649.
[24] JACKSON, EMILY. 'Social' egg freezing and the UK's statutory storage time limits [J]. Journal of Medical Ethics, 2016, 42 (11): 738-741.
[25] TOZZO P, FASSINA A, NESPECA P, et al. Understanding social oocyte freezing in Italy: a scoping survey on university female students' awareness and attitudes [J]. Genomics, Society, and Policy, 2019, 15 (1): 1-14.
[26] ZION BEN-RAFAEL. The dilemma of social oocyte freezing: usage rate is too low to make it cost-effective [J]. Reproductive BioMedicine Online, 2018, 37 (4): 443-448.

逝者精子冻存事件

——逝者生育权与生殖细胞处置权归属

案情回顾

30岁的林峰某日晨跑时突发心脏病不幸身亡。林峰和妻子李雪才刚刚结婚不到1年，膝下无子。突如其来的噩耗让李雪悲痛万分，她深爱着丈夫，希望能够拥有他们自己的孩子，故思索能否从丈夫的身体中获取精子，通过辅助生殖技术怀上孩子，为了逝去的丈夫，也为了自己。

法律问题分析

逝者取精生育主要涉及辅助生殖技术（assisted reproductive technology，ART）的使用。在我国，针对ART的法律、法规包括《人类辅助生殖技术管理办法》（以下简称《办法》）、《人类精子库管理办法》（以下简称《精子库办法》）、《人类辅助生殖技术和人类精子库伦理原则》（以下简称《原则》）、《人类辅助生殖技术规范》（以下简称《规范》）、《人类胚胎干细胞研究伦理指导原则》（以下简称《指导原则》）。

逝者取精涉及如下法条。第一，《办法》第三条规定："人类辅助生殖技术的应用应当在医疗机构中进行，以医疗为目的，并符合国家计划生育政策、伦理原则和有关法规规定。"第二，《原则》中提及"人类辅助生殖技术是治疗不育症的一种医疗手段"，并在人类辅助生殖技术伦理原则中要求"人类辅助生殖技术必须在夫妇双方自愿同意并签署书面知情同意书后方可实施""如果有证据表明实施人类辅助生殖技术将会对后代产生严重的生理、心理和社会损害，医务人员有义务停止该技术的实施""医务人员不得对近亲间及任何不符合伦理、道德原则的精子和卵子实施人类辅助生殖技术"。第三，《规范》规定："实施体外受精与胚胎移植及其衍生技术的机构，必须遵守国家人口和计划生育法规和条例的规定，并同不育夫妇签署相关技术的知情同意书""禁止在患者不知情和不自愿的情况下，将配子、合子和胚胎转送他人或进行科学研究”“禁止给不符合国家人口和计划生育法规和条例规定的夫妇和单身妇女实施人类辅助生殖技术”。

依据如上规定，可拒绝李雪获取亡夫精子和通过ART生育的主张。

首先，逝者取精生子并非医疗目的。目前，我国所有法律、法规中均未对何为“医疗目的”进行明确界定，但基于理性人假说，大多数人认为医疗目的在于治愈、恢复、替代因疾病导致的功能缺失、提升生命质量或避免早逝。现有法规和指南将ART视为治疗不育症的医疗手段，而李雪并未患有不孕不育症，其生育功能完好，其丈夫目前处于死亡状态，且死亡本身并不是疾病，更谈不上不育，获取精子也并非为了治疗其他人的疾病。

其次，李雪的主张不符合现有法规所要求遵守的伦理原则。一是知情同意原则。《原则》和《技术规范》均要求使用ART必须获得夫妇双方的知情同意，且精子入库需获得供者明确的知情同意。然而，林峰已死，无论是作为丈夫，还是希望冻精的个体，事实上均已无法给出同意。即使李雪声称丈夫林峰曾明确表达过意愿，也不代表应实施冻精生子，该行为还需考量后代利益。二是保护后代原则。该原则要求，如有证据表明ART的使用会对后代产生严重生理、心理和社会危害，医务人员有义务停止该技术的实施。在本案中，李雪主张逝者取精生子，人为制造单亲家庭，从当前社会看此类ART应用不符保护后代原则。

最后，《规范》中明确禁止为单身妇女实施ART。通常，人们将此规定理解为禁止所有单身女性（含丧偶）使用ART，这意味着医疗机构不应向李雪提供ART进行取精生子。然而，对于单身妇女使用ART技术目前尚存争议。丧夫后女性要求实施ART的情况在我国已有先例，其前提大多为夫妇生前已开始进行ART干预，双方当时均符合ART相关法律、法规和计划生育法律法规，且双方均签署了ART干预的同意书。例如，2004年卫生部特批丧夫妇女使用丈夫离世前两人冻存的含有双方遗传物质的胚胎继续妊娠生育。然而，本案并不属于此类情况。一方面，精子与胚胎不同，前者仅含有一人的遗传物质，而胚胎携带有夫妇双方的遗传物质。如果说夫妇一方死后仍留有冻存胚胎，基于胚胎含有健在一方的遗传物质，故支持健在者使用该胚胎实现生育后代的目的，但对于死者精子的处置则无法套用这一逻辑。另一方面，李雪并未提供充分证据证明林峰生前明确表达过希望生育后代，更不用说是否同意在自己死后李雪通过逝者取精的方式生育。

可能有人主张将精子当作逝者的遗产处置。胚胎具有发育成为人的潜能，在伦理和法律上常会将胚胎视为特殊的物，而精子本身并不具备这样的潜能。但是，这并不意味着精子可以随意被处置。精子不仅携带有个体的遗传物质，并且其是通过ART生育的必要条件，精子也属于一种特殊物。《民法典》第一千四百零七条规定：“禁止以任何形式买卖人体细胞、人体组织、人体器官、遗体”，林峰的精子显然不应被当作遗产处置。即使在司法判决中可能会将处置权归于李雪，如“无锡冷冻胚胎案”的判决，但该处置权仍是一种受限的权利，权利的行使仍需符合现有法律法规。正如前文对法条的分析，无论李雪是否获得对于林峰精子的处置权，都不允许使用亡夫的精子通过ART生育后代。

伦理问题分析

本案例涉及的伦理问题包括：应允许配偶对逝者精子进行冻存吗？是否应允许使用冻存的精子生育后代？如果个体此前就是否冻存配子、是否希望生育后代表达过明确意愿，是否应允许冻存和使用ART生育？

我国目前缺乏针对ART的高阶立法，对于诸多ART所引发的伦理学问题缺少法律上的明确规定。本案例的焦点看似是逝者精子冻存，但冻存的目的是希望通过ART生育，故随后的伦理学讨论将集中在是否应允许使用逝者精子生育后代，而对于仅仅冻存精子却无生育意愿的情况不做讨论①。

（一）自主性

案例中涉及的利益攸关方包括逝者的妻子李雪、逝者林峰、可能的未来后代、医疗机构及社会整体。本案例的伦理学问题起因于李雪提出的冻存丈夫精子的诉求。李雪的心情可被理解，经受丧夫之痛需获抚慰，通过获得逝者精子并生育带有双方遗传物质的后代对于李雪而言可被视为抚慰和寄托。但并非所有的诉求都可得到伦理学辩护，该冻精需求能否得到辩护仍需进一步论证。

李雪刚刚经历丧夫之痛，其希望生育的意愿是否为自身真实意愿的表达，是否属于自愿决定都有待考证。情绪会影响个体决策，这在日常生活或医疗情境中时常出现。林峰的父母经历丧子之痛，我们不排除父母会对李雪施加生育压力，也不排除在性别仍旧不平等的当下，李雪的决定可能受到社会和文化的影响甚重。这提示我们对于是否接受李雪的诉求需慎重对待。

自主性的边界常常涉及对他人利益的影响。在本案中，虽然主张冻精的是李雪，但精子来源于林峰。这表示尊重李雪的自主性并非对其自己身体的处置，而是对丈夫身体的处置，这将直接对林峰产生影响，并影响未来后代的利益。尽管林峰已死，但其人格利益仍有留存，应给予尊重，其中包括对于是否冻存精子和生育这类对其残存人格具有重大影响的决定。这表示，在是否冻存以及随后生育的问题上，除考量李雪个人意愿外，还需判断林峰就此事的意愿，并考虑后代利益。

林峰已死，有关是否冻存精子和生育后代的问题我们无法获得直接答案。对此，可分情况讨论。第一，林峰生前可能与李雪、其他家人或朋友表达过希望有自己孩子的想法。对此，李雪和其他家人应提供证据证明林峰曾表达过生育意愿。尤其需要注意的是，林峰是否明确表达过即使自己过世也希望妻子通过ART生育二人后代。之所以应

① 不排除一些人仅持有死后保存精子或卵子的意愿，同时不考虑使用这些配子生育后代，而仅仅作为精神寄托。还有些人可能会希望死后将配子捐赠用于研究，或捐献给陌生人用于帮助他们生育后代。这些问题同样重要，但篇幅所限在本文中不做展开论述。

考量后者，在于双亲都在世时生育后代，与只有一方健在时生育是两种完全不同的情境。如林峰可能认可婚后与妻子共同抚养后代，但并不希望自己死后妻子取精生育，因在他看来后者会给妻子造成沉重负担。

第二，林峰此前就是否生育未曾表达过任何意见。对此，至少有两种方案。一是通过了解林峰的人，如李雪、其他家人或朋友从林峰的日常生活中推断他是否希望生育后代，是否希望即使自己过世也同意妻子取精生育。可以想象，在缺乏明确意愿表达的情况下这种推断是极难的，尤其涉及过世后生育问题。二是评估死后取精生子是否符合林峰的利益。虽然林峰已过世，但仍残存部分人格利益，生者应评估取精生子是否符合林峰的利益。评估可能会涉及有关自主性的论证，因李峰已死，是否取精和生育并不对他构成任何形式的伤害，更多的是基于其自主性人格利益的考量。

无论林峰是否就生育表达过意愿，即使明确表达了，甚至留下可靠的书面或影像证据表示即使自己过世也同意妻子取精生子，仍不能够对逝者取精生子进行充分辩护。因为生育涉及到第三方——孩子的福祉。

（二）后代福祉

孩子的出生都是被决定的，但这并不意味着夫妇或他人对孩子的出生不负有任何道德责任。例如，夫妇在备孕、妊娠期间避免吸烟、饮酒，注意药物使用和接触辐射等，以避免或降低环境对孩子健康的负面影响。此外，社会普遍认为潜在父母和政府应当为孩子的出生做好准备，包括但不限于经济、环境和心理等。这些考量背后的伦理学基础是对孩子的福祉和尊严的尊重。

我们可将福祉理解为一系列正当利益的集合，如生存、健康和自由发展等。福祉是讨论尚未出生的实体、未成年人和其他缺乏同意能力者的重要伦理和法律原则，《儿童权利公约》《未成年人保护法》《民法典》等都涉及该原则，其核心包括对孩子福祉的考量。

回归本案，我们需要评估逝者取精生育是否符合孩子的福祉。回答该问题，我们首先需回应一个悖论，即非同一性（non-identity）问题。本案存在两种情境，一是从逝者体内获得精子，随后与李雪的卵子结合形成受精卵，并成功生下孩子A，人为制造单亲家庭；二是在不允许如此操作或技术无法实现时，A根本不会存在。在非同一性悖论中，A出生在单亲家庭和A根本不存在两种状态相比，被认为不具有可比性。因此，一些人认为难以从福祉去判断出生与否，即逝者取精生子，是否符合孩子的福祉。如果我们认可福祉的判断应基于现实存在的道德客体，则显然只有孩子的存在成为可能，即允许取精生子，方可进行判断。法律中对于个人权利的保护也有相近之处，如《民法典》第十三条规定："自然人从出生时起到死亡时止，具有民事权利能力，依法享有民事权利，承担民事义务"[①]。

---

① 当然，随着科学技术的飞速发展，当下和未来皆对法律中自然人的概念构成冲击，人们也需要不断反思自然人概念的内涵和外延。

虽然出生带有疾病或生活在单亲家庭，难以与不出生这一状态进行价值比较，但这并不意味着我们不对人的出生进行限制，否则将得出违反道德直觉的结论。例如，一对聋人夫妇或其他残障夫妇，在本可生育出不带有残障的后代的前提下，要求通过ART挑选出一个与他们具有相同残障的孩子；或夫妇故意挑选一个携带有遗传疾病的孩子，尽管持有这一想法的夫妇可能几乎不存在。出生带有残障和不出生相比没有可比性，难道因此就应允许夫妇如此使用ART吗？绝大多数人从道德直觉出发，都会表示否定，但如何应对非同一性问题？这里存在两种路径。

第一条路径是直接对比出生与不存在之间的好坏。此类对比中，争议最小的莫过于当胚胎携带有严重致病基因时，人们普遍认为与其让胎儿生下后经受巨大痛苦，不如不存在，即认为患有某些严重遗传疾病的个体是不值得活的（life not worth living）。但在本案中，并不涉及疾病问题，成长在单亲家庭是否等于不值得活存在巨大争议。

第二条路径是非人格（impersonal）利益的考量。这并未直接解决非同一性问题，但为ART技术是否应被允许使用提供了重要的伦理参考。可将该路径理解为在使用ART技术生育后代时，应当设立某种选择的（最低）标准，以评估是否应允许ART的使用。换句话说，就是判断哪些潜在的人（胚胎）被允许移植并最终成为人（person），应满足怎样的条件。更直白的表述是，允许通过ART制造怎样的人类。这类似于社会对于药品、食品、化妆品和汽车等有严格的生产或制造标准，这一标准是最低准入标准，在此之下的产品不被允许投入市场。在ART中，人们需制定的是某种针对“可接受”胚胎的最低标准，而这无所谓存在与否，以及哪个具有独特同一性的个体存在与否，故无须考量非同一性问题。

这一路径在一些国家的法律中有所体现。英国《人类受精和胚胎学法案1990》（*Human Fertilisation and Embryology Act 1990*）提到，“除非考虑了受（辅助生殖）治疗的孩子的福祉（包括孩子对于养育支持的需要），以及任何因孩子的出生而受影响的其他孩子的福祉外，女性不应被提供（辅助生殖）治疗服务”。该法条折射出对生育中伦理问题的考量，即生育不能仅考虑潜在父母的意愿，还必须考虑受此影响的潜在和已出生孩子的福祉。这背后的伦理学基础便是对最低可接受后代福祉的考量。

如果社会普遍认为最低可接受的条件包括孩子出生后双亲健在，则在逝者取精生子案中，由于当前李雪处于丧偶状态，此时生育不符合孩子的福祉，故应被拒绝。但如果李雪随后找到新的伴侣，则此时李雪所组建的家庭满足了父母健在可同时给予孩子支撑的条件。当然，此时还需评估这对新夫妇是否具备养育孩子的能力。然而，至少基于现有信息，李雪目前仅能提供孩子单亲家庭的成长环境，根据孩子的福祉原则判断，不应允许李雪通过逝者精子生育。但是，如果有充分的证据证明单亲家庭在满足一定条件下可以为孩子的成长提供良好的养育，单亲生育也可满足后代福祉原则，当然同时还需考虑林峰的意愿。

如果从福祉出发判断逝者取精生子是否应被允许，需要对孩子未来生活的家庭进行全面的评估。这一过程需要潜在母亲或潜在父母的自我评估，更需要独立第三方的评估。在我国，开展ART的医疗机构大多成立了生殖医学伦理委员会，可站在未来孩子的立场评估逝者取精生子是否符合孩子的福祉。

这里需要注意的是，福祉是高度抽象的伦理原则，对于生殖医学伦理委员会或其他决定是否允许个体使用ART（包括逝者取精生子）生育的人而言，需要更细致和可操作的对于福祉的解读。这至少包括福祉之下所包含的具体内容，如健康、自由发展可能性。健康可能还好理解，尽管对于健康的定义仍存在争议。但是，对于何为自由发展，以及福祉所包含的其他内容可能或多或少都存在争议，如家庭应当具有多少经济能力是孩子可接受最低福祉的底线？有犯罪记录、家庭暴力史的个人是否一定对孩子福祉不利且应被排除在ART使用者之外？申请使用ART的个体需要通过怎样的心理、精神测试方可使用？这些测试本身的效度和信度应当达到怎样的水平？个人的哪些文化、信仰可被视为对孩子福祉有利，而哪些可能被视为不利以至于不应允许其使用ART？这些问题都具有争议，而这也考验着伦理委员会的能力。

以上两条路径，无论从哪条出发，都不可避免地引发一些人对歧视的担忧。认为孩子出生在单亲家庭而非双亲家庭中不符合孩子的福祉，或认为出生在单亲家庭不如不存在。作为价值判断，这可能导致一些人将单亲家庭和在此之中成长的孩子贴上“问题家庭”“问题少年”“不良少年”等标签，构成污名化与歧视，影响其健康、生活与发展。当然，人们在分析孩子的福祉时，对比出生在单亲家庭与不存在状态时无意贬低单亲家庭，而只是表达人们希望孩子出生在双亲家庭的意愿。这类似于胚胎植入前遗传学诊断对健康胚胎的筛选，选择健康胚胎只是代表父母希望孩子是健康的，并不代表他们歧视不健康的孩子，或有意表示已经存在的患病个体是没有价值的或价值要低于非患病个体。但是，事情不总是沿着某些人设想的轨道前进，选择和对比不总是产生好的结果，如胚胎植入前遗传学诊断引发的对于残疾人歧视的担忧一样，拒绝逝者取精生子有加深单亲家庭受歧视的可能性。但这并不意味我们应放弃胚胎植入前遗传学诊断，或任由个体通过逝者精子生育，而是提醒我们应关注残障人士、遗传疾病患者和单亲家庭，给予合理支持以帮助他们实现自我发展，预防和消除污名化与歧视。忽略他们的合理需求，没能提供应有的支持，只会让该人群对ART的应用产生更大的担忧和不信任，难以保障他们的尊严、福祉与权利。

（三）责任

人不仅应对自己过去的行为负责，也应为当下的行为及其对未来的影响负责。对于当下行为及未来影响负责，意味着人们在行动时应对行为本身可能造成的不同时空（如眼前区域和全球、短期和长期未来）影响进行预测，并基于预测的结果，进行道德判断，进而做出决策并对产生的影响负责。

承担责任的前提是具有自由意志，更具体地说是具备决策能力，在法律上可理解为民事行为能力。在本案中，从信息推断来看，李雪及其家人具有决策能力，可以成为责任主体。在此基础之上，为了预测行动产生的时空影响，人们需要获得足够的信息用于分析判断。李雪及其家人应当主动了解有关取精生子的相关信息，ART对亡夫的影响，对李雪自己需承担的风险与负担，并评估生育对未来后代的影响。后者与前文所述后代福祉一致，需要评估孩子出生后所处的家庭、社会环境，经济、社会、文化等因素对孩子的影响，尤其是单亲和双亲对孩子产生的不同影响，评估孩子的福祉。

医疗机构在此同样负有责任，作为技术的持有者，他们应评估技术对利益攸关者的影响，包括明确可预见的个体，如李雪及其家人、潜在的后代，以及可能受此决策影响的其他个体，如其他可能会申请如此使用ART的个体，以及社会整体。由于医学在专业人员和绝大多数公众间存在巨大的信息不对称，前者有责任将充分的信息告知后者，而后者将个人价值偏好告知前者，双方共同促进决策的形成。这在医疗中被称为医患共决策（shared-decision making）。

政策制定者在制定涉及道德价值判断的政策时负有责任，尤其是对当下极为复杂和时空影响剧烈的技术的规制上。在本案中，涉及ART这一高度专业化的技术群，政策制定者未必具有专业能力，但可通过制定一套符合程序公正的框架对技术及其影响进行评估，并据此形成决策。在涉及包括逝者取精生子这一议题的ART规制中，政府广泛听取包括医学（尤其是ART、妇产科、儿科等）、伦理学、社会学、人类学、法学等不同领域、不同专家的意见，尤其是持不同学术观点的学者。在此，专业人员也应承担责任，从自己的专业视角和能力出发，对ART技术进行评估，如本案中取精生子这一情况对各利益攸关方，尤其是后代福祉的影响，并基于此发表自己的专业意见。此外，政策制定者还应广泛听取受技术直接和间接影响之群体的意见，包括有特定ART需求的个体、夫妇，单亲或双亲家庭，辅助生殖机构，通过ART出生的后代及其家庭，以及其他愿意发表自己看法的公众。

结　语

现代技术的复杂性和人类利益的多元性已远超历史上任何一个时代。ART技术的产生为人类带来了希望——先天无法生育或不得不为生育而承担生命危险的夫妇可通过ART生育血亲后代。与此同时，技术创造和唤醒了人类的欲望，使个体需求得以实现，如逝者取精生子、单亲生育、同性生育，甚至定制后代的遗传物质。在全球化和信息化的时代大背景下，从社会学视角看，ART还会在更广泛的空间和时间维度影响人类的动机、行为和结果，塑造个体与社会。

涉及ART使用的所有利益并不自然地能够得到伦理学辩护，不自然地成为权利，即使某些诉求符合社会、文化，可以被我们了解和理解。逝者取精看似属于家庭内部的隐私，但人应被视为目的而非手段，无论他或她是已经存在的人，还是未来将要出生的人。他们的尊严与福祉必须纳入我们对技术使用的考量之中，纳入我们对后代的责任之中。作为技术集合的ART仍在不断扩充，新的伦理、法律和社会问题必将不断涌现。为避免恶果，即使是最小的恶果，创造或握有更多更强大技术的个体、机构或群体，以及那些对技术治理可能产生影响力的个体，如政策制定者、专业人员和媒体，甚至人类所有成员，都应肩负起技术善治和善用的责任。

（张　迪）

参 考 文 献

[1] 俞伟. 宪法学视野中的人类基因编辑[J]. 福建论坛：人文社会科学版，2021（3）：188-200.

[2] TE POWER，LC SWARTZMAN，JW ROBINSON. Cognitive-emotional decision making（CEDM）: a framework of patient medical decision making[J]. Patient Educ Couns，2011，83（2）：163-169.

第二部分

人类辅助生殖技术应用引发的法律和伦理问题

北京市首例冷冻胚胎移植案

——丧偶或离异的单身女性生育权维护问题

案情回顾

2015年2月，石某（原发不孕、双侧输卵管梗阻及多囊卵巢综合征）和丈夫梅某（原发不育、少弱精子症）为了要孩子在首都医科大学附属北京朝阳医院进行了人类辅助生殖技术治疗。医院让夫妇二人签署了《人类辅助生殖治疗知情同意书》等书面文件，并收取了相关的医疗费用。石某在医院经过了两次取卵，冷冻胚胎6个、囊胚8个，并于2016年1月1日行移植术但未成功妊娠。不幸的是，随后丈夫梅某被查出患有白血病，于2016年10月离世，从确诊到去世仅仅25天，留下6枚冷冻囊胚还保存在医院。石某出于对丈夫的眷恋和对公婆的感激做出了一个艰难的决定，要继续为丈夫延续血脉。2016年11月，石某来到医院要求进行剩余冷冻胚胎移植手术，医院却以其配偶去世不能在手术同意书签字为由拒绝了石某的胚胎移植请求。石某无奈选择了诉讼，请求朝阳法院判令医院继续履行体外受精－胚胎移植诊疗服务。

应诉时，朝阳医院方面表示，不同意原告的诉讼请求。理由为以下四点：第一，丈夫梅某去世后，石某与丈夫生前冷冻保存的胚胎或囊胚并非石某一人所有，而是与丈夫的第一顺序法定继承人共同所有，石某一人没有权利要求使用她与他人共同共有的胚胎怀孕。第二，怀孕生育必须经过批准许可，根据《人类辅助生殖技术规范》规定，“禁止给不符合国家人口和计划生育法规和条例规定的夫妇和单身妇女实施人类辅助生殖技术”，现其丈夫已死亡，法律上身份属于单身女性，尽管技术上可以移植并帮助其怀孕，但在法律上并不符合相关规定。第三，人类辅助生殖技术治疗怀孕涉及医学伦理问题，必须考虑到孩子的基本合法权益，包括胚胎所有人（如患者的公婆）是否要承担出生后孩子的法定扶养义务及监护人职责问题，孩子的父亲及其亲属身份社会关系等亲权继承权问题等。第四，“取卵受精”和“移植囊胚”不是一个合同关系，囊胚或胚胎移植需重新建立合同并另行缴纳医疗费用。

诉讼中，法院向国家卫生健康委员会发函询问：①《人类辅助生殖技术规范》“关于禁止给不符合国家人口和计划生育法规和条例规定的夫妇和单身妇女实施人类辅助生殖技术”中“单身妇女”的涵义是什么。②本案中的石某是否属于《人类辅助生殖技术规范》规定“关于禁止给不符合国家人口和计划生育法规和条例规定的夫妇和单身妇女实施人类辅助生殖技术”中的“单身妇女”。而国家卫生健康委员会也及时予以了答复，发送《广东省卫生厅关于××要求实施冻融胚胎移植的请示》及《卫生部办公厅关于要求实施冻融胚胎移植有关问题的通知》复印件，其内容显示：“……认为申请实施的冻融胚胎移植仍属于整个辅助生殖治疗的一部分，因此，我部同意广东省妇幼保健院为××提供冻融胚胎移植服务。”法院在参考了国家卫生健康委员会的基础上，还询问了石某的公婆，均同意石某继续接受人类辅助生殖技术，但有关胚胎移植一事，由石某一人向医院主张权利，他们不参加本案诉讼，自愿放弃在本案中的全部诉讼权利和实体权利。

最终的裁判结果：朝阳医院于判决生效之日起继续履行与石某之间就体外受精－胚胎移植所签订的医疗服务合同，为石某施行胚胎移植医疗服务。

法院生效裁判认为：首先，夫妻二人均患有生殖系统疾病，共同寻求治疗，须双方共同参与，故主体应是原告夫妻二人。且实施取卵、受精、移植胚胎是连续的治疗过程，不能割裂开来单独看待，故仅形成一个合同关系，院方认为属于不同的合同关系是不成立的。其次，若继续履行合同是否有违法律规定及社会伦理，应从以下几点去看待。第一，案涉合同具有人身性质，除石某外，梅某的其他法定第一顺序继承人不宜主张继受案涉合同权利义务。且梅某的父母均表示不参加诉讼，自愿放弃在本案中的全部诉讼权利和实体权利。故石某要求继受合同权利义务，继续履行合同无法律障碍。第二，夫妻二人之前未生育子女，故不违反计划生育法律法规。且石某作为丧偶妇女，有别于卫生部规范中所指的单身妇女。加之，根据卫生部就广东省卫生厅类似问题的通知精神可知，石某可以要求医院继续为其提供胚胎移植医疗服务。第三，通过人类辅助生殖技术出生的后代与自然受孕分娩的后代享有同样的法律权利和义务，包括继承权等。因此，继续履行有必要取得梅某父母的同意，而梅某父母已明确表达同意石某实施人类辅助生殖技术的强烈意愿。孩子出生后可能生在单亲家庭的假定性条件并不意味着必然会对其生理、心理、性格等产生严重影响，且目前并无证据证明实施人类辅助生殖技术存在医学、亲权或其他方面对后代产生严重不利情形，故继续履行不违反保护后代原则。第四，根据梅某生前签署的《知情同意书》等可知，订立合同的目的是生育子女，显然胚胎移植是实现其合同目的的必然步骤，属于合同内容的一部分，且院方已经实施过两次胚胎移植。因此，从梅某生前的意思表示、行为表现及公众普遍认同的传统观念和人之常情，有理由相信继续实施胚胎移植不违反梅某的意愿。综上，对石某要求医院继续履行合同的诉讼请求，本院予以支持。

法律问题分析

（一）石某的身份是否属于单身女性

单身女性从社会学的角度来看，是那些独自生活、没有合法配偶的达到法定结婚年龄的女性。单身女性大致可分为3种：第一，未婚单身女性，又称非婚单身女性，指从未与他人有过婚姻关系的女性；第二，离异单身女性，指通过司法程序结束婚姻关系的女性；第三，丧偶单身女性，指因合法伴侣死亡而导致婚姻关系结束的女性。若从法学角度进行专业定义，那么，单身女性指已经达到法定婚育年龄，而法律关系上未与他人缔结婚姻的女性，其中未婚、离异和丧偶均属于单身女性的范畴，并且，单身女性作为公民，拥有自主选择生育的权利。根据《人类辅助生殖技术规范》，丈夫去世后的石某确实是单身女性，但其身份与相关权利的行使是否应与非婚单身女性同等看待，还需思考与讨论。朝阳法院的判决书对此问题给出的解释是“石某作为丧偶妇女，有别于卫生部规范中所指的单身妇女”。也就是说，《人类辅助生殖技术规范》中的禁止给单身妇女实施人类辅助生殖技术的规定，更多是针对非婚单身女性而言。另外，石某与其丈夫在决定实施人类辅助生殖技术的过程中，是有合法婚姻存在的，双方也已签署知情同意书，并且已经完成取卵操作与初次移植失败，准备再次进行胚胎移植。因此，石某的情况确实有别于其他单身女性，对其身份的认定以及相关权利的行使应作为特殊情况予以特殊考虑。

（二）“取卵受精”和“移植囊胚”是否属于两个合同关系

人类辅助生殖技术指运用医学技术和方法对配子、合子、胚胎进行人工操作，以达到受孕目的的技术。一般来说，人类辅助生殖技术医疗服务合同是人类辅助生殖医疗机构与受术夫妇双方就提供人类辅助生殖技术服务以达到受孕生育目的之意思表示一致的协议。根据《合同法》的相关规定可知，合同是发生在当事人之间的一种法律关系。合同关系和一般民事法律关系一样，也是由主体、内容、客体三个要素组成。本案中的主体为夫妻二人，合同内容为夫妇双方在合同中约定的权利义务。客体则是辅助生殖技术行为。在本案中，院方在拒绝石某继续进行胚胎移植的请求时，给出的理由中有一条是，“取卵受精”和“移植囊胚”不是一个合同关系，囊胚或胚胎移植需重新建立合同并另行缴纳医疗费用。而在最终的法院判决书中对此项理由进行了反驳，法院认为，夫妻二人均因患有生殖系统疾病，共同寻求治疗，且需双方共同参与，故主体应是原告夫妻二人。并且，实施取卵、受精、移植胚胎是连续的治疗过程，不能割裂开来单独看待，故仅形成一个合同关系。人类辅助生殖技术服务合同的特征包括主体的有限性、标的物的特殊性、合同的涉他性和合同的连续性。由此可见，人类辅助生殖技术应用过程中的不同阶段本身就具有连续性，不可认为是两个合同关系，而应该作为一个整体的合同去看待。

（三）冷冻胚胎的归属与处置问题

在人类辅助生殖技术的各环节中，若已完成取卵受精，但还未进行胚胎移植时，胚胎处于冷冻状态。在本案中，法院对失去丈夫的石某继续移植胚胎的请求给予了认可，但在现实生活中也存在相反的情况。因此，冷冻胚胎应如何归属与处置，应予以审慎评判。目前，有关返还冷冻胚胎的纠纷，法院的裁判思路基本遵循两步走：先判断受术夫妻是否为冷冻胚胎的权利人，再判断受术夫妻是否有权要求医疗机构返还冷冻胚胎。本案的案涉合同具有人身性质，即合同内容应由本案中的主体，也就是夫妻双方来完成。因此，除石某以配偶身份作为法定第一顺序继承人之外，梅某的其他法定第一顺序继承人不宜主张继受案涉合同权利义务。且梅某的父母均表示不参加诉讼，自愿放弃在本案中的全部诉讼权利和实体权利。因此，石某要求继续履行合同，进行胚胎移植并无法律障碍。此外，判决书中还提到，根据梅某生前签署的《知情同意书》等可知，订立合同的目的是生育子女，显然胚胎移植是实现其合同目的的必然步骤，属于合同内容的一部分，且院方已经实施过2次胚胎移植。因此，从梅某生前的生育意愿、行为表现及公众普遍认同的传统观念和人之常情，有理由相信继续实施胚胎移植不违反梅某的意愿。夫妻双方生前基于合意开展体外受精-胚胎移植，即可视为夫妻双方已经决定共同行使生育权，即使夫妻一方死亡，该方生育权自然终止，并非明令拒绝对方行使生育权，而仍活在世的另一方的生育权依然存在，理应负责胚胎的保管和处置。因此，在对辅助生殖技术应用过程中产生的冷冻胚胎的归属与处置问题上，既要符合法律规则，又要考虑伦理道德与人文情怀。

伦理与社会问题分析

虽然石某最终被允许继续进行胚胎移植孕育子代，但其中可能存在的伦理与社会问题需要进一步的思考与讨论。

（一）对身心健康的可能影响

在身体健康方面，由于人类辅助生殖技术本身是一种有创的医疗技术，女性取卵过程存在一定的伤害和风险，尤其对排卵困难或者在自然周期取卵失败的女性需使用促排卵药物进行取卵，这可能会导致卵巢过度刺激综合征、流产率升高、多胎妊娠，以及卵子非整倍体增加等并发症的发生风险升高。

而在心理健康方面，研究指出，人类辅助生殖技术的成功率并不高，可能需要多次尝试才能成功，这就使女性在心理上需要承受花费巨大却可能多次失败的巨大压力。特别是对石某这样在技术应用过程中丧偶的单身女性来说，由于缺乏配偶的支持，对心理健康的影响可能会更大，恢复过程也相对有配偶的女性而言可能需要更长时间。在生命伦理学基本原则中所提倡的不伤害原则，主要包括身体不伤害、精神不伤害和经济不伤害。而石某在使用辅助生殖技术的过程中，无论是技术本身可能带来的直接身体伤害，还是由于技术费用或成功率等相关因素间接带来的心理和经济伤害，对已经丧偶的石某的身心健康带来的不良影响相对于有配偶的女性而言可能会更为显著。

（二）单身母亲的社会接受度问题

石某以单身母亲的身份独自抚养后代成长的过程中可能会面对社会舆论的挑战。目前，我国社会对单身母亲的接受度相对较低，可能存在以下原因：一是有些人认为单身生育没有婚姻基础，不符合传统婚育观念；二是单身女性所生后代缺乏父爱和家庭支持，对后代成长不利。中国传统的生育观念认为，生育与婚姻是紧密相连的，结婚是合法生育并且能够为社会伦理道德所接受的前提条件。人类辅助生殖技术的应用使性与生育及婚姻的必然性逐渐弱化，婚育观念也在不断变化，女性可以选择通过无性或无婚姻来自主实现生育。但在本案中，石某在有婚姻基础的情况下实施辅助生殖技术，并不是传统意义上的非婚单身女性。因此，石某对婚姻与家庭的理解相对于非婚生育的单身女性而言，会更加深刻。但在对父亲角色的问题上，即便在传统一夫一妻制的家庭结构成长的孩子，也可能会因经济、社会、生活环境等因素的影响，而不能完全健康地成长。

但也有观点认为，单身女性使用人类辅助生殖技术实现生育，使后代一出生就没有父亲，父亲角色的缺失可能会造成孩子在成长过程中面临一些困惑与孤独，这样的成长过程是不完整、不健全的。父亲在大多数人的生活和生命中都扮演着非常重要的角色，父亲对子代成长的影响不容小觑。因此，在技术应用过程中丧偶的单身女性在决定是否移植的问题上还需更为谨慎地思考。此外，社会也应提高对单身母亲的接受度和包容度，为单亲家庭的子代也提供更多的关爱和良好的成长环境，帮助他们健康快乐地成长。

（三）所生子代的权益保障

为了最大限度地保护儿童的权益，1989年《儿童权利公约》确立了儿童最大利益原则，并成为许多国家和地区制定儿童权益保护法律首要遵循的准则。2001年卫生部颁布的《实施人类辅助生殖技术的伦理原则》规定，在人类辅助生殖技术的应用过程中，应遵循维护后代利益的原则。

本案中的石某在继续胚胎移植并且生育后，以单身母亲的身份对孩子进行抚养，在养育子女方面，单身母亲在实际生活中也面临一些困难。其实为单身女性提供人类辅助生殖技术，帮助她们生育子女，在一定程度上是在人为地制造单亲家庭。朝阳法院的判决中提到，“虽然孩子出生后没有父亲，可能生在单亲家庭，但该假定性条件并不意味着必然会对孩子的生理、心理、性格等方面产生严重影响，且目前并无证据证明实施人类辅助生殖技术存在医学上、亲权上或其他方面对后代产生严重的生理、心理和社会损害等不利情形”。但实际上，有研究表明，通过人类辅助生殖技术所得子代背负的期望及成长压力更大，发生身心疾病的风险更高。石某痛失伴侣后，以单身状态生育，在子代身上可能会寄托太多对已逝丈夫的情感怀念和期待，对子代的期望值更高，给子代带来更多的精神压力。虽然在实践中也有很多出生时就没有父亲的孩子成长得很顺利，甚至取得很大作为和成就，但孩子出生时因为种种原因没有父亲通常是一个不幸且无奈的事实，但也是必须要接受和面对的事实。但人为地制造单亲家庭，出于对儿童权益的关爱与保护，是不应该被鼓励的行为。

此外，石某在生育子代并且养育的过程中，由于孩子没有父亲，很可能石某本人的父母及公婆会承担一部分照顾子代的责任，长期的隔代教育可能会对子代的发展产生一些不良影响。曾经有报道表明，中国隔代教育的问题已经越来越严重，更多的幼儿是由祖辈教养长大的，并且祖辈教养的幼儿年龄也越来越小。也有相关研究证明，隔代教育下的幼儿与亲代教育下的幼儿在性格方面也有所不同，隔代教育下的幼儿更多会表现出歇斯底里、偏执、自私、集体观淡漠等行为和性格，对其发展不利。隔代教育还可能会影响幼儿语言和智力的发展，特别是对于那些祖辈的知识文化水平不是特别高的家庭来说，由于祖辈缺乏科学的育儿理念，对子代的生理和心理发展也不是特别地了解，可能会导致阻碍幼儿智力发展的情况出现。祖辈不良的个人生活习惯和行为，以及对子孙的过度溺爱也可能会让幼儿养成不好的习惯。

思考与探讨

（一）对特殊类型的丧偶单身女性考虑允许继续使用辅助生殖技术

在现实生活中，与石某有着同样情况的女性依然存在，并且未来也可能会发生同样的事件。通常而言，这些丧偶女性也属于单身女性的范畴，但因她们是在有合法婚姻的情况下已经开始使用辅助生殖技术，是在技术应用过程中丧偶，因此，针对辅助生殖技术的应用而言，其身份有别于未婚的单身女性。如果此类单身女性希望继续完成与丈夫生前所进行辅助生殖技术的后续项目，要求进行胚胎移植，建议允许，并从法律层面进行明确，以便此类案件再次发生时能有规范的处理方式。

此外，对部分丈夫在生前已自精保存以备后期夫妻二人使用辅助生殖技术孕育后代，但在还未实施后续的技术应用时就已离世的丧偶单身女性，如果要求使用丈夫生前自存的精子进行辅助生殖，并且夫妻二人已经共同同意或丈夫生前有明确意愿要进行辅助生殖，建议允许可以使用丈夫生前自存的精子进行辅助生殖，以此来保障这部分特殊类型单身女性的合法权益。

（二）建立自我评估机制

生育子女对女性而言是一件人生大事，为了自己和未来子女的权益，生育决定应该经过非常谨慎和全面的考虑。对于石某这样特殊情况要求使用辅助生殖技术的单身女性，需要综合考量其生理、心理及情感等方面个人的真实需求，针对自身情况进行充分的自我衡量和考虑，建议医疗机构可以建立自我评估机制。在符合技术应用的基本限制条件外，要求医疗机构把自我评估这一项作为实践中应当告知的内容。让上述特殊类型的丧偶单身女性针对自身个体情况、对未来婚姻的计划、生育需求，以及对出生子代的抚养条件和抚养能力等因素做出自我评估。在完成自我评估后，可以考虑给予个人一定期限的考虑期，如给予3个月或6个月的冷静考虑期，在这段时间内个人结合评估情况可以进行再次充分思考，然后再决定是否继续使用辅助生殖技术。这种自我评估机制可全面评估单身女性的生育情况，让女性本人对是否继续生育进行深度思考，这样不仅是对子代未来负责，更能促使医疗资源得到合理分配与使用。

（三）技术应用过程中应严格遵循伦理原则及严格管理

在人类辅助生殖技术应用过程中，应严格遵循相应的伦理原则。2003年卫生部颁布的《人类辅助生殖技术和人类精子库伦理原则》提出，人类辅助生殖技术须遵循有利于患者、知情同意、保护后代、社会公益、保密、严防商业化和伦理监督七项基本原则。在技术使用之前要对受术方进行充分告知，确保真正理解整个诊疗方案和可能的风险，并获得其明确同意。对于在此过程中涉及的隐私和个人信息，医疗机构要做到严格保密。对于涉及特殊病例情况或可能有较大风险的案例，要及时上报相关主管部门批准并经伦理委员会审查同意。对医疗机构也要严格准入标准和资质，相关部门应对有资质的医疗机构进行定期审核，严格管理，将可能存在的法律与伦理风险降到最低。

（四）保障子代权益

如果上述特殊类型的单身女性使用人类辅助生殖技术进行生育，要关注出生的子代权益。虽然整个社会对单身生育的接受度在不断增加，但在对子女的抚养中单身母亲确实会面临很多现实困难。研究表明，人类辅助生殖技术的使用可能会对子代的心理健康造成一定影响。因此，特殊类型的丧偶单身女性使用辅助生殖技术生育后，单身母亲应多加关注子女的身心健康，在日常生活中尽力为子女营造一个良好的家庭环境，同时社会也应尽可能对单身母亲和其子代提供关爱和帮助。

结 语

北京市首例冷冻胚胎移植案并不是我国的第一例冷冻胚胎移植案，曾经也有过类似的案件，却因缺乏相应的规定，导致司法中缺乏统一的裁判参考依据，对权利的界定也很难统一和明确，使这类案件成为司法实践中法院审理案件时的难题。但随着人类辅助生殖技术等医学技术的不断发展，涉及医学伦理及社会伦理的诊疗手段所带来的法律问题日益凸显，此类案件可能在未来依然会发生。虽然石某坚持继续移植胚胎生育孩子，在多大程度上是石某本人的自主意愿，我们不得而知，可能是为了缅怀过世的丈夫，也可能是为了抚慰其公婆的悲痛，无论出于什么样的理由，本案的裁判在一定程度上兼顾了法理、事理与人情的平衡，也为未来类似案件的判决提供了一定的参考。

（雎素利　古丽丹娜·吐尔逊）

参 考 文 献

[1] 陈莉，李鸿儒，许娟娟，等. 从医学伦理学角度看待非医学因素卵子冷冻 [J]. 中国医学伦理学，2016，29（5）：836-838.

[2] 段双妮. 人类辅助生殖技术服务合同研究 [D]. 南华大学，2011：9.

[3] 何晓菲. 人类辅助生殖技术法律纠纷研究 [D]. 中国社会科学院研究生院，2014：7.

[4] 何中臣，张检，罗蓝，等. 人类辅助生殖技术案件中冷冻胚胎处置问题刍议 [J]. 中国卫生监督杂志，2020，27（2）：116-119.

[5] 黎敏儿. 人体冷冻胚胎的归属与处置问题研究 [D]. 上海外国语大学，2021：30.

[6] 李航. 浅析生命伦理学"四原则" [J]. 科协论坛（下半月），2009（4）：80-81.

[7] 李径宇. 隔代之间，隔着什么 [J]. 新闻周刊，2004（21）：52-54.

[8] 李亚楠，焦艳玲. 单身女性生育权"热诉求"下的"冷思考" [J]. 中国医学伦理学，2019，32（7）：864-867.

[9] 马平，马薇. 非婚生子女法律保护制度的现实解析 [J]. 法制博览，2019（36）：5-8.

[10] 沈朗，谢利嘉，陈东红，等. 辅助生殖技术应用中子代权益的伦理思考 [J]. 医学与哲学，2019，40（24）：28-32.

[11] 王晓煊. 现代家庭中隔代教育对幼儿的影响及应对策略 [J]. 教育观察，2021，10（12）：99-101.

[12] 袁翠清. 论适婚单身女性生育权的法律保护：以接受捐精为角度 [J]. 长春大学学报，2019，29（3）：79-83.

[13] 章家好. 单身女性生育权问题与对策 [J]. 西部学刊，2019（2）：63-66.

[14] 郑吉喆. 辅助生殖技术医疗中的法律纠纷 [J]. 中国卫生人才，2017（5）：51-54.

[15] KNOESTER M，HELMERHORST FM，VAN DER WESTERLAKEN LAJ，et al. Matched follow-up study of 5 8-year-old ICSI singletons：child behaviour，parenting stress and child（health-related）quality of life [J]. Human reproduction（Oxford，England），2007，22（12）：3098-3107.

我国首例同性伴侣子女抚养权纠纷案

——同性伴侣互惠生育的亲子关系认定

案情回顾

大提和小美是同性伴侣，两人之间因子女抚养权产生了法律纠纷，大提声称孩子是自己的亲生血脉，小美则表示孩子由自己怀胎分娩。孩子的抚养权究竟该判给哪位母亲呢？

原告大提称，自己一直希望有个孩子，但因身体原因不便生育。2018年，她与小美相识，小美了解了大提的情况后表示愿意帮助代孕。2019年3月，大提联系了某生殖服务机构后，两人多次到医院进行前期检查、治疗，为接受试管助孕做准备；同年4月2日，大提通过医学手段取卵，与购买的案外人的精子培育出胚胎；5天后，该胚胎被移植到小美体内，小美怀孕。2019年12月，小美在厦门某医院产下一女婴。2020年2月，小美将孩子抱走，并将孩子登记为其女儿，表示之后不再让大提接触孩子。大提表示，自己希望生育孩子且有一定经济基础，所以提供卵子并承担购买精子等各项费用由小美代孕，孩子与小美并没有血缘关系，自己才是孩子的母亲，请求法院确认与孩子间存在亲子关系并判决孩子由自己抚养。

被告小美称，双方系同性伴侣关系，共同居住生活，生育孩子系双方经过协商后的共同决定，大提称小美为代孕完全是捏造事实。二人共同生活居住期间一致决定由小美生育孩子，孩子出生后户口跟随小美，并由双方共同抚养孩子成人。同时，小美同样具有抚养孩子的经济能力，孩子由小美十月怀胎分娩孕育，她与孩子有天然的亲子关系和浓厚的情感联系，且孩子尚小，更需要小美的哺育和陪伴；而大提跟孩子并没有坚固的情感和血缘联系，既不是孩子的母亲亦不是孩子的父亲。

法院经审理查明，大提与小美原系同性伴侣关系。双方在恋爱期间，小美于2019年12月在厦门某医院生育一女丫丫，《出生医学证明》上载明母亲为小美，未记载父亲信息。根据大提与小美之间的微信聊天内容可以确定，女儿的孕育方式系双方在恋爱期间经过协商并达成一致意见后决定，大提亦无证据证明她与小美存在代孕协议。

大提与小美均确认，形成丫丫胚胎的卵子是大提的，精子是购买的，丫丫是双方通过辅助生殖技术将上述卵子和精子结合后由小美孕育分娩。丫丫自出生至2020年2月26日由双方共同照顾，之后由小美带离住处并与小美共同生活。诉讼期间，大提向法院申请对她与丫丫之间是否存在亲子血缘关系进行鉴定。小美表示，双方已对丫丫的出生方式进行了确认，亦认可形成丫丫胚胎的卵子系大提提供，没有进行鉴定的必要；同时孩子尚且年幼并与自己共同居住在外地，亦无法配合进行鉴定。

大提与小美作为同性伴侣，购买精子、通过辅助生殖技术孕育生命的行为是我国法律所禁止的，虽双方均确认丫丫系以大提的卵子与购买的精子培育成受精卵后，由小美孕育分娩，但在无明确法律规定的情况下，不能仅以双方确认或仅因丫丫具有大提的基因信息就认定丫丫与大提存在法律上的亲子关系，且丫丫的《出生医学证明》载明其母亲为小美。因此，大提诉求确认与丫丫存在亲子关系于理不合、于法无据，法院不予支持。同时，丫丫由小美孕育分娩，出生后一直由小美照顾，现未满周岁仍需母乳喂养，由小美继续抚养符合法律规定且有利于丫丫的健康成长。

法官认为，随着科技水平的不断进步，使用辅助生殖技术的人群已不局限于不孕不育的夫妻双方，而扩展至受自身因素和婚姻状态等情况影响的人。此类群体现可通过辅助生殖技术实现生育意愿，但若未能在法律许可的框架内实施，相应行为及后果将有可能无法受到现有法律的保护。在本案中，大提和小美是同性伴侣关系，尚不为我国《婚姻法》乃至其他民事法律所规范，无法根据我国现有辅助生殖技术的相关规定实现生育目的，故双方购买精子进行体外受精乃至胚胎移植的一系列行为属于违法行为。我国《民法典》对买卖人体细胞的禁止性规定已经体现我国法律对上述行为的否定性评判。同时，以此方式出生的子女的亲子关系认定应符合最基本的民法公序良俗的原则。在公众最朴素的伦理观念当中，母子关系的确立并非基于生物学上的基因延续，而在于“十月怀胎”的孕育过程和分娩阵痛带来的情感关联，这也是《出生医学证明》以孕育分娩来记载母亲的原因所在。因此，原告的诉求无法得到法院的支持。

一审判决后，大提不服已提出上诉，目前本案尚在二审中。

法律问题分析

（一）同性伴侣子女抚养权案件的法律适用性

大提与小美两人均为中国国籍，且无出国在允许同性婚姻合法性的国家注册结婚的记录，其女儿丫丫是在中国使用辅助生殖技术所生，女儿丫丫的国籍也为中国籍。因此，对此案件相关权利和义务的判定应遵循中国的法律法规。

（二）同性伴侣与子女亲子关系的确认

人类辅助生殖技术的应用使亲子关系的确认变得复杂。亲子关系的认定包含对父母身份的认定及父母子女关系的推定，也就是在法律上确认父母与孩子之间成立亲子关系。亲子关系的确认成立，也就意味着父母子女间的权利与义务的确认。在上述案例中对生母身份认定的问题上，学术界有以下观点：第一，分娩说，主张分娩者为生母，谁生了孩子谁就是母亲。第二，基因说，根据生殖细胞的来源，也就是卵子的来源来确定孩子的母亲。第三，契约说，主要针对代孕生育中生母的身份确认，通过代孕协议当事人约定的方式来确定代孕子女的亲子关系。第四，子女最佳利益说，以最有利于子女健康成长为标准确认亲子关系。我国目前是将分娩说作为理论依据来认定生母身份。但人类辅助生殖技术的应用使在一些情况下按分娩说来认定生母身份并不完全合适。例如，大提使用自己的卵子与买的精子受精，并将受精卵移植入小美子宫的情况，使子女同时拥有了基因母亲和分娩母亲，虽然小美完成了孕育与分娩的过程，但遗传物质主要来源于贡献卵子的大提，因此，其抚养权的归属更为复杂，对其生母身份的认定也需要更加全面的考量。

而父母子女关系的确认，意味着在法律上父母与子女之间存在相应的权利和义务。目前，基因联系是父母子女关系认定时比较重要的法律依据，但如今生育方式的多样化，使父母子女关系的认定依据也有了改变。在一些承认同性婚姻的国家或地区，不以血缘作为认定的唯一标准，而是从社会贡献角度公平、全面地认定亲子关系。而在我国，一般是以单身生育来看待并认定同性伴侣与子女之间的父母子女关系。在上述案例的父母子女关系认定中，不能仅以分娩者为母或者基因联系作为认定依据，而是要从生物、遗传、伦理与社会的角度全面考量，进行一个综合性的认定。

（三）对同性伴侣子女抚养权归属的分析

在同性伴侣子女抚养权的争议中，存在不同的情况。

1. *一方供卵，另一方生育* 在同性同居伴侣获得子女的过程中，双方有共同的生育意愿后共同决定，由一方贡献卵子与捐精者的精子进行体外受精，并将受精卵植入另一方的子宫内进行孕育与分娩，双方共同参与子代的孕育过程。如果是同性同居伴侣双方使用同一捐精者的精子，那么所生子女之间还存在兄妹关系。由于我国法律以分娩说作为判定法律上母亲的标准，因此，上述案例中法院判定小美是孩子法律意义上的母亲。另外，从儿童最大利益原则的角度出发，相较于卵子提供者而言，在子宫内孕育的一方全程参与了孩子的孕育过程，与子女之间更容易建立密切的关系，而且在子女出生后，在养育的过程中，需要分娩的母亲进行哺乳喂养与照料。但是也有学者认为，在一方供卵、另一方生育的情况下，适用血缘确定母亲原则是必要的，血缘关系能够直接确定卵子提供一方与子女的亲子关系。

2. *仅一方使用自己的卵子生育* 同性同居伴侣在双方有共同生育意愿的情况下，共同决定仅由一方贡献卵子与捐精者的精子进行体外受精，并将胚胎移植入自己体内孕育与分娩。后代出生后作为双方子女，共同养育，也就是传统意义上的非婚生子女。考虑到同性伴侣双方在家庭中都参与了抚养子女的过程，以及双方的抚养能力等因素，对未获得抚养权方是否应该给予探望子女的权利和具体形式应进行更全面的思考。

3. 代孕　对于一些有生育障碍的女同性伴侣和大多数男同性伴侣，在双方有共同的生育意愿并共同做出代孕决定以及拟定代孕协议后，由第三方代孕生育后代，同性同居伴侣再对代孕所生子代进行养育。由于我国禁止代孕，有些同性伴侣会选择出国在一些允许代孕的国家进行代孕。而通过代孕所生子女的抚养权归属，可以契约说作为理论依据，依照合法化国家有效的代孕协议，委托夫妇为代孕子女的法定父母。但实际上，也可能会存在代孕母亲生育后由于对孩子的不舍而争夺子女抚养权的情况，虽然此时代孕母亲是分娩母亲，也可能既是生物学母亲又是分娩母亲，但如果依照代孕合同严格执行，对子女抚养权的归属应该属于代孕委托方。但在我国，代孕是严格禁止的，代孕合同在我国也不存在法律效力，因此，代孕所生子女的抚养权还是在以现有的相关法律和儿童最佳利益为原则的基础上，综合考虑各方抚养意愿、经济条件和生活水平等因素，做出最符合子代利益的判决。

4. 收养　有些同性伴侣会选择收养的方式来获得子女，同性伴侣收养子女可能存在两种情况，一种通过跨国代孕获得子女后再对代孕所生子女进行收养，第二种是以个人名义对无任何血缘关系的儿童进行收养，子女的抚养权应该是属于收养者。在瑞士，同性伴侣收养对方的子女或非婚同居的伴侣收养对方子女，均要求共同生活至少达到3年时间。我国《民法典》第一千一百零二条规定："无配偶者收养异性子女的，收养人与被收养人的年龄应当相差40周岁以上。"

伦理与社会问题分析

（一）同性伴侣共同养育子女的模式稳定性差

同性同居伴侣产生抚养权纠纷的本质可能是由于同性伴侣共同养育子女的模式稳定性差，同时也不受法律保护。在异性结合的家庭中，合法的婚姻是保障家庭稳定的基础。而对于同性同居伴侣共同生活而言，即便伴侣双方同居或自认婚姻关系，甚至出国注册婚姻，然而我国法律并不承认同性婚姻的合法性。由于没有法律的保障，可能出现因双方感情破裂就轻易分手且结束同居关系的情况。特别是那些共同养育子女的同性同居伴侣，其子女在面临抚养者关系破裂时所遭受的心理痛苦与异性家庭婚姻破裂是相似的，不稳定的生活方式可能对其生活和成长也会造成较大的影响。

此外，部分同性同居伴侣在生育子女时更倾向于使用同一人精子孕育后代，这样后代之间还存在兄弟姐妹关系。研究表明，家庭环境因素是兄弟姐妹关系的重要影响因素之一，婚姻关系对兄弟姐妹关系起着重要的作用，也决定了家庭生活的质量和儿童的发展。在同性同居伴侣感情破裂后，如果多个子女均由一人抚养，可能会因某个子女与自己之间并无血缘关系而差别对待。研究表明，差别对待可能会使兄弟姐妹关系的亲密度降低。如果多个子女由伴侣两人分别抚养，则可能造成兄弟姐妹关系的疏离。父母婚姻关系的美满程度很大程度上会影响兄弟姐妹之间产生嫉妒和冲突的可能性。因此，同性同居伴侣关系的稳定性是其子女健康发展的前提。

（二）社会舆论对同性伴侣及子代的可能影响

同性同居伴侣由于其生活模式的特殊性，以及社会对同性同居伴侣的接受度较低，在实际生活中，同性同居伴侣及子代可能会遭受社会舆论的压力或他人的歧视与污名化。在实际生活中，也有部分收入及社会地位都较高的同性伴侣，会借助社会经济地位的优势，为子女创造一个更易控制和相对安全的成长环境，如就读于私立学校或请家庭教师等，来促进子女的社会适应，帮助子女健康成长。

此外，社会舆论可能对同性同居伴侣及子代的隐私权都造成一定侵犯。在我国，同性伴侣共同生活并不十分常见，这种特殊的同居模式和同性伴侣的身份可能会引起较多的关注与争议，可能造成同性伴侣个人身份信息泄露，严重者可能会遭受反同性家庭者的骚扰与攻击，对个人的隐私权和生命安全都是极大的伤害。有学者认为，隐私利益属于人格利益，主要体现在人格尊严和人身自由方面，也是民法价值的重要体现。对同性同居伴侣及子代隐私权的侵害其实是对其人格利益的侵害。此外，由于部分同性伴侣的生育方式是采用辅助生殖技术获得子女，有些同性同居伴侣会前往允许他们使用辅助生殖技术的国家实现生育，但也有些同性同居伴侣不顾我国法律的限制，选择非法机构使用辅助生殖技术助孕。在这种情况下，可能存在同性同居伴侣个人和子代信息泄露，隐私权受到侵害的风险。

（三）同性同居伴侣子代对出生方式的知情权与家长回避间的冲突

在部分同性伴侣使用辅助生殖技术生育子女后，子女会同时拥有两个父亲或两个母亲。此种生活模式在子女年幼时可能并不会觉得与其他家庭有不同，但随着子女的成长，逐渐进入社会环境后，对比传统的异性结合的家庭，会感受到自己生活环境的特殊性，从而对自己的出生存在一定的困惑。而有些同性同居伴侣出于对子女情感的保护和家长主义，并不会告诉子代家庭情况和出生方式，甚至可能会以善意的谎言来回应子代的疑惑。无论是异性结合家庭还是同性伴侣共同生活，使用辅助生殖技术孕育子女的父母通常会对子女的出生方式有所隐瞒。研究表明，女同性伴侣出于对子女知道真相后的担忧，很少讲述怀孕的过程，但也有部分同性同居伴侣愿意对子女开诚布公地交谈子女的来历。家长的回避做法会影响子代对自己出生方式的知情，伴随的困惑也可能会对子代的身心健康发展产生一定影响。

（四）抚养权认定中子女的自主选择权与有利原则之间的冲突

通常情况下，在一些离婚案件的抚养权判决中，理论上应该尊重子女的自主选择，且在《民法典》中也有相应规定："子女已满8周岁的，应当尊重其真实意愿"。但在实践中，由于考虑到儿童是不具有完全民事行为能力的个体，因此，存在法律制定者和执法者从成年人的角度来衡量和决策最有利于子代的判决情况，而子女的意见仅作为参考。特别是已满8周岁的子女，在日常生活中家长对自己成长过程的付出与照料有较多发言权，此类情况在同性伴侣子女抚养权纠纷的案例中也可能会出现，如在上述同性同居伴侣子女抚养权纠纷中，大提和小美一起照料女儿，对女儿的付出与陪伴时间都比较长，女儿对双方的依赖程度也很深，在这种情况下，子女的自主选择相对于经济条件的有利而言更为重要。因此，在判决过程中，应该处理好子女的自主选择与有利原则之间的冲突，多因素综合考虑后做出最终判决。

思考与探讨

（一）将儿童利益最大化作为抚养权认定的首要原则

虽然儿童最佳利益原则在世界范围内都是儿童事务处理的首要原则，但因并无确定的标准和具体的规定，在不同国家和社会，对儿童最大利益原则的评判标准不一。由于考虑到儿童是不具有完全民事行为能力的个体，在判决中存在法律制定者和执法者从成年人的角度来衡量和决策的情况，子女的意见仅作为参考。并且在我国离婚抚养权案件的判定中执法者更看重父母的经济条件，容易忽略个人品质、养育付出的时间精力和责任心等因素。虽然在本案中法院认为，女儿由小美孕育分娩，出生后一直由小美照顾，现未满周岁仍需母乳喂养，由小美继续抚养符合法律规定且有利于女儿的健康成长。但实际生活中伴侣双方对子女的养育付出程度并不能以母乳喂养者付出的多来进行判断。

此外，在认定同性同居伴侣子女抚养权的归属时可参考《民法典》中对离婚夫妇抚养权的相关规定，在子女不满2周岁前，由母亲直接抚养。但在同性伴侣的案例中，子女可能既有基因母亲又有分娩母亲，对母亲直接抚养的界定较为模糊。由于在子女出生后的一定时间内可能需要分娩母亲进行母乳喂养与照料，对不满2周岁的子女，考虑将抚养权给予分娩母亲。除年龄因素外，也应将子女之间的兄弟姐妹关系和感情作为考虑因素之一，不应为了考虑同性伴侣的权益而强行拆散兄弟姐妹，应当充分思考未成年子女成长过程中的各项因素，按照最有利于未成年子女身心健康成长的原则进行判决。

（二）保护同性伴侣子代权益

目前我国虽不承认同性婚姻的合法性，但对同性伴侣之间共同决定同居生活并不禁止。由于同性同居伴侣家庭因无法律保护而造成家庭稳定性较差，有学者建议通过设立民事伴侣制度，形成相对稳定的共同生活关系，来维护同性伴侣间的权益，必要时也可及时得到法律救济。虽然民事伴侣制度在权利与义务方面类似于婚姻，但可能引发法律纠纷，相比之下，对同性同居伴侣共同生活的尊重和对其子代相关权益的保障更为重要。对于同性同居伴侣子代的权益保护，可以从同性伴侣个人的生育需求与社会对同性伴侣子代权益的平等对待两方面进行考量。同性伴侣共同生活由于其不稳定性，可能会对子代的发展和兄弟姐妹关系的培养产生一定的不良影响。因此，同性伴侣在有生育需求时应该充分考虑对子代的可能影响及国家的相关法律法规，不能仅为了满足个人的生育愿望。此外，对已经出生的同性同居伴侣的子女，要充分认可其法律地位，并且从医疗、生活、教育等多方面给予他们与婚生子女一样的公平对待，保障其各项基本权利。

（三）尊重与保护同性同居伴侣子代的自主性

尊重自主性原则是现代生命伦理学的核心原则，尊重一个人的自主性就是尊重这个人本身。自主的内容包括知情同意原则、隐私权和保密。在同性同居伴侣共同养育子女的过程中，要注意同性伴侣个人及子代出生信息的保密，而同性伴侣子代对出生的知情权方面，奥地利生殖医疗法规定，对以辅助生殖技术的方式出生的后代，其年满14岁时，可以取得精子捐赠者的资料。而国外绝大部分国家认为，后代基因来源的知情权行使主体应当是年满18周岁的借助配子捐赠而出生的后代。同性伴侣也可参考上述做法，考虑在子代成年之际告知子代事实，尊重其知情权。在同性伴侣子女抚养权的认定方面，也应认真听取子女本人的意见，特别是针对已满8周岁的子女，应充分落实其自主选择的权利，不应仅以家长一方的经济条件对子女有利而忽略子代的自主选择。综上所述，尊重与保护同性同居伴侣子代的自主性，对共同养育子女起重要作用。

（四）对未获得抚养权者的抚养义务的考虑

通过“互惠体外受精”方式生育的同性伴侣，双方均与所生子女之间存在亲权，如果一方未获得抚养权，并不当然失去对子女的亲权和相应的抚养义务。可以结合双方的实际情况和考虑双方对子女的情感需求，对于未获得抚养权者如何履行抚养义务，最好由双方协商出对子女成长最有利的方案。如果一方要求未获得抚养权者对子女履行抚养义务，或者未获得抚养权者要求对子女成长提供一定的经济帮助并一定程度参与子女的成长过程，都应该得到支持，并以结合子女的意愿考虑以合理的方式履行，以更有利于子女成长为前提，同时也使未获得抚养权者也能有参与子女成长过程的付出感与满足感。

结　语

随着医学技术的不断发展与进步，辅助生殖技术的应用已不仅仅局限于不孕不育的夫妻，而扩展至更多因自身因素或婚姻状态等情况影响的人群。同性同居伴侣共同生活并且养育子女是一种新型的共同生活模式。我国法律既不认可同性同居关系，也不认可同性婚姻，也禁止向不符合国家生育规定的夫妇和单身妇女提供人类辅助生殖技术，但每个人从出生时起都享有自然人的相应权利，非婚生子女也享有与婚生子女同等的权利。虽然在我国同性同居伴侣共同生育子女的情况很少见，但这种新型的共同生活模式在实践中已经存在，并且带来的不仅是法律问题，还有伦理与社会问题，需要人们更多地思考与探讨。因此，对于此类案件，我国需要有具有一定指导性的审判或相关法律作为未来类似案件的判决依据。而对于那些未能在法律许可的框架内实施辅助生殖技术者，相应行为及后果将有可能无法受到现有法律的保护，并且可能付出更大的代价。

（睢素利　古丽丹娜·吐尔逊）

参考文献

[1] 柴潇蕾．谁才是孩子的妈妈？福建首例同性伴侣抚养权纠纷案，法院判决来了［EB/OL］.（2020-09-12）［2021-10-25］．https：//baijiahao.baidu.com/s?id=1677596041542014841&wfr=spider&for=pc.

[2] 陈斌斌，赵语，韩雯，等．手足之情：同胞关系的类型、影响因素及对儿童发展的作用机制［J］．心理科学进展，2017（12）：162-172.

[3] 贾长旺．我国同性恋群体人身权益保护问题研究［D］．中国人民公安大学，2021：49.

[4] 雷春红．论离婚后未成年子女抚养探望规定的缺失与修正：以儿童最大利益原则为切入点［J］．时代法学，2020，18（5）：77-85.

[5] 李晓珊．论配子捐赠辅助生殖后代的基因来源知情权［J］．东方法学，2020（6）：134-147.

[6] 刘欢．同性婚姻代孕子女监护权认定研究［D］．西南科技大学，2019：10.

[7] 南希·列文，周云水．同性恋的婚姻、生育和亲属制度［J］．思想战线，2010，36（1）：35-40.

[8] 邱仁宗．生命伦理学［M］．中国人民大学出版社，2009.

[9] 汪金兰，孟晓丽．《民法典》中亲子关系确认制度的构建［J］．安徽大学学报（哲学社会科学版），2020，44（1）：126-135.

[10] 杨立新．同性同居者与其所生子女的亲子关系认定：依照《民法典》规定的亲子关系规则之解读［J］．河北法学，2021（9）：2-18.

[11] 于文凯．全国首例同性伴侣争抚养权案宣判［EB/OL］.（2020-09-11）［2021-10-25］．https：//www.guancha.cn/politics/2020_09_11_564811.shtml.

[12] 张璐．何为私密信息？：基于《民法典》隐私权与个人信息保护交叉部分的探讨［J］．甘肃政法大学学报，2021（1）：86-100.

[13] 张小莲．看不到孩子的妈妈：首例同性伴侣抚养权争夺案始末［EB/OL］.（2020-06-09）［2021-10-27］．https：//www.thepaper.cn/newsDetail_forward_7759345.

[14] 赵凯迪．女子起诉同性伴侣争夺子女抚养权，对方提出管辖权异议［EB/OL］.（2020-04-27）［2021-10-27］．https：//baijiahao.baidu.com/s?id=1665117154861116061&wfr=spider&for=pc.

[15] MARINA S，MARINA D，MARINA F，et al．Sharing motherhood：biological lesbian co-mothers，a new IVF indication［J］．Narnia，2010，25（4）：938-941.

[16] ROZEMARIJN JEANNIN，KARLA VAN LEEUWEN．Associations Between Direct and Indirect Perceptions of Parental Differential Treatment and Child Socio-Emotional Adaptation［J］．Journal of Child and Family Studies，2015，24（6）：1838-1855.

[17] VOLLING BRENDA L，MCELWAIN NANCY L，MILLER ALISON L．Emotion regulation in context：the jealousy complex between young siblings and its relations with child and family characteristics［J］．Child Development，2002，73（2）：581-600.

同居男女代孕生子亲子关系争议案

——代孕子女与“委托母亲”的亲子关系及医院出具医学证明文书的审慎核实义务

案情回顾

本案原告为未成年人小王，其法定代理人为王某，被告为沈某。2015年9月17日、2016年1月12日，沈某、王某作为委托方（甲方）分别与代理方（乙方）俞某签订《试管婴儿包成功代孕协议》，主要内容为“乙方安排代孕妈妈，怀孕方式为试管婴儿代孕，至精子供应方（甲方）的一个婴儿顺利生产，协议有效期为30个月”。2016年12月8日，小王在医院出生，该院2016年12月10日开具的《出生医学证明》显示：母亲姓名沈某，父亲姓名王某。经某司法鉴定有限公司鉴定，王某系小王的生物学父亲。现原告小王诉至法院要求判决原告小王与被告沈某不存在亲子关系。

另查，医院产妇分娩及产检记录显示，产妇姓名沈某，血型O型，已婚未育，身高158cm，分娩方式为子宫下段剖宫产术。庭审中，被告沈某自认血型B型，与病历记录记载的产妇身高、生育史等信息不符。2019年6月10日，医院在原来的记录上更正了产妇血型。

一审法院经审理认为，被告沈某主张自己为原告小王的妈妈，但从“代孕协议”来看，沈某、王某分别作为委托方，并接受代理方安排代孕妈妈，其中没有言明由沈某自行代孕这一事实。从孕妇产检和分娩记录反映，产妇姓名虽登记为沈某，但血型、身高、生育史等基本信息均与被告沈某不符，且原告父亲与被告沈某虽存在特殊的男女关系，但最终未转变为合法的婚姻关系。最终一审法院判原告小王与被告沈某不存在亲子关系。二审法院维持了一审判决。

法律问题分析

（一）法律上亲子关系的认定问题

亲子关系即父母子女关系，包含父母与其亲生子女、养子女或继子女的关系，而父母与其亲生子女是最近的直系血亲。夫妻在不能自然生育的情况下，可选择人工生育的方式生育子女，但必须符合国家相关法律法规的规定。在本案中，小王父亲王某与沈某虽存在特殊的男女关系，但最终未转变为合法的婚姻关系，双方私下进行人工生育，本身就属于法律法规明令禁止的行为，同时也违反公序良俗的原则。沈某与小王没有血缘关系，王某虽然为小王的生父，但在沈某与王某之间不存在婚姻关系的情况下缺乏沈某与小王产生亲子关系的身份关系基础。

小王系其父亲王某自行提供精子，由非法中介供卵，利用试管婴儿技术，通过找代孕母亲孕育所生，沈某虽然和王某一起作为委托方，但沈某没有供卵，因此，小王与沈某没有生物学上的血缘关系。沈某主张自己为小王的分娩妈妈，但从“代孕协议”来看，沈某、王某一起作为委托方，并接受代理方安排代孕妈妈，结合法院审理过程中查明的分娩母亲的实际情况与被告沈某的信息并不相符，也就是说无法证明小王是由沈某代孕所生的事实。沈某主张自己为小王的“分娩母亲”，主要依据为相关医疗记录及《出生医学证明》所登记的均为沈某的身份信息，但医院的产前检查记录、入院记录及住院期间的检验报告中，产妇身高、生育史、血型信息均与沈某不符。沈某于2019年6月至医院对血型进行更正，亦无法证实2016年12月在医院生育小王的系沈某本人。根据沈某提供的在案证据，无法证明她系小王分娩母亲的事实，法院对其主张不予采信。可见，沈某虽然在庭审过程中出示了《出生医学证明》、微信聊天记录、家庭照片等证据，但这些证据都无法直接证明沈某是小王的分娩母亲。相反，法院查明的证据指向代孕母亲另有其人，故一审法院判决沈某和小王之间不存在法律上的亲子关系。二审法院在审理过程中，也强调小王和沈某之间没有血缘关系，沈某不是小王的基因母亲，此为既定客观事实；而沈某对主张是小王的分娩母亲举证不足，即使沈某去医院对血型进行了更正，也无法证实在医院生育的是沈某本人，故无法证明沈某主张是小王分娩母亲的事实。兼之沈某和小王的父亲王某并不是婚姻关系，故二审法院认可一审法院对事实的分析，以及对相关法律法规的理解适用，二审法院维持了一审法院的判决。

（二）代孕行为是我国行政规章中明令禁止的

代孕行为不符合我国当前国家卫生健康委员会行政规章的规定。《人类辅助生殖技术管理办法》第三条规定：“人类辅助生殖技术的应用应当在医疗机构中进行，以医疗为目的，并符合国家计划生育政策、伦理原则和有关法律规定。禁止以任何形式买卖配子、合子、胚胎。医疗机构和医务人员不得实施任何形式的代孕技术。”第二十二条规定：“开展人类辅助生殖技术的医疗机构违反本办法，有下列行为之一的，由省、自治区、直辖市人民政府卫生行政部门给予警告、3万元以下罚款，并给予有关责任人行政处分；构成犯罪的，依法追究刑事责任：（一）买卖配子、合子、胚胎的；（二）实施代孕技术的；（三）使用不具有《人类精子库批准证书》机构提供的精子的；（四）擅自进行性别选择的；（五）实施人类辅助生殖技术档案不健全的；（六）经指定技术评估机构检查技术质量不合格的；（七）其他违反本办法规定的行为。”《人类辅助生殖技术和人类精子库伦理原则》规定：“医务人员不得实施代孕技术。”可见，虽然我国代孕问题目前未能上升到法律位阶的层面来加以规制，但根据行政规章的多项规定，我国对代孕行为是明令禁止的，对非法代孕的行为是不予保护的。

（三）我国合法使用人类辅助生殖技术生育的问题

在本案中，王某称沈某为其公司员工，两人协商后将沈某身份信息填在小王的《出生医学证明》上，只是借用沈某的身份，而沈某称两人是同居关系，双方想要一个共同的孩子。经过法庭调查，二人并没有获得结婚证，不存在婚姻关系。根据《民法典》第一千零四十九条："要求结婚的男女双方应当亲自到婚姻登记机关申请结婚登记。符合本法规定的，予以登记，发给结婚证。完成结婚登记，即确立婚姻关系。未办理结婚登记的，应当补办登记。"因此，二人不存在婚姻关系，不能成为法律意义上的夫妻。而按照我国人类辅助生殖技术相关规定，接受人类辅助生殖技术的夫妇必须提供结婚证。卫生部2003年印发的《关于修订人类辅助生殖技术与人类精子库相关技术规范、基本标准和伦理原则的通知》（卫科教发〔2003〕176号）规定，开展人类辅助生殖技术的医疗机构在为不育夫妇治疗时，必须预先查验不育夫妇的身份证、结婚证和符合国家人口和计划生育法规和条例规定的生育证明原件，并保留其复印件备案。2016年，《国家卫生计生委关于简化人类辅助生殖技术治疗时生育证明查验程序的通知》（国卫妇幼函〔2016〕247号）规定，患者夫妇在医疗机构接受人类辅助生殖技术治疗时，不需要再提供生育证明，只需提供夫妇双方的身份证、结婚证，做出符合计划生育政策的书面承诺即可。

所以，根据我国法律规定，夫妻有权行使生育权，在自然生育不能的情况下，可选择使用辅助生殖技术生育的方式，但必须符合国家相关法律、法规的规定。小王父亲王某与沈某虽存在特殊的男女关系，但最终未转变为合法的婚姻关系，二人作为委托人通过非法中介机构委托他人代孕的行为也是属于法律法规明令禁止。

伦理问题分析与思考

（一）代孕问题的伦理思考

随着社会需求的增多，代孕行为已经逐渐走进了普通民众的视野，加之一些公众人物的负面新闻影响，现在代孕已经被很多群众熟知，为什么国家要出台规定来禁止代孕的行为呢？从社会伦理角度来看，中华民族传统观念认为只有真正生下孩子的人才是孩子的母亲，而代孕行为打破了这种社会传统意识；从公序良俗角度来看，委托方若以金钱购买代孕"服务"，是将代孕者当作"人类生产的工具""孵化器"，现实中也出现过一些贫困家庭因金钱利益逼迫家里女性出去当代孕机器的案例，且当代孕孩子有缺陷时往往会被遗弃，儿童权益亦无法保障；此外，任何国家的管理都需要法律与制度来进行规范与指引，在没有法律法规明确授权的情况下随意开展某项行为极易导致社会秩序的混乱。当前国家法律尚未放开代孕行为，何种机构、何种人随意开展代孕行为都与当前法律法规相冲突。出于对维护社会秩序的稳定，保证社会大众的合法权益的需要，国家确有必要对代孕行为加以禁止。

代孕行为带来的伦理问题也很多，如认定婴儿双亲身份存在困难。在实践中已出现代孕母亲怀胎十月，与孩子相处时间较长，感情基础较厚，子女对母亲依赖性较强，代孕母亲难舍子女而引发纠纷的情况；也有孩子缺陷出生后，雇主把孩子扔给代孕母亲的情况；代孕母亲的身份特殊，虽然现在实践过程中，已经将分娩母亲认定为法律意义上的母亲，但从伦理角度仍伴有很多争议，也极易引发纠纷。此外，代孕行为也会破坏社会正常经营秩序。以代孕者的身体作为交易对象，不仅侵犯代孕者的人格尊严及合法权益，也会给孩子造成不良影响。因此，我国是不允许开展代孕的，避免打乱社会秩序，破坏公序良俗，带来法律和伦理上的风险。

尽管代孕行为在我国并不合法，但基于存在的一些不育合法夫妻的需求，代孕确实也是解决问题的方式之一。代孕不仅涉及婚姻家庭关系，还涉及伦理道德等。如何对需求、法律、伦理进行平衡、规制、完善，使有需求的人真正能获益，使以此营利的人受到惩罚，是我们都面临的一个思考。

（二）对医院审慎核实义务的思考

在医疗实践中，医疗机构具有出具相应的医学证明文件的权利。同时，医务人员实施医疗、预防、保健措施，签署有关医学证明文件，必须亲自诊查、调查，并按照规定及时填写病历等医学文书，不得隐匿、伪造、篡改或者擅自销毁病历等医学文书及有关资料。法律也严格要求医疗机构不得出具虚假医学证明文件。《出生医学证明》是非常重要的医学证明文件，医疗机构有权利为在本医疗机构出生的婴儿开具《出生医学证明》，当然，医疗机构在出具《出生医学证明》时也要遵守相应的法律规定，要尽到审慎核实身份的义务，切实做到对产妇身份的核实，提供信息真实准确的《出生医学证明》。

根据本案审理中法院查明的事实，该案所涉医院在产妇产检、分娩过程中对产妇未尽到审慎核实身份的义务。相关医疗记录及《出生医学证明》所登记的均为沈某的身份信息。但在医院的产前检查记录、入院记录和住院期间的检验报告中，产妇身高、生育史、血型信息均与沈某不符。并且事后在未核查追责情况下又草率更正产妇基本信息。由于医院方疏于管理和监督，对产妇提供的记录在病历资料中的身高、生育史、血型信息和医院在产妇就医过程中采集到的产妇本人的信息没有做到审慎核实，出具了信息错误的《出生医学证明》，让非法代孕中介有可乘之机，也在一定程度上扰乱了医疗行业秩序，造成不良的社会及法律后果。

为避免类似事件再次发生，促进医疗行业规范有序发展，法院向该医院提出五点司法建议。

1. *规范《出生医学证明》办理流程*　根据《中华人民共和国母婴保健法》规定，《出生医学证明》由出生医院签发，是证明婴儿出生状态、血亲关系及申报国籍、户籍取得公民身份的法定医学证明，是证明婴儿最初身份的唯一依据，更改、补正手续严格，故要求具有相应的公信力，因此，医院出具时更须谨慎，须设专人分别管理《出生医学证明》和《出生医学证明》专用章，严禁任何单位和个人伪造、变造、倒卖、转让、出借、私自涂改或使用非法印制的《出生医学证明》。建议设立产妇基本信息数据库，签发时严格审核婴儿父亲、母亲提供的有效身份证明及其他相应证件，做到母亲信息与数据库信息匹配。

2. 规范医疗行业制度建设　应当要求产妇就诊时，出示有效身份证明，实名就诊，挂号、就医每个环节医护人员务必进行审查，核查登记代表产妇身份识别唯一性的实名信息，将包括产妇姓名、身份证号、医保号、身高、体重、血型、病史、生育史等基本信息纳入产妇信息数据库，与产妇所在地居委会或者建立孕妇联系卡（小卡）的相关医院建立有效沟通机制，借助大数据手段，尽可能避免借名建卡的情况。

3. 建立完善管理监督机制　建立、健全行之有效的长效管理监督机制，完善管理监督制度，优化监督流程。统一印制、发放、管理《出生医学证明》，各医疗保健机构应根据出生数订购《出生医学证明》，按规定做好《出生医学证明》的编码登记、保管、发放工作，在挂号、分诊、就医等各个环节，做到分工明确，专人专项管理，事后定期核查《出生医学证明》使用情况，加强发证管理的质控和督导工作，不断完善定期检查、定期报告及责任考核等工作。

4. 加强法制宣传、释明法律责任　可通过签署风险告知书，或者以公示等形式告知患者，严禁使用他人有效身份证明或医保卡挂号、就诊，一经发现医保卡基本信息与产妇真实身份不符，医院有权终止接诊，由此产生的一切不良后果由患者及家属自行承担。

5. 明确责任追究机制　建立完善的医疗机构和医护人员信用体系管理，发生问题责任到人。医护人员如发现就诊人员身份不明等违法行为，须及时汇报，若故意、重大过错不报、误报，应追究有关人员责任。任何单位和个人伪造、倒卖、转让、外借、擅自调拨、私自涂改或使用非法印制的《出生医学证明》，出具虚假证明的，将依法查处，构成犯罪的，追究刑事责任。

该医院收到司法建议后十分重视，已经组织相关部门和专家进行讨论，针对孕产全过程进行仔细梳理，在此基础上制定了相关的整改措施，并将改进情况答复给法院："①在初诊建卡、办理住院、分娩期间、申领出生证明等各个环节，设计更加严谨和缜密的核对流程。②联系辖区卫健委，针对代孕事件进行调查。③将对孕产妇施行精准身份识别（如指纹、虹膜），防止恶意替代就诊，杜绝非法代孕行为。"

医疗机构作为提供医疗服务的单位，在应用辅助生殖技术的同时应该严格遵守相应的法律法规。医院不仅要做到在技术上精湛，更要从法律、伦理上严守底线，并加强监管。目前我国明令禁止非法代孕，有关部门也会严肃查处任何非法实施人工辅助生殖技术的医疗机构和医务人员。针对该案件暴露出来的医疗机构在为新生儿出具《出生医学证明》中在办理流程、规范制度建设和管理监督上存在的问题，法院给出有建设性和针对性的司法建议。这些司法建议对于所有的医疗机构在出具相关医学证明文书的制度完善和监督管理上都有实质性的指导意义。并且，针对本案暴露出的医疗实践中冒用他人身份就医的情况，法院的司法建议也给予了加强法制宣传、释明法律责任和明确责任追究机制等非常具有实践操作性的建议。这些建议的落实可以有效地防止实践中使用他人有效身份证明或医保卡挂号、就诊等行为。

结　语

对于代孕能否放开的问题，部分人认为，当今社会存在很多失独家庭，孩子去世以后，父母都希望能够有后代予以延续血脉，对于此种情况，我们应当予以同情与理解，但这并不等同于在法律没有明确规定的情况下就支持其代孕诉求。社会中的每个人都会有利益需求，满足个人利益需求的前提是个人利益应当符合国家利益与社会公共利益，这也体现了一个国家应当有民主，也应当有集中与统一。部分人认为，在国家放开二胎、三胎决策之后，立法机关在决定修订《计划生育法》时曾计划加进禁止代孕的条款，但在最后通过的修正案中删除了这一条款，没有做出代孕违法的法律规定。立法机关对于完全禁止代孕持审慎态度。虽然立法机关在修订法案时最终删除了该条款，且辅助生殖技术的应用有越来越广泛的趋势，实践中对于代孕也有一些合理的需求，但由于涉及错综复杂的法理和伦理问题尚未厘清，目前还不具备有限放开代孕的条件。立法机关删除法律层面禁止性条款并不意味着当前就可以开展代孕行为，只是在未来法律完善、伦理问题解决、技术条件成熟、人文素质提高的情况下，立法机关可能会进一步进行理论探究和立法调研，进一步研究是否进行规制或者存在有限放开代孕行为的可能。

（韩　茵　岳　靓　睢素利）

参 考 文 献

[1] 江苏省高级人民法院民一庭课题组. 法律与伦理互动背景下代孕法律问题研究 [J]. 人民司法，2020（34）：77-83，87.

[2] 刘长秋. 有限开放代孕之法理批判与我国代孕规制的法律选择 [J]. 法治研究，2016（3）：140-147.

[3] 谭季春，董萌，李萍萍. 辅助生殖技术常见的伦理问题及管理 [J]. 山东大学学报（医学版），2019，57（10）：60-66.

[4] 吴婷. 国内代孕主题研究的现状及其阶段性发展动态：基于中国知网收录中文期刊（1979—2020）的量化图谱分析 [J]. 东南大学学报（哲学社会科学版），2021，23（S1）：76-82.

[5] 颜培森，吕叶. 关于我国代孕合法性问题的思考 [J]. 法制与社会，2021（15）：27-28，42.

[6] 杨立新. 适当放开代孕禁止与满足合法代孕正当要求：对“全国首例人体冷冻胚胎权属纠纷案”后续法律问题的探讨 [J]. 法律适用，2016（7）：38-42.

[7] 张尊月，王昆华，唐莉，等. 人类辅助生殖技术的伦理思考 [J]. 医学争鸣，2019，10（6）：38-41.

[8] 祝瑾，饶伟. 对我国代孕问题法律规制的思考 [J]. 医学与法学，2021，13（2）：57-61.

夫妻离婚后代孕出生子女亲子关系确认案

——代孕所生子女的亲子关系和法律地位

案情回顾

2021年5月，某县人民法院受理了一起特殊的亲子关系纠纷案。原告章某（女）和被告莫某（男）曾于1989年开始同居生活，其间章某分别在1990年、1992年生下两个儿子。1994年其长子不幸离世。2009年章某和莫某在县民政局登记结婚。2017年次子又不幸离世。同时，由于2015年章某因病进行了子宫切除手术，想要再次生育已不可能。后经莫某和章某二人协商，希望自己分别提供精子、卵子，并通过代孕的方式进行生育。2018年4月5日二人协商后以莫某的名义与代孕中介钱某签订了《试管婴儿代孕生男孩委托协议》。协议主要内容：①本协议的精子和卵子提供方为甲方（莫某）指定，代孕方是乙方（钱某）安排的代孕母。②怀孕方式为供卵试管婴儿代孕。2019年5月章某和莫某二人因感情不和，协议离婚，离婚协议书中有关试管婴儿的问题双方做出如下约定：离婚后，男方做试管婴儿及生儿育女，女方不得干涉。离婚时代孕的试管婴儿尚未出生。2019年10月，试管婴儿小莫出生，莫某将小莫接回家中并由聘请的保姆抚养照顾。其间章某数次提出抚养、探视小莫的要求，均被莫某以“孩子非章某亲生为由”拒绝。2020年8月，章某就小莫的抚养权事宜向法院提起诉讼，要求变更抚养关系，法院判决驳回了章某的诉请。2021年5月，章某再次以确认亲子关系为由将莫某告上法庭，并提出诉求：依法确认原告与小莫具有亲子关系；判令被告承担本案诉讼费用。

法庭审理期间，双方依法提交了相关证据并进行了质证。双方一致陈述，代孕所需精子由被告莫某提供、所需卵子由原告章某提供，代孕母亲系钱某安排，具体身份原、被告均不知晓。原告认为，因原告无法生育，且亲生儿子均已去世，原、被告协商在婚姻存续期间通过代孕方式生育一子小莫，现被告否认原告章某与小莫之间的亲子关系，阻碍原告行使亲权，故原告依法提起诉讼，要求通过鉴定方式确认原告与小莫存在亲子关系。而被告莫某辩称，原告诉称的事实属实，但原、被告在协议离婚过程中，已明确约定离婚后男方做试管婴儿及生儿育女，女方不得干涉，请求驳回原告章某的诉讼请求。

法院认为，本案的核心问题是代孕子女的亲子关系及其法律地位的认定。根据在案证据和双方当事人的一致陈述，可以证实原、被告因两子去世，二人共同商议以代孕方式生育子女，双方具有以代孕方式拥有自己子女的共同意愿，且代孕母亲现在身份不明。因此，依照《民法典》第一千零七十三条第一款的规定，法院最终判决原告章某系小莫的生物学母亲，双方存在亲子关系。

代孕亲子关系确认的法律问题分析

（一）代孕协议在我国属于无效合同

《人类辅助生殖技术管理办法》第三条明确规定："人类辅助生殖技术的应用应当在医疗机构中进行，以医疗为目的，并符合国家计划生育政策、伦理原则和有关法律规定。禁止以任何形式买卖配子、合子、胚胎。医疗机构和医务人员不得实施任何形式的代孕技术。"但在巨大的市场需求下，国内的非法代孕行为越来越猖獗，甚至已经发展出较为成熟的商业化模式，各大代孕中介甚至推出了多种类型的代孕服务套餐，以及不同等级、不同标价的卵子、精子、受精卵等供委托方选择。

按照分娩母亲与子女之间是否有基因关联，代孕的模式可分为完全代孕和局部代孕。完全代孕指代孕子女与分娩母亲无基因关联。分娩母亲仅以自身子宫作为载体，植入胚胎进行妊娠和分娩。植入的胚胎可分为3类：委托方双方生殖细胞结合形成的胚胎、委托方中一方提供的生殖细胞与捐献的生殖细胞结合形成的胚胎，以及捐献的胚胎（即与委托方无基因关联）。部分代孕又称基因代孕，即代孕子女与分娩母亲有基因关联。分娩母亲提供卵细胞，精子可以来源于委托方丈夫或捐赠者。相对于完全代孕，部分代孕更容易引起伦理与法律上的争议。

通常，签订代孕协议是委托方和代孕中介进行代孕活动的前提，双方需要就代孕的方式、时间期限、报酬等事项在代孕协议中予以明确。该协议在本质上属于双务有偿合同，是双方平等民事主体之间缔结的具有权利义务的契约。虽然我国尊重民事主体的自由意志，给予合同双方在合同标的、履行方式、权利义务上的约定自由，但这种自由不应该伤害他人的利益，不应该脱离法律法规的约束。同时，在法律法规没有明确规定时，合同约定的内容更不应该与社会公序良俗的基本原则相背离。《民法典》第一百五十三条规定："违反法律、行政法规的强制性规定的民事法律行为无效……违背公序良俗的民事法律行为无效。"而代孕之所以饱受争议，与其打破了人类繁衍过程中传统的"一父一母，十月怀胎"的生育方式密不可分，带来的包括亲子关系确认、女性生育器官商品化等一系列社会问题也使代孕难以被公序良俗所接受。

在莫某与中介钱某就代孕服务签订的代孕协议中，明确钱某的义务为有偿向莫某提供代孕母亲并利用莫某指定的精子和卵子完成孕育产子的过程，公然将代孕行为商业化，不仅违反了《人类辅助生殖技术管理办法》中的有关规定，也违背了社会的公序良俗（之后抚养权的争议、亲权的难辨都由此产生）。因此，该协议本身是无效的。

在我国司法审判的实践中，代孕协议无效这一基本原则已得到共识。2017年深圳某区人民法院审理的一桩“海外代孕失败要求中介返还费用”的案件中，法官便认定委托人与代孕中介签订的代孕协议无效，并依据合同无效的处理规则，认定委托人与代孕中介对合同无效均存在过错，同时支持了因合同无效而返还已取得财产的诉求。无独有偶，2020年北京市某区人民法院在审理一桩委托人与代孕中介的合同纠纷中，同样认定了“代孕合同无效”并做出类似的判决。

（二）有关代孕亲子关系确认的主要理论

代孕协议虽无效，但基于代孕协议的履行而出生的孩子却是无法“被撤销”的事实。代孕出生的孩子同样自脱离母体起便成为独立的法律个体，理所应当享有与其他民事法律主体同等的生命健康权、人格权及其他民事权利。自然，代孕子女也应公平公正地获得对自身最有利的被扶养的权利。目前各个国家虽然对待代孕行为和代孕协议的法律规定有所不同，但都不可避免要面对代孕亲子关系确认的法律和伦理问题。

德国1989年的《收养介绍法》中规定了禁止从事代孕的中介行为，明确禁止居间介绍代孕的行为及以代孕中介为目的的广告及宣传。在1991年颁布施行的《胚胎保护法》，明确代孕行为属于滥用生殖技术，间接表达德国法律对代孕行为的禁止态度。《德国民法典》第一千五百九十一条规定了“分娩者为母”的原则，即代孕母亲为代孕子女的亲生母亲，无论是否存在遗传学上的关系。关于代孕子女的父亲，如代孕母亲已婚，则其合法丈夫为孩子的法定父亲；如未婚或者离异，则代孕子女的父亲为认领者或者司法判决中的认定者。但出于对代孕子女自身利益的保护，允许有意向的父母通过收养的方式，确认亲子关系。《收养保护法》对代孕子女的收养程序做出了相应的规定。

美国因其独特的司法环境，各州法律对代孕行为的法律评价不尽相同。美国加利福尼亚、佛罗里达、弗吉尼亚等10多个州以立法或判例等法律形式确认代孕协议的合法性，亦有哥伦比亚特区、北达科他、亚利桑那等近10个州以立法或判例等法律形式禁止代孕或否认代孕协议具有可执行性，还有部分州在法律上未对代孕的一般法律后果表明立场，这其中几个州认定有偿协议无效，不具有可执行性。即便对代孕协议持相同态度的州，具体的司法结论也存在一定的差异。在承认代孕协议合法的州，普遍以意向母亲为法定母亲，委托代孕方自代孕子女出生自然确立亲子关系，无须向有关行政管理机关出示基因证据以证明。否认代孕协议合法性的州则普遍认同“分娩者为母亲”的原则，确定代孕母亲作为代孕子女的法定母亲。代孕协议虽无效，但部分州在代孕母亲放弃亲权的前提下，允许委托代孕方仍可通过收养程序实现亲权转移。

英国1985年颁布的《代孕协议法》承认了自愿性无偿代孕行为的合法有效，但不承认代孕商业化行为的合法性。1990年颁布的《人类受精与胚胎学法》进一步规范了代孕相关的实验行为，确定了代孕子女法律上的父母。该法案坚持“分娩者为母”的标准，规定怀孕、分娩者或将精子、卵子植入其体内的任何妇女（包括代孕者）是子女唯一法律母亲；当胚胎、受精卵、精子或卵子植入妇女体内时，该妇女处在婚姻关系中，即使植入其体内的胚胎、精子或卵子不是其配偶提供的，孩子仍推定为其配偶的婚生子女，除非他能够证明该植入行为未征得他的同意，并且在孩子出生后6个月内提出否认之诉。依据上述规定，即便委托人与代孕子女之间存在血缘关系，也不能单凭代孕协议自动取得法律父母的身份，必须在代孕子女出生后的6个月内向法院申请，通过收养程序成为代孕子女的法律父母。

乌克兰是欧洲为数较少的允许商业代孕的国家之一。乌克兰立法除对代孕母亲要求身体健康，且曾经生育过孩子，此外并无其他过多的要求。乌克兰存在大量的代孕诊所，并以此为卖点。代孕子女亲子关系认定方面，乌克兰法律认定提供胚胎基因的双方合法成为代孕子女法律上的父母。这也使代孕委托方更容易取得代孕子女的亲权，也是许多国家的不孕夫妇选择乌克兰代孕的主要原因。

由上可知，国际上针对代孕亲子关系确认的问题大致可以分为4种常见理论：①契约说。即认可代孕协议的有效性，代孕委托方基于代孕协议取得代孕子女的亲权。契约说体现的是私法自治的法律精神，但在身份法中私法自治向来有严格的限制，即便在代孕合法化的国家，亦需专门立法予以规制。同时，基于契约产生的亲权属于人身权，如发生违约的情况，人身权的认定又带来了新的问题。②基因说。即遗传学上的父母为法定父母，如乌克兰。基因说虽然有天然的生物学基础，但单纯以生物学上的基因来认定亲子关系，缺乏社会学和心理学层面的支撑。同时，基因说无法处理胚胎来源于匿名捐献者的情形。③分娩说。分娩说指“谁分娩，谁为母亲”，最符合传统生育观念，十月怀胎、一朝分娩，胎儿在母亲体内孕育的过程也是最初与母亲建立情感联系的过程。从亲子关系认定的角度来看，分娩说也是在实际操作中最简单直接的。在分娩说理论下，一旦分娩母亲请求确认亲子关系和抚养权，法律将排除代孕协议的约定，保障分娩母亲取得亲权。因此，以分娩确定代孕亲子关系还能在一定程度上遏制商业代孕的发展。④儿童最大利益说。1989年《联合国儿童权利公约》第二条第一款规定，“关于儿童的一切行动……均应以儿童的最佳利益为首要考虑。”儿童最大利益说主张以儿童利益为核心，根据监护能力、情感联系、成长环境等因素来认定法律母亲，但面对复杂的代孕情况，有关最佳利益的判断难于把握，只能对个案进行具体分析。可以说，四种学说均有其可取之处，但又都存在一定程度的局限性。

（三）我国代孕亲子关系确认问题的司法现状

目前我国建立合法亲子关系的方式主要有2种，一是通过分娩事实建立，二是通过法律认可建立。通过分娩建立亲子关系，通常孩子与父母有着天然的血缘关系，建立亲子关系取决于生育的事实而非个人意愿。通过法律认可建立的亲子关系则是在法律明确规定下，通过做出一定的法律行为或履行法律手续而获得“后天”的亲子关系，如养父母与养子女、继父母与继子女等。而代孕产生的亲子关系则不属于其中的任何一种，就分娩母亲与子女的关系而言，分娩母亲不一定与代孕子女存在血缘关系，且分娩母亲通常没有抚养孩子的意愿；就代孕协议的委托父母而言，签订的代孕协议本身就是无效的，是不能受到法律保护和支持的；更有复杂的情况，代孕协议的委托方、精子和卵子的提供者、分娩母亲互不相同，使代孕子女的亲子关系变得十分复杂。

以往民事主体对亲子关系的异议，只能在抚养权、赡养权、继承权等具体争议诉讼中解决，但《民法典》的颁布实施填补了我国民事诉讼中亲子关系之诉的空白，新增第一千零七十三第一款明确规定，对亲子关系有异议且有正当理由的，父或母可以向人民法院提起诉讼，请求确认或者否认亲子关系。因此，由于代孕问题产生的亲子关系诉讼逐渐增多，也成为我国司法审判实践中的又一难题。

根据“法院不得拒绝裁判”的原则，既然代孕已成既定事实，法院应当尊重这一事实，并在法律框架内合理解决这一事实引发的法律纠纷。在实践中，法院审理此类案例时适用何种学说、保护何种利益关系，缺乏统一的标准。但大多数法官在审理时，均考虑分娩说和儿童利益最大化的原则（我国首例代孕子女监护权案的二审法院，就采用了分娩者为母的理论及儿童最大利益说理论）。分娩说符合传统民法中分娩者为母的认定原则，亦符合我国的文化传统及伦理观念，更与目前国家对代孕的禁止立场相一致；对于委托夫妻而言，养父母子女关系与法定的父母子女关系相比，具有不确定性和不稳定性，也违背其达成代孕协议的初衷。当然，针对个案还应当做出具体的分析。

结合本案的情况，虽然代孕协议本身是无效的，但可以认定原、被告双方最初具有以代孕方式拥有自己子女的共同意愿，虽然之后在试管婴儿正在孕育过程中，章某与莫某在离婚协议中约定“男方做试管婴儿及生儿育女，女方不得干涉”，只能认为章某当时没有抚养小莫的意愿，并不能否决小莫和章某之间存在基因联系；代孕母亲仅仅是按照代孕方的安排完成代孕这一行为，没有抚养所生育孩子的意愿和要求，加之身份不明，故分娩说在本案中不能适用；在排除分娩说在本案的适用后，综合基因说、儿童最大利益说、契约说三种学说的观点，应认定原告章某系小莫的生物学母亲，双方存在亲子关系。

我国司法实践对代孕子女亲子关系的认定一直在经历摸索中前进的过程。2010年湖南省某法院审理一起代孕亲子关系争议案件，提供精子和卵子的委托方将分娩母亲诉至法庭，要求支持委托父母对代孕子女的抚养权，而法院在认定代孕协议有效的基础上，最终判决支持了委托父母的诉求，并要求分娩母亲在一定期限内将孩子归还给委托父母。此判决一出，随即在当时引起了不少的争议，也曾被一些人认为是契约说战胜分娩说的有力证明，可这一判决本身与我国禁止代孕的形势是相违背的。这也是唯一的一例代孕协议被认定有效的判例，其后司法实践已经逐渐形成“代孕协议无效”的共识。契约说在我国已经基本被淘汰，在案件审判中，大多数法官都会以儿童最大利益说为考量，根据情况适当运用分娩说、基因说。2020年重庆市某法院审判一起分娩母亲请求确认代孕子女亲子关系并要求探视代孕子女的案件，否认了代孕协议的效力，确认了分娩母亲与代孕子女的亲子关系，但考虑到保护子女利益，暂没有支持分娩母亲对代孕子女进行探视。

（四）离婚协议中有关未出生代孕子女约定的效力

通常夫妻双方协议离婚时，有关孩子抚养及探望问题的约定，是协议中非常重要的部分。协议双方会对孩子在离婚后随哪方共同生活，以及不直接抚养孩子一方如何行使探望权等问题进行具体约定。一般来说，双方签订离婚协议时，孩子已出生，但在实践中也存在女方正值孕期，孩子尚未出生时，双方就自愿协议离婚的情形。子女尚未出生时，严格来说，不存在“抚养”的问题，因为此时抚养对象还没有现实存在。但孩子大概率还是会出生的，因此，抚养问题始终存在，查阅相关判例，也可以看到，很多夫妻在离婚协议中确实也对尚未出生孩子的抚养问题进行了约定，包括孩子出生后由哪方直接抚养、探望问题如何履行等，所涉及内容与孩子已出生情形的离婚协议内容基本相同，而《民法典》和《最高人民法院关于适用〈中华人民共和国民法典〉婚姻家庭编的解释（一）》中关于子女抚养相关问题的规定，一般均指向未成年子女，即只规定了已出生但未成年子女的抚养问题，并未对女方怀孕期间离婚的子女抚养问题进行任何规定。特别是当协议中的孩子为尚未出生的代孕子女时，情况就更为复杂。

我国法律对子女由谁抚养始终是围绕儿童利益最大化为中心。例如，若女方没有特殊情况（如重大疾病、遗弃、家暴等），不满2周岁的子女，法律规定应当由母亲直接抚养。已满2周岁子女抚养权的判定要根据父母双方哪方更有益于子女身心健康的原则来判定由谁抚养。满8周岁的子女，原则上要听取孩子意见，这些都是围绕子女利益最大化为中心的体现。虽然双方签订离婚协议系自愿，且协议内容为双方真实意思表示，并不违反法律强制性规定，但从法院对相关案例的判决中可以看出，离婚协议中关于孩子抚养问题的约定一般是无效的，法院会考虑保护孩子利益重新判定孩子抚养权的归属，而考虑哺乳喂养的需求，一般会支持孩子出生后跟随母亲生活。

离婚协议中关于未出生代孕子女的问题进行约定的情况则更为复杂。离婚中的女性通常不是受孕的主体，即胎儿仍在另一分娩母亲的体内。因此，离婚双方的协议内容实际上已涉及第三方，也正因为此时胎儿能否正常分娩并交由二人抚养还存在很多不确定因素，不宜认定该离婚协议中有关未出生代孕子女的约定有效。但代孕子女出生后认定亲子关系或判断抚养权归属时，离婚协议中的约定可以为双方是否具有抚养孩子的意愿提供参考。本案中原告章某在离婚协议中表示“男方做试管婴儿及生儿育女，女方不得干涉”，但此时章某实际上是明确他人正在孕育代孕胎儿及她本人为代孕胎儿提供了卵子这一事实，可以认定章某当时并不具有抚养小莫的意愿，因此，章某曾就小莫的抚养权事宜向法院提起诉讼，要求变更抚养关系时，法院综合考虑，依法判决驳回了章某的诉请。

可以看出，亲子关系的确认和抚养权的归属等问题在代孕生子领域都是虽然棘手但又不能回避的问题。因此，建议国家有关部门能够结合各种学说的优势，以“儿童利益最大化”和维护社会公序良俗为原则，尽快出台相关法律法规，明确代孕子女亲子关系的认定并明确抚养权、探视权等相关权利与义务，并在司法实践中不断完善此类案件的审判依据和审判路径。

代孕亲子关系涉及的伦理问题分析

（一）代孕产业化在我国仍存在伦理上的争议

代孕是“疏”还是“堵”，学者们对于代孕的态度，一直存在着不小的分歧。同时，完全禁止代孕行为还是有条件的允许代孕，也是这几年代孕话题争议的焦点。

1. *完全禁止代孕行为* 完全禁止代孕的支持者们以现实案例为依据，认为大量的代孕母亲没有得到公平对待，而是使女性的子宫和生育能力沦为代孕机构与代孕委托方交易的商品。尤其是部分女大学生缺乏对代孕的认知，为了眼前的经济利益从事代孕行为，殊不知怀孕产子的行为将对其今后的生活产生何种影响。为确保代孕的成功，代孕母亲往往会被限制自由，并对生活起居有一定的要求。代孕母亲虽为自愿参与，但却因此被长期限制人身自由，且不能按自己的意志中止妊娠。对于代孕机构和代孕委托方而言，代孕母亲并未参与到整个代孕交易之中，他们所交易的只是代孕母亲子宫的使用权，代孕母亲是谁并不重要。出售人体器官使用权的行为违背了传统道德理念，也违背了尊重人格权保护的时代要求。代孕母亲出租自己身体器官获取报酬，其本质与器官买卖、提供性服务非常相似，都是对人类尊严的挑战。而代孕子女面临的问题可能比代孕母亲还要多，作为降临到这个世界的小生命，它的母亲究竟是谁？它在“妈妈”的体内待了10个月，它已经熟悉了“妈妈”的体温、心跳，本应该是它最信任、依赖的人，却要在其出生后被动分离，被动来到“陌生”的父母身边长大成人，也因此可能会卷入多个家庭的感情纠纷中，法律也很难评价每一个家庭成员在这个复杂环境下扮演的角色。代孕子女的社会地位及对家庭关系的认知是否会出现障碍，我们是否应该重新定义人与人之间的关系，这都是需要面对的问题。

2. *有条件地允许代孕行为* 近些年来，随着关于代孕话题的不断深入及代孕纠纷事件的涌出，很多学者对待代孕并不再是一味拒绝，越来越多的人认为应当许可有条件的代孕行为，同时希望通过法律规范代孕行为。其理由主要有以下2点。

（1）人人拥有生育的权利和支配身体的自由。繁衍后代是人类与生俱来的天性，进入近现代社会以来，人们的这种需求开始逐渐地以法定权利的形式来获得法律的明确承认和保障，随着时代的进步而不断地充实和丰富其内容。1968年的《德黑兰宣言》第一次公开承认生育权为法定的权利，并且将其作为基本的人权之一。我国的《计划生育法》《妇女权益保护法》中也规定了公民享有生育或不生育的自由。在国际上普遍承认生育权为一项基本人权，应当得到相应保护，我国作为联合国常任理事国之一，也积极参与保护人权的国际公约。生育权不是依托于生育能力的权利，所以存在生殖障碍的人群也可以通过人类辅助生殖技术来实现自己的生育权。代孕作为人类辅助生殖技术的一种，人们也理应可以借此实现自己的生育权利。同时，我国法律明确规定公民享有按照自己的意志处分身体的权利。子宫作为女性的身体器官，是否也可以通过类似骨髓捐赠等行为，在帮助别人的同时，来实现其价值呢？代孕委托方为实现自己难以实现的生育权，通过代孕的形式委托分娩母亲来实现；分娩母亲给予对自己身体权的合理处分，为代孕委托方提供相应的服务；双方缔结的契约也符合双方真实意思的表达，也未影响到他人的合法权益。因此，代孕也并非不能接受，可以被理解为合理实现生育权和身体权的行为，并且实现真实意思表达的互利。

（2）代孕是解决生育困难的有效途径。随着社会发展速度越来越快，工作和生活压力、环境污染、社会污染等因素导致不孕不育家庭的数量正在逐渐增加。目前，我国治愈不孕不育症的主要医疗手段有药物治疗、体外受精、人工授精等，但对于那些曾经接受过子宫切除术或者因子宫破裂、子宫严重粘连等疾病无法孕育子女的育龄妇女来说，以上这些医疗手段则无法发挥作用。在面对人口老龄化和计划生育的宏观背景下，让想生孩子的夫妻拥有自己的孩子显得十分重要，解决不孕不育问题就成了重中之重。我们要为存在生育需求，但被生育障碍困扰的夫妻提供相应的便利条件。以现实情况而言，代孕解决了这些问题，也形成了一定模式和体系。随着科技进步，可能会有更好的方式解决生育障碍的问题，甚至有可能解决一切生育问题。但以目前的技术水平而言，代孕可能是解决因女性子宫生育障碍而无法生育的唯一途径。

设立有条件的代孕行为规范。首先，应当否认一切以经济利益为目的的代孕行为，严格禁止一切商业代孕行为。许可志愿代孕而非商业代孕，商业代孕存在各种伦理、法律问题，同时避免商业竞争导致对代孕行为的初衷产生影响。许可代孕母亲依据代孕期间的正常花销、生产的医疗费、误工费、风险及痛苦的承担等，向委托方请求补偿。但不能因此获得额外的代孕佣金等，中介机构也不能从中获利，避免对女性的商业化和剥削。其次，代孕技术作为医疗手段进行运用，仅对生殖障碍的合法夫妇开放；对于生殖功能正常，为避免生育的风险和痛苦或者担心影响事业的女性应予以禁止。严格限制代孕技术适用的人群，有利于打击非法代孕和管理商业化代孕。对代孕母亲也应做一定要求，可参考乌克兰法律的相关规定，要求代孕母亲必须有生育史等。另外，对于代孕子女亲子关系的认定，建议参考国外代孕子女收养制度，以“分娩者为母”为原则，建立完整的代孕子女收养程序。建立收养制度主要解决代孕子女出生后，代孕委托方与代孕母亲发生纠纷时，代孕子女的合法利益能够得到保障。最后，对于肆意违反代孕管理规定、扰乱社会秩序的行为，应有相应的行政法和刑法对其惩罚。加强对代孕技术应用的宣传和教育，防止以代孕来谋取经济利益。

社会道德标准并非一成不变的，在每个不同时代、不同生产力关系、不同社会结构下对同一事物的认知也是不同的。社会认知取决于大多数人对同一事物的价值评价，少部分人的观点虽不能作为道德标准，但也会对社会文明发展产生相应的作用。在古希腊，虽然已经形成了公民议会的模式，但并不影响其奴隶制社会对奴隶阶级压迫的理念；在中世纪欧洲，哥白尼提出的日心说不能被大众所接受，但仍对后续科学发展产生重要影响；婚姻自由的观念，也是打破中国几千年传统，一步步走进每一个中国家庭之中。不同的人对同一事物的认知不同，并不影响其事物的合理存在。代孕虽作为新概念，还不能为大部分人所接受。随着代孕的“知名度”越来越高，越来越多的人开始关注和研究代孕的相关社会伦理问题，代孕迟早会像每一件新兴事物一样，被更深入地了解，或许在那时人们对代孕会有不同的认识。

（二）代孕子女亲子关系中的伦理

重视家庭文明建设是新时代践行社会主义核心价值观的具体表现，也是处理婚姻家庭纠纷的重要依据。婚姻家庭以血缘和情感为纽带，而父母子女之间的关系是婚姻家庭最基本的单元。亲子身份关系的安定关乎未成年人的健康成长，关乎婚姻家庭甚至整个社会的和谐稳定。在考虑代孕能否合法化的同时，代孕子女亲子关系等社会问题，亦是我们所应该关注的。

自代孕子女出生开始，其就已经成为一个独立的个体，应当与其他新生儿一样，享有在父母身边被抚养长大的权利。虽然代孕子女所处的家庭环境可能较为复杂，我们在评价其伦理关系时，更应当从孩子的角度出发，为孩子谋求更多的利益，实现“儿童最大利益”。认定代孕子女的亲子关系时，要综合考虑事实抚养关系、抚养意愿、家庭环境、监护人是否能尽到相应的抚养义务，以及是否会对代孕子女的身心健康产生影响等。解决好代孕亲子关系问题，也是维护社会和家庭稳定的重要帮手。

通过代孕出生的儿童应像每一位儿童一样，在和谐的家庭环境中健康成长。不论代孕父母与遗传父母或分娩母亲之间的纠纷与矛盾如何解决，都不应该影响到儿童的成长。同时，儿童是否得到有利的照顾、心理成长是否健康，不应当是横断面的评价，而需要社会有关部门进行持续的关注和监督，为儿童的健康成长保驾护航。

（赵　慧）

参考文献

［1］刘长秋．代孕规制的法律问题研究［J］．恋爱婚姻家庭（上半月），2021（3）：17-18.

［2］马天柱．代孕行为有条件合法化的权利根据探析［J］．邢台学院学报，2019，34（2）：83-86.

［3］任巍，王倩．我国代孕的合法化及其边界研究［J］．河北法学，2014，32（2）：191-199.

［4］石文晔．我国代孕有限合法化的可行性分析［J］．法制与社会，2020（2）：218-219.

［5］睢素利，李京儒．关于代孕问题的法律和伦理辨析［J］．中国计划生育学杂志，2017，25（12）：804-808.

［6］睢素利，李京儒．中国影响性涉医案件法律与伦理分析［M］．北京：中国协和医科大学出版社，2019.

［7］王丽．代孕法律问题的比较研究［J］．法制与社会，2016（27）：175-176.

［8］王萍．代孕法律的比较考察与技术分析［J］．法治研究，2014（6）：70-88.

［9］杨芳．人工生殖模式下亲子法的反思与重建：从英国修订《人类受精与胚胎学法案》谈起［J］．河北法学，2009，27（10）：6.

［10］余提．各国代孕法律之比较研究［M］．北京：中国政法大学出版社，2016.

染色体检验结论出错致未能生育亲生子女案

——未能生育亲生子女的损害认定

案情回顾

原告高某（男）、杨某（女）于2007年1月11日登记结婚，因婚后未育子女，于2010年至被告医院进行生育检查。被告医院于2010年3月23日向原告出具染色体报告单，显示原告高某的核型为46,XY/47,XXY嵌合体。被告医院告知原告，此种核型属于染色体异常，有可能导致子女先天染色体异常并有较高健康风险，建议原告使用精子库进行人工授精受孕。因被告医院尚无精子库，原告遂至其他医院就诊，使用精子库对原告杨某行供精人工授精术。术后原告杨某成功受孕，并于2011年2月23日生育一女。为满足生育拥有高某遗传基因子女的愿望，原告于2015年5月再次至被告医院，行胚胎着床前遗传学检查，再行胚胎移植术，但原告杨某未能成功受孕。2018年9月28日，原告至其他医院就诊，其他医院将原告高某的样本送至某检验中心检验，该检验中心于2018年10月11日出具报告单，显示高某的核型诊断意见为46,XY。解释与建议为：男性核型，未见异常。高某和杨某认为原告医院所做检测不准确，致使其多年来不能满足生育拥有高某基因子女的愿望，起诉医院赔偿医疗费、交通费、抚养费和精神损害抚慰费。

诉讼期间，原告高某于2019年9月27日至其他医院临床分子诊断中心进行染色体核型分析检验，其他医院于2019年10月15日出具医院临床分子诊断中心染色体核型分析报告单，显示检验结果为核型46,XY。核型评价：正常核型。原、被告均认可该检验结果。故法院确认首诊医院于2010年3月23日出具的关于高某核型异常的检验结果不准确。根据《侵权责任法》（现已废止）第五十七条“医务人员在诊治活动中未尽到与当时的医疗水平相应的诊疗义务，造成患者损害的，医疗机构应当承担赔偿责任”的规定，医院应当承担赔偿责任，包括医疗费、交通费及精神损害抚慰费。

法律问题分析

（一）使用人工授精技术所生育子女的父子关系确认问题

人工授精是人类辅助生殖技术的一种。2021年1月11日，国家卫生健康委员会办公厅印发的《人类辅助生殖技术应用规划指导原则（2021版）》指出，人类辅助生殖技术按夫精人工授精技术、供精人工授精、体外受精–胚胎移植、卵胞浆内单精子显微注射技术，植入前胚胎遗传学诊断技术，人类精子库等3个类别进行规划，并提出多项要求，由此可见国家对于人类辅助生殖技术的重视程度。医学上根据授精方法的不同，将人工授精分为将丈夫精子植入妻子子宫内的同质授精和将第三人捐赠的精子植入妻子子宫内的异质授精2种情形。本案中的人工授精属于异质授精，专指用丈夫以外的第三人的精子进行人工授精，使女性怀孕的非自然生殖技术。本案中，与自然生育的子女相比，使用人工授精（捐精）技术生育的子女的生物学父亲与社会学父亲不能重合，自然会引起父子关系的确认问题。使用人工授精技术生育的子女会出现2个父亲，一个是养育他的社会学父亲，另一个是提供遗传物质的生物学父亲，那么在社会学父亲和遗传父亲之间，谁对使用人工授精技术所生育的子女具有道德和法律的权利和义务呢？

从目前各国实践看，绝大多数供精者都是匿名供精，实施异源受精的夫妻根本无法知道谁是供精者，自然切断了供精者和人工授精子女间的关系，有效避免了关系复杂化，使供精者、实施异源受精的夫妻和所生子女摆脱了许多困扰，易于为各方接受。从实施异源受精夫妻的本意看，他们只想获得自己子女，并不想知道谁是供精者，也不需要供精者认领子女并承担父亲责任。供精者身份应被保密，各种责任和义务均应由养父母承担。实施异质人工授精手术的夫妻必须在接受手术前以书面方式表示同意，以避免日后发生纠纷。目前较为一致的观点是使用异质授精技术所生育的子女与其生物学父亲无法律上亲子关系，与社会学父亲形成法律上的父子关系。

早在1991年最高人民法院就发出了《最高人民法院关于夫妻关系存续期间以人工授精所生子女的法律地位的函》的观点，在夫妻关系存续期间，双方一致同意进行人工授精，所生子女应视为夫妻双方的婚生子女。《民法典》第二十六条明确规定，父母对未成年子女负有抚养、教育和保护的义务。因此，本案中王某夫妇同意进行人工授精，由此所生子女与婚生子女一样受到法律保护，对女儿负有抚养义务，据此要求医院承担抚养费的主张无法律依据。

（二）医院的责任问题

本案发生于《民法典》施行之前，在民事侵权方面适用《侵权责任法》。且原、被告双方也均认可其他医院临床分子诊断中心对原告高某的染色体重新做出的检验结果，即显示高某的染色体为正常核型。故法院确认被告医院于2010年3月23日出具的关于原告高某核型异常的检验结果不准确。根据当时生效的《侵权责任法》第五十七条规定，被告医院未尽到与当时的医疗水平相应的诊疗义务，做出不准确的检验结果，导致原告产生损失，被告医院应当承担赔偿责任。

对于本案损害结果的认定，从原告的主张上看，其除主张赔偿医疗费、交通费、精神损害抚慰费等损失外，还主张赔偿被扶养人生活费。但最终本案损害结果的认定范围仅限于对医疗费、交通费和精神损害抚慰金等与诊疗行为本身直接相关的损失赔偿，如法院根据原告举证情况，据实计算医疗费损失，对原告主张的交通费损失，原告虽未提交诊疗期间的交通费票据，但考虑原告为生育拥有高某遗传基因的子女，多次至医院进行诊断和治疗，法院酌情认定了交通费损失。而被扶养人生活费，法院并未支持，法院对孩子出生的问题前文已做论述，在此情况下，孩子抚养的相关费用并不在法院认定的因侵权行为所导致的损失范围。其中，我们注意到，法院支持了关于原告要求被告支付精神损害抚慰费的诉讼请求。

精神损害赔偿的主要功能是填补和抚慰受害人的精神损害，根据最高人民法院《关于确定民事侵权精神损害赔偿责任若干问题的解释》相关规定，是否判令侵权人承担精神损害抚慰金及如何确认数额，应结合侵权人的过错、损害后果、当地一般生活水平、侵权人承担责任的经济能力等因素综合考虑确定。从社会观念来讲，生育子女是很多家庭要考虑的重要传承问题。然而对于原告夫妇来讲，高某被误诊为染色体异常，不能生育拥有自己遗传基因的子女，无疑对原告夫妇造成了精神上的打击；加之后期进行手术，不仅身体遭受痛楚，经济产生负担，精神上也承受巨大压力。然而生下孩子后，却被告知当年的疾病是误诊，原来这一切本来不必承受，二人本可以生育拥有自己遗传基因的孩子，这对原告夫妇造成了严重的精神损害。鉴于本案被告医院检测结果不准确所导致的损害后果，一审法院酌定了精神损害抚慰金。被告医院认为精神损害抚慰金不应支持，提起上诉，二审法院也认定医方的过错行为必然会造成患方的精神损害，故一审、二审法院均支持了患方对精神损害抚慰金的诉求。

伦理问题分析与医院管理问题的思考

人工辅助生殖技术的实施给社会带来一些挑战，如生育与婚姻的脱离、剩余胚胎处置、特殊人群生育权问题、代孕等非法行为的兴起、捐精商品化问题、近亲婚配问题、亲子关系认定及其抚养、监护、继承权争议等。

（一）对家庭关系的思考

我国传统思想是强调夫妻间的亲情感与家庭感，婚姻伦理也就体现出强烈的以家为本的价值特点。而人工辅助生殖技术直面的适用对象便是具有生殖障碍的人群。第三方供精、供卵等技术的使用为不能提供遗传物质的夫妻双方提供了生育的可能。但同时也伴随着一些对传统家庭理念的挑战，在技术的帮助下孕育的孩子由于和一方并无血缘关系，第三方的遗传基因介入传统的血缘家庭，随着孩子长大可能成为淡化夫妻感情的催化剂。由于维系夫妻感情重要的血缘纽带的力量是薄弱的，夫妻双方是否能从心理上真正接受孩子，是维系和谐婚姻关系的心理基础，否则可能会带来夫妻感情的弱化，而离婚后孩子抚养义务的承担也是很容易产生纠纷的问题。

我们知道，精子库对捐精者和接受者的信息均保密，匿名捐精是中国人类精子库基本伦理原则之一。卫生部在2003年修订的《人类精子库基本标准和技术规范》规定，精子库工作人员要严守信息保密的伦理原则。匿名捐精意味着完全切断捐精者与后代之间的联系，捐精者对后代既不承担义务，又不享有权利。在捐精是否应该匿名这一问题上，各国规定有所区别：英国和澳大利亚匿名捐精是非法行为，法国与西班牙不接受实名捐精，美国是匿名捐精与实名捐精并用。反对匿名捐精者认为，每个孩子都有权利知道自己的基因来源。同时他们也认为，如果将实名捐精行为常规化，就可以削弱捐精者本身的重要性，从而保护不育夫妇作为“真正”父母的社会角色合法性。中国学界一致认为，匿名捐精的方式简化了不育夫妇和供体子女之间的关系，不仅保护孩子不被周围环境所歧视，同时也保护不育“父亲”的自尊心。此外，在保密的原则下，供体子女也更容易被外界社会关系所接受。

在我国，对于精子库精子的使用也有严格的规定，禁止将精子作为牟利商品，但仍有一些人为了利益在“地下捐精市场”倒卖精子。这种无人监管的地下市场，没有任何医疗和安全措施，容易导致精子标本乱用，后代也有可能出现遗传病、传染病等。1999年6月，成都成立国内首家“名人精子库”，引发了激烈的伦理辩论。随着国家相关部门对捐精的逐步规范，该精子库因不符合相关条件和要求而被关停。虽然在国外已经有精子库商业化的运作模式，如美国加州精子银行（California Cryobank）、丹麦奥胡斯的精子库（Cryos International）等，但我国鉴于在社会失范情况下精子捐赠存在的风险，规定任何单位和个人不得以营利为目的进行精子的采集与提供活动，并对人类精子库的设置审批和供精流程有严格的规定，并由国家卫生健康委员会进行监管。

本案中，本以为无法生育子女的家庭就是采取接受捐精的方式，通过人工辅助生殖技术生育了子女。这种形式为有需求的家庭带来了很多福音。但由于家庭传承很多都是基于代代相传的形式，父母将自己的基因遗传给后代并通过血缘关系与子女相维系，生儿育女被传统家庭视为婚姻的纽带。子代没有父母一方的遗传物质，在极度重视血亲和血缘关系的环境中，这种“非亲生”的理念容易造成家庭不和睦，使家庭稳定性下降，不利于后代的健康发育和茁壮成长。所以一旦接受这种形式生育子女，从家庭关系上看，需要夫妻双方情感基础稳固，且在生育子女后也需要用心去经营家庭，维系好家庭关系，承担起对子女的抚养义务。

（二）对子代带来的问题

目前，我国采用匿名捐精方式招募供精者，供受者双方互盲，目的是保护供受者双方的隐私。但这样存在一个问题，供精出生的子代应有知晓自身来源的权利。在一些国家尤其是北欧各国已实施实名登记的配子捐献制度，或要求使用供精的家庭在后代年满

18周岁后告知后代自己的遗传信息。美国生殖医学联合委员会出台的相应行业协会观点伦理指南指出，实施辅助生殖技术助孕除要尽量帮助患者获得后代，医务工作者还应考虑更加复杂的家庭关系所带来的伦理困境，以及由此引发的各种后果，并与患者进行充分沟通和知情告知，使患者夫妇充分了解和理解这种助孕方式可能带来的相应后果。

《人类精子库管理办法》第二十条规定："一个供精者的精子最多只能提供给5名妇女受孕。"在此种情况下，捐赠者与受方及出生的后代保持互盲，医务人员与捐赠者也保持互盲，医疗机构和医务人员对捐赠者和受者的有关信息保密，有可能导致这些互不知情的具有血缘关系的兄弟姐妹在未来到了婚龄后相互婚配。有文献表明，由于某些地域性的原因，不育夫妇可能集中在相对较小范围的区域，这增加了近亲婚配风险。目前一般采取的措施是限制同一供精者精子的使用次数、不断更换供精者、在不同地区转换供精，但仍有近亲婚配的风险。《民法典》第一千零四十八条规定：直系血亲或者三代以内的旁系血亲禁止结婚。近亲婚配还会增加某些疾病的风险，增加出生低能儿或畸形胎儿的概率。因此，实施这一类人工辅助生殖技术的家庭，还应注意排查子代近亲婚配的风险。

子代生理健康和心理健康也是值得关注的问题。供精出生的孩子如果由于家庭的变故致使其遭到遗弃或出现其他抚养不当的情况；或者在一些特殊情境下，如患重大疾病需要血缘物质支援时，其将面临很多困境。如果同一家庭中既有来源于供精的孩子，也有来源于夫精的孩子，来源于供精的孩子有可能处于不利地位，面临身份不认同、继承权受歧视的风险等。如有此种情况的家庭应引起重视，尽量保护子代的利益。我国《人类辅助生殖技术伦理原则》也强调，实施人类辅助生殖技术应考虑"有利于患者的原则"，同时也强调"保护后代的原则"。

（三）关于医疗机构检测结果互认的考虑

在本案中，原告在被告医院进行染色体检验检测出染色体异常后，由于被告医院尚无精子库，遂来到另一家有精子库的医院行供精人工授精术。另一家医院直接依据原告出示的染色体异常报告，为杨某行供精人工授精术，并未再对原告进行染色体检验。但法院并没有判决另一家医院要承担责任。法院认为，被告医院作为知名三甲医院，另一家医院基于对被告医院医疗水平的信任，同时为避免重复实施检查增加患者成本的考虑，在被告医院染色体报告单检验结果基础上与原告商定诊疗方案，已尽到相应的诊疗义务，不应承担赔偿责任。这其中就包含了关于医疗机构检查检验结果互认的考虑。

检查检验结果与患者的诊疗密切相关，也关系到医疗机构对注意义务的履行。国家卫生健康委员会等四部门发布的《医疗机构检查检验结果互认管理办法》已于2022年3月1日开始实施。在不同医疗机构实现检查检验结果互认，对提高医疗资源利用、降低医疗费用、增加患者就医体验满意度等都具有重要意义。与检查检验结果互认相关的法律法规、管理规范、标准除《医疗机构检查检验结果互认管理办法》外，还有《中华人民共和国认证认可条例（2020年修订版）》《实验室和检查机构资质认定管理办法》《医疗质量管理办法》《医疗技术临床应用管理办法》《医疗机构临床实验室管理办法》

《医疗机构检查检验结果互认管理办法》等。

在检查检验结果互认制度实施过程中，由此产生的民事纠纷值得关注。在纠纷处理过程中，识别造成损害后果是因为前一家医院的检查检验结果错误，还是因为后一家医院的医务人员没有尽到注意义务，是值得探讨的问题。根据《医疗机构检查检验结果互认管理办法》第三十五条规定，对于因检查检验结果互认而产生纠纷的，各责任主体依法依规承担相应责任；第十九条规定，出现以下情况，医疗机构及其医务人员可以对相关项目进行重新检查：①因病情变化，检查检验结果与患者临床表现、疾病诊断不符，难以满足临床诊疗需求的。②检查检验结果在疾病发展演变过程中变化较快的。③检查检验项目对于疾病诊疗意义重大的（如手术、输血等重大医疗措施前）。④患者处于急诊、急救等紧急状态下的。⑤涉及司法、伤残及病退等鉴定的。⑥其他情形确需复查的。如果患方要求医疗机构承担侵权责任，则依据《民法典》的规定，需要判断医务人员是否尽到与当时医疗水平相应的诊疗义务。如果患者未出现《医疗机构检查检验结果互认管理办法》第十九条的情形，后一家医疗机构依据检查检验结果互认规则而使用前一家医院的检查检验结果，且由于前一家医院检查检验结果出错造成患者损害，应由前一家医疗机构承担侵权责任。如果出现该办法第十九条规定的情形，或者后一家医院的医务人员依照常理、专业知识可判断检查检验结果有问题等情况，医务人员仍然直接使用前一家医院的错误结果，或出现了其他过错行为，那么后一家医院应单独承担责任，或按照最终鉴定机构确定的两家医院的责任比例，与前一家医院各自承担侵权责任。

本案中法院在判决时《医疗机构检查检验结果互认管理办法》尚未出台，法院是基于当时的规定进行的判决。正如判决中所述患者就诊的后一家医院出于对先前一家三甲医院医疗水平的信任，也出于避免重复实施检查增加患者费用成本，后一家医院并未重复检查，法院也认定后一家医院直接采用前一家医院检验报告的行为并无不当。但随着《医疗机构检查检验结果互认管理办法》的出台，如果如本案一样，患者某项检查检验项目对于疾病诊疗意义重大的，为了更好地保护患者的权益，医疗机构及其医务人员还是可以对相关项目进行重新检查的。

当然，检查检验结果互认有利于提升效率、节约成本，但从管理和操作层面上对医疗机构要求较高。在检查检验结果互认制度背景下，医疗机构和医务人员应注意一些关键问题：医务人员应提高关注意识，严格按照《医疗机构检查检验结果互认管理办法》和相关法律法规、管理规范及标准的要求，做好落实工作，注意规范书写报告，及时掌握相关检查检验项目标准以及报告要求，识别检查检验项目是否予以互认、是否要启动重新检查检验程序的情形，并向患者充分告知、做好病历记录。同时，医疗机构也应加强质量管理及对医务人员的培训工作，更好地服务广大患者。

（韩　茵　岳　靓）

参考文献

[1] 陈芬，纪金霞. 人工辅助生殖技术：从技术理性走向生命伦理［J］. 中国医学伦理学，2014，27

（5）：625-627.
［2］冯赫. 人工辅助生殖技术的卫生法学与医学伦理讨论［J］. 经济师，2019（6）：85-86.
［3］冯丹. 人工辅助生殖技术对中国传统婚姻伦理“贵和”思想的冲击［J］. 现代妇女（下旬），2015（1）：37，47.
［4］贺文丽. 人工生育子女亲子关系问题研究［J］. 中国卫生法制，2020，28（2）：50-55.
［5］李晓珊. 论配子捐赠辅助生殖后代的基因来源知情权［J］. 东方法学，2020（6）：134-147.
［6］黎欣盈，张念樵，钟筱华，等. 人类辅助生殖技术应用的伦理问题及工作实践［J］. 中国医学伦理学，2021，34（7）：856-860.
［7］谭季春，董萌，李萍萍. 辅助生殖技术常见的伦理问题及管理［J］. 山东大学学报（医学版），2019，57（10）：60-66.
［8］吴红萍，李蓉，刘平，等. 当前供精辅助生育面临的伦理新问题及对策［J］. 中国医学伦理学，2020，33（6）：699-702.
［9］徐娟. 人工辅助生殖法律规制中的公私权平衡［J］. 人民司法（应用），2018（34）：58-65.
［10］杨立新，李怡雯. 保障人工辅助生殖技术所生子女的生的尊严：认定人工辅助生殖技术所生子女的法律地位的基准点［J］. 中国应用法学，2021（3）：77-96.
［11］赵乾程，张洪亮，唐文豪，等. 人类精子库的发展应用及伦理学思考［J］. 医学与哲学，2021，42（5）：28-31.

第三部分

人体器官获取和移植的法律和伦理问题

安徽怀远非法摘取器官案

——器官合法获取与移植分配公平

案情回顾

2018年2月11日凌晨，安徽省蚌埠市怀远县发生一起血案。因家庭纠纷，一名精神分裂症患者石某强（经鉴定，其在案发时处于发病期，但具有限定刑事责任能力。后被以故意杀人罪判刑14年8个月）持斧将其继母李某及其弟石某林一家三口砍伤。53岁李某颅脑重度损伤，石某林头部、腹部重伤，其6岁的儿子头部重伤，其妻子轻伤。

伤情最严重的李某在重症监护病房（ICU）住院。病程记录显示，2018年2月12日上午10时，“随时有呼吸心搏骤停风险，有颅内感染，神经功能损伤不能恢复，可能出现多脏器功能衰竭”。2018年2月12日晚上10时，“患者病情危重，随时出现呼吸循环衰竭，危及生命”。2018年2月14日晚上，患者已处于脑死亡状态，自主呼吸消失，生命垂危。石某林当时也在住院过程中，该院ICU主任杨某勋当时与其父亲（石某勇）和妹妹（石某慧）沟通。杨某勋表示，李某生命垂危，就算抢救过来也是瘫痪在床，而如果同意捐献器官的话，国家可以补助20万元。病历中记载，“告知家属随时有心搏骤停可能，患者家属表示理解，要求放弃治疗”。之后，杨某勋又和石某林的一个堂兄（石某军）和叔叔进行进一步沟通。在确定部分家属有捐献意愿后，杨某勋直接将患者基本信息、病情等情况告知位于南京市某医院主任医师黄某立。当晚，黄某立在确认李某器官适合移植后，联系了接受移植的医院和患者。后人体器官捐献协调员王某良与经营医疗器械的商人黄某阳赶往医院，患者李某的丈夫和女儿在“中国人体器官捐献登记表”上签下了自己的名字并按指纹。但表格中的登记单位和编号并没有填写，也没有公章。

2018年2月15日凌晨，家属放弃治疗，医生停止了患者李某的高级生命支持，病历记录显示，患者“3时55分自动出院，平车送入江苏省某医院救护车中，停机械通气后于2018年2月15日5时整心搏停止，宣布临床死亡，开始行器官捐献”。但并没有按规定，在官方器官获取组织人员和协调员在场监督、见证之下进行器官捐献，而是被运输到一辆没有资质的救护车（司机为欧某）上，由医师陆某实施摘取手术。李某的肝脏和双肾被摘取，交由黄某阳，当日其肝脏被送至北京，双肾被送至天津。

2018年2月16日，石某军（石某林堂兄）收到黄某阳的汇款人民币20万元。该款后被用于石某林及其家人的治疗上。据杨某勋说是为李某家属申请的最高标准“国家补助”。

由于伤情严重，患者石某林在医院治疗2个月才康复。康复后，石某林在怀远县公安局一名法医的要求下，带着妻子、孩子到县公安局做伤情鉴定。在鉴定过程中，这位法医问他，他的母亲捐献器官，家人得到了多少钱。此时，石某林才得知母亲的肝脏和肾脏在其死亡当日被捐献、摘取，并获得20万元“国家补助”，打到了他一位堂兄（石某军）的账户里。

为了解母亲捐献器官的详情，石某林找到杨某勋，希望其提供一份母亲捐献器官登记表的复印件。杨某勋告诉他，这个事情是南京市某医院黄某立医生安排的，让他找黄某立了解。石某林电话联系上黄某立后，黄某立称其母亲捐献过程按正常程序办理，并询问他家庭人员受伤情况，声称可为他申请基金救助，但要写一份材料说明母亲捐献器官他是知情的，再写一些感谢的话。于是，石某林再次找到杨某勋，要求其提供母亲捐献器官登记表复印件。杨某勋通过手机微信向石某林发了他父亲、妹妹在医院签字的照片和转账记录，以及一张“中国人体器官捐献登记表”。石某林收到图片后发现，登记表上没有登记单位和公章，遂对此事产生了怀疑。

石某林找到当地怀远县红十字会，向工作人员询问当年2月份是否有居民捐献器官的记录。红十字会的工作人员明确告诉他，2018年怀远县都没有一例器官捐献的情况发生，如果有捐献器官，红十字会一定会得到通知，并安排人到场；且捐献器官都是无偿的，不可能补偿几十万元。

石某林又找到蚌埠市红十字会了解当年该市居民器官捐献的情况。市红十字会办公室一位主任告诉石某林，该市2018年没有捐献器官的情况，如果有，他们会得到通知的。

石某林心中更加怀疑。2018年5月，他拿着母亲的器官捐献登记表找到北京的中国人体器官捐献管理中心。一位工作人员回复他称，经调查，该案例红十字会人员没有参与，且未通过正常渠道进行。他母亲捐献器官的事是相关医疗机构及医务人员所为，非中国人体器官捐献管理中心及器官获取组织职责范围。

确认上述情况后，石某林首先向怀远县卫生和计划生育委员会反映此事，一位办公室主任称，他们知晓此事，他母亲捐献器官的事是按正常流程走的。石某林又向蚌埠市卫生和计划生育委员会反映情况，但没有受理他的投诉。

2018年6月，石某林又向安徽省公安厅投诉此事。

2018年7月，安徽省卫生和计划生育委员会组成调查组，到该医院调查。此时，杨某勋通过中间人找到石某林，希望和他当面协商，称愿意给他一笔赔偿，让他不要再投诉上告，认可器官是自愿捐献的。赔偿金额谈了两次才谈成。2018年8月，石某林应约到当地一个网吧，见到杨某勋妻子和他的一个亲戚。对方提供一份承诺不再投诉上告的材料，让石某林抄完签字后，杨某勋妻子当场给了石某林赔偿款。拿到“封口费”后，石某林立即赶到该医院，找到安徽省卫生和计划生育委员会调查组，将当日情况详细向工作人员进行了反映。工作人员称，杨某勋给他钱是他个人的事，和调查无关，对于杨某勋违法乱纪的事，他们该调查调查，该处分处分。之后，中间人曾让石某林将赔偿款退回，石某林说钱都花掉了。

2018年底，安徽、江苏省卫生健康委员会相继对涉事医生做出吊销、暂停医师执照等处罚。随后，石某林向国家信访局、最高人民检察院和安徽省公安厅等部门反映此事。2019年4月，中央扫黑除恶第14督导组进驻安徽，第14督导组第二小组进驻蚌埠市。石某林得到消息，带着材料，到蚌埠找到督导组工作人员反映了相关情况。仅仅几天后，当地公安部门就对此事正式立案侦查。2019年4月下旬，杨某勋被警方带走。几天后，另有5名医生被刑事拘留。2019年5月，这6名犯罪嫌疑人以“涉嫌侮辱尸体罪”被批准逮捕。

2020年5月，怀远县人民检察院向法院提起公诉，指控被告人黄某立、王某良、杨某勋、黄某阳、欧某、陆某犯侮辱尸体罪。

2020年6月11日，怀远县法院开庭审理此案。经审理查明，2017—2018年，被告人黄某立、王某良、杨某勋、黄某阳、欧某、陆某违反《人体器官移植条例》等规定，在人体器官捐献过程中没有红十字会人员在场监督、见证；未经批准进行跨地区人体器官捐献，且在没有配偶、成年子女、父母共同签字确认的情况下，违背死者生前意愿或其近亲属意愿，在怀远县共实施摘取尸体器官手术11例，其中黄某立、王某良、杨某勋参与11例，欧某参与8例，黄某阳和陆某参与1例。

6名被告人跨省“协作”的过程中，杨某勋负责获取器官的第一环——发现合适供体、做家属工作、与“上线”黄某立联系。据杨某勋交待，怀远县某医院ICU的患者如果抢救不了，家庭放弃治疗了，他会以ICU主任身份找患者家属谈“捐献器官”的事。如果患者家属有意向，他就会把患者的化验单发给黄某立，看患者的器官能不能用。如果可以用的话，黄某立就派王某良过来，找患者家属签字。王某良、杨某勋等人找患者家属签字，提供的是一张“中国人体器官捐献表”。摘取器官的手术，除李某那次由陆某负责，其他10次都由黄某立主刀、王某良协助。手术一般安排在后半夜。杨某勋、王某良等人将放弃治疗并“判定死亡”的患者推到一辆“救护车”上进行摘取人体器官的手术。而这辆外观有救护车标识的白色面包车，是欧某2015年左右从宿州市某卫生院购买的救护车，换了车牌，用于在医院附近接送患者，但不具备营运、救护资质。

2020年7月8日，怀远县法院做出一审判决，黄某立、王某良、杨某勋、陆某作为医务人员，对人体器官捐献的规定是明知的，但在本案中未履行国家规定的诸多必备程序，非法、擅自摘取死者器官，其行为具有社会危害性；6名被告人的行为破坏尸体的原本形态，其行为均已构成故意毁坏尸体罪，判决6名被告人犯故意毁坏尸体罪。黄某立被处有期徒刑2年4个月，王某良被处有期徒刑2年，杨某勋被处有期徒刑2年2个月，黄某阳被处有期徒刑10个月，欧某被处有期徒刑1年1个月，陆某被处有期徒刑1年。

一审判决后，黄某立、王某良、杨某勋和陆某提出上诉。2020年8月18日，蚌埠市中级人民法院做出（2020）皖03刑终315号裁定，驳回黄某立等人的上诉，维持原判。

法律问题分析

（一）行政管理的依据与责任

人体器官捐献与移植的行政管理是对其规则的确立与管制。正因为其不仅关乎患者的生命权、身体权、健康权及知情同意权，还包括继承人的尸体管理权；不仅包括对公民合法权利的保障，还包括对社会管理秩序的约束；不仅包括民事权利的行使，还包括对刑事犯罪的打击，所以规则的建立就显得尤为重要。

在世界范围内，2008年5月，世界卫生组织执委会第123届会议上讨论了人体细胞组织和器官移植问题，形成《世界卫生组织人体细胞、组织和器官移植指导原则（草案）》。2010年5月，世界卫生大会决议批准《世界卫生组织人体细胞、组织和器官移植指导原则》。我国2006年发布《人体器官移植技术临床应用管理暂行规定》，2007年发布《人体器官移植条例》，2009年发布《关于规范活体器官移植的若干规定》，2010年发布《中国人体器官分配与共享基本原则和肝脏与肾脏移植核心政策》，2013年发布《人体捐献器官获取与分配管理规定（试行）》，2016年发布《人体器官移植医师培训与认定管理办法（试行）》和《人体器官移植医师培训基地基本要求》，2019年更新发布《人体捐献器官获取与分配管理规定》，逐步形成我国人体器官移植的管理体系。

结合本案案情，《人体器官移植条例》明确规定，“任何组织或者个人不得以任何形式买卖人体器官，不得从事与买卖人体器官有关的活动”“公民生前未表示不同意捐献其人体器官的，该公民死亡后，其配偶、成年子女、父母可以以书面形式共同表示同意捐献该公民人体器官的意愿”“在摘取活体器官前或者尸体器官捐献人死亡前，负责人体器官移植的执业医师应当向所在医疗机构的人体器官移植技术临床应用与伦理委员会提出摘取人体器官审查申请”“人体器官移植技术临床应用与伦理委员会收到摘取人体器官审查申请后，应当审查人体器官捐献人的捐献意愿是否真实、有无买卖或者变相买卖人体器官的情形”“摘取尸体器官，应当在依法判定尸体器官捐献人死亡后进行。从事人体器官移植的医务人员不得参与捐献人的死亡判定”。《人体捐献器官获取与分配管理规定》明确规定，“器官获取组织获取捐献器官，应当在捐献者死亡后按照人体器官获取标准流程和技术规范实施。获取捐献器官种类和数量，应当与人体器官捐献知情同意书一致”“器官获取组织应当获取器官前核查人体器官捐献知情同意书等合法性文件。捐献者死亡后，依据捐献者生前意愿或其配偶、成年子女、父母共同书面意愿获取相应捐献器官。将潜在捐献者、捐献者及其捐献器官的临床数据和合法性文件上传至中国人体器官分配与共享计算机系统。使用器官分配系统启动捐献器官的自动分配”“器官获取组织应当在红十字会人体器官捐献协调员现场见证下获取捐献器官，不得在医疗机构以外实施捐献器官获取手术”“各级各类医疗机构及其医务人员应当积极支持人体器官捐献与移植工作，并参加相关培训。发现潜在捐献者时，应当主动向划定的器官获取组织以及省级红十字会报告，禁止向其他机构、组织和个人转介潜在捐献者”“捐献器官必须通过器官分配系统进行分配，保证捐献器官可溯源。任何机构、组织和个人不得在器官分配系统外擅自分配捐献器官，不得干扰、阻碍器官分配”。

买卖人体器官或者从事与买卖人体器官有关活动的，由设区的市级以上地方人民政府卫生主管部门依照职责分工没收违法所得，并处交易额8倍以上10倍以下的罚款；医务人员参与上述活动的，由原发证部门吊销其执业证书。若其医务人员未经人体器官移植技术临床应用与伦理委员会审查同意摘取人体器官的，依法给予处分；情节严重的，由卫生主管部门依照职责分工暂停其6个月以上1年以下执业活动；情节特别严重的，由原发证部门吊销其执业证书。从事人体器官移植的医务人员违反规定，泄露人体器官捐献人、接受人或者申请人体器官移植手术患者个人资料的，依照《执业医师法》(现《医师法》)或者国家有关护士管理的规定予以处罚。医师在执业活动中泄露患者隐私或者个人信息，由卫生健康主管部门责令改正，给予警告，没收违法所得，并处1万元以上3万元以下的罚款；情节严重的，责令暂停6个月以上1年以下执业活动直至吊销医师执业证书。医师在执业活动中违反法律、法规、规章或者执业规范，造成医疗事故或者其他严重后果由卫生健康主管部门责令改正，给予警告；情节严重的，责令暂停6个月以上1年以下执业活动直至吊销医师执业证书。

本案中，被告人杨某勋违规泄露患者个人信息，将潜在捐献者转介给个人而非人体器官获取组织，受害者多达11人，情节严重，予以吊销医师执业证书。被告人黄某立、王某良和陆某违反规定，未经死者全部继承人书面同意，未经人体器官移植技术临床应用与伦理委员会审查同意，在无红十字会人体器官捐献协调员现场见证的情况下参与患者死亡判定，在院外实施人体捐献器官的获取，应予以警告，没收违法所得并罚款。因其行为违法程度不等，情节严重的，应责令暂停6个月以上1年以下执业活动直至吊销医师执业证书。被告人黄某阳作为经营医疗器械的商人，其与死者家属石某军针对最终“补贴”金额进行沟通并支付，并携带器官至其他医疗机构用于移植，已具备了支付法律对价的性质，可以视为买卖器官，应没收违法所得并处以交易额8倍以上10倍以下的罚款。

（二）民事侵权的认定与赔偿

我国人体器官移植起步于20世纪60年代，近年来发展迅速。其在挽救了数以万计患者生命的同时，也导致了实践中的诸多纠纷。在此背景下，我国《民法典》此次首次设立“人格权编”，其中第一千零六条采纳了《人体器官移植条例》的相关内容明确规定：“完全民事行为能力人有权依法自主决定无偿捐献其人体细胞、人体组织、人体器官、遗体。任何组织或者个人不得强迫、欺骗、利诱其捐献。完全民事行为能力人依据前款规定同意捐献的，应当采用书面形式，也可以订立遗嘱。自然人生前未表示不同意捐献的，该自然人死亡后，其配偶、成年子女、父母可以共同决定捐献，决定捐献应当采用书面形式。”《民法典》第一千零七条规定：“禁止以任何形式买卖人体细胞、人体组织、人体器官、遗体。违反前款规定的买卖行为无效。”以上两条条款规定的背后是公民的身体权。此次《民法典》也是我国首次明确公民的身体权。第一千零三条规定："自然人享有身体权。自然人的身体完整和行动自由受法律保护。任何组织或者个人不得侵害他人的身体权。"身体权具有完整性和支配性的特点。自然人有权维护身体完整，有权支配自己身体的组成部分捐赠他人和社会，如捐献血液、器官、细胞等。但自然人对其身体组织可支配的范围和内容，需要根据民法以外的其他法律予以规定。在侵害身体完整性的同时，一般都会侵害身体健康，包括医疗行为虽以治病为目的也存在医疗风险，因此，必须取得患者的知情同意。如果未经他人同意侵夺他人的身体组成部分，并未造成身体组织和器官整体功能发挥的，侵害的就是身体权；如果造成组织、器官功能性障碍或残疾，侵害的就是健康权。

正因为自然人享有身体权，才有权处置自己的器官。但这种处置须符合 4 个条件：①捐赠者必须为完全民事行为能力人。出于法律对捐献者的保护，无民事行为能力人或限制民事行为能力人不允许捐献活体器官。②捐献器官必须为自愿捐献。活体器官的捐献，必须为书面明示同意。遗体器官的捐献，有的国家采用明示同意模式，有的国家采用"推定同意"模式，即推定所有公民均同意死后捐献器官，包括"完全推定"（直接授权医生在尸体上摘取器官，不必考虑死者生前和近亲属的意愿）和"可拒绝推定"（除非死者生前或近亲属拒绝，便视为同意自愿捐献，可由医生摘取尸体器官）两种形式。我国采用的是明示同意模式，体现的是对其身体权和自主决定权的保护。③捐献意思表示必须以书面形式或遗嘱形式做出。这是为了确保体现捐献人的真实意思表示。④人体器官捐献必须为无偿捐献。人的生命和健康是无价的，无法用金钱衡量。若将器官视为可以标价的物，将违背《宪法》基本理念中人的尊严和价值，违背器官捐献的道德性，违反公序良俗，甚至诱发犯罪。需要注意的是，接受器官捐赠的人事后对捐赠者家属进行物质馈赠的或者针对捐赠者医疗费用负担进行一定人道主义救助经济补偿、费用减免的，并非与其付出成法律上的对价，不应当认定为器官买卖，不应认为违反了无偿捐献原则。

自然人从出生时起到死亡时止，依法享有民事权利。自然人死亡后，民事权利丧失，但其继承人对尸体所享有的权利应依法给予保护。对于尸体的性质和继承人继承的权利，学界存在一定的争议。目前主流观点认为，尸体是一种特殊的"物"，不同于一般的自然物，不属于具有所有权的物，不具备占有、使用、收益、处分四项所有权权能。公民依法对自己生前身体和死后尸体享有支配权、控制权、处分权，但不包括买卖收益或继承。继承人所继承的是尸体的管理权，其内容主要如下：①按死者生前的意愿处理尸体，如捐献、埋葬、火化等。②在死者生前没有明确表示时，由死者近亲属按自己的意愿处理尸体，但不得违法，不得违背公序良俗。③维护死者的人格尊严，主要是保护死者尸体的完整，保护死者的名誉、荣誉等人格不被侵犯。

本案中，被告人在未经死者全部继承人同意的情况下，擅自摘取死者的器官，破坏了尸体的完整，损害了死者的名誉，侵犯了死者继承人对尸体的管理权。侵犯死者继承人尸体管理权的民事责任形式有返还尸体（包括组织或者器官）、恢复原状、停止侵害、赔偿损失、赔礼道歉等。2001 年发布，2020 年修订的《最高人民法院关于确定民事侵权精神损害赔偿责任若干问题的解释》第三条规定，“死者的姓名、肖像、名誉、荣誉、隐私、遗体、遗骨等受到侵害，其近亲属向人民法院提起诉讼请求精神损害赔偿的，人民法院应当依法予以支持。”据此，被告人的违法行为侵犯了死者部分继承人（近家属）的尸体管理权，造成了近家属的精神损害，应予以民事侵权责任赔偿。其近亲属应另行民事诉讼维权。

（三）刑事责任的定性与变迁

虽然6名被告人犯故意毁坏尸体罪，被判处有期徒刑10个月到2年4个月不等，但该案的受害者家属石某林依然认为，对判决结果不能接受。不应按照故意毁坏尸体罪，而应按照组织出卖人体器官罪论处。根据我国《刑法》规定，犯侮辱尸体罪的，处3年以下有期徒刑、拘役或者管制；犯组织出卖人体器官罪的，处5年以下有期徒刑并处罚金，情节严重的处5年以上有期徒刑，并处罚金或者没收财产。

关于这两项刑事罪名的辨析，应从《刑法》条款的变迁来着手。

1997年10月1日颁布的《中华人民共和国刑法》第三百零二条对“盗窃、侮辱尸体罪”进行了规定，“盗窃、侮辱尸体的处3年以下有期徒刑、拘役或管制”。其中，盗窃尸体指行为人以非法占有为目的，秘密窃取尸体的行为，即采取为他人所不知晓的方法将尸体置于行为人自己实际控制支配之下，从而使他人丧失对身体的占有。侮辱尸体指以暴露、亵渎、毁损、涂画、践踏等方式损害尸体尊严或者有关人员感情的行为。我国曾发生一起“医生擅自摘取遗体眼球案”，其行为就符合了盗窃尸体罪的构成要件，只是其行为不具有严重的社会危害性，故不构成犯罪，不应承担刑事责任。但显然，本案情节并不符合上述犯罪定义。

随着器官移植手术的迅速发展与成熟，许多以前被认为“绝症”的疾病可以得到救治。为了规范人体器官移植，保证医疗质量，保障人体健康，维护公民的合法权益，2007年国务院发布了《人体器官移植条例》，确立了“禁止买卖”“自愿无偿”“自主决定”等基本规则。但由于器官受体与供体数量差距悬殊，器官供体的不足造成器官移植市场混乱，客观上导致了器官买卖黑市的产生。随着黑色产业链的发展，盗窃人体器官、组织贩卖人体器官、欺骗他人捐献器官等非法行为时有发生。

鉴于涉及人体器官犯罪的形式呈现多样化、复杂化的趋势，已严重威胁到人民群众的生命健康安全，为此2011年2月25日通过的《刑法修正案（八）》第三十七条规定，在刑法第二百三十四条[①]后增加一条“组织出卖人体器官罪”，作为第二百三十四条之一：

“组织他人出卖人体器官的，处5年以下有期徒刑，并处罚金；情节严重的，处五年以上有期徒刑，并处罚金或者没收财产。未经本人同意摘取其器官，或者摘取不满18周岁的人的器官，或者强迫、欺骗他人捐献器官的，依照本法第二百三十四条（故意伤

①《刑法》第二百三十四条“故意伤害罪”:“故意伤害他人身体的，处3年以下有期徒刑、拘役或者管制。犯前款罪，致人重伤的，处3年以上10年以下有期徒刑；致人死亡或者以特别残忍手段致人重伤造成严重残疾的，处10年以上有期徒刑、无期徒刑或者死刑。本法另有规定的，依照规定。”

害罪)、第二百三十二条(故意杀人罪)的规定定罪处罚。违背本人生前意愿摘取其尸体器官,或者本人生前未表示同意,违反国家规定,违背其近亲属意愿摘取其尸体器官的,依照本法第三百零二条(盗窃、侮辱尸体)的规定定罪处罚。”

修订后的《刑法》将此案中的行为认定和量刑进行了进一步明确,突出了违法行为判定的主要原则,即违反知情同意原则。若以后再次发生类似案件,则将会依法受到法律制裁。自2011年组织出卖人体器官“入刑”以来,北京、陕西、河北、浙江、福建、湖北、广西等省区市均有适用这一罪名的判例出现。例如,2014年8月,迄今为止我国最大一起非法买卖人体器官案件在北京市第一中级人民法院终审宣判,15名被告人包括组织者、中介、掮客和4名医护人员,共非法买卖人体肾脏51个,涉案金额达1034万元。组织者被以组织出卖人体器官罪判处有期徒刑12年,其他人则分别获3年半至9年不等的有期徒刑。

2015年8月29日通过的《刑法修正案(九)》第三十四条规定,将《刑法》第三百零二条盗窃、侮辱尸体罪修改为盗窃、侮辱、故意毁坏尸体、尸骨、骨灰罪:“盗窃、侮辱、故意毁坏尸体、尸骨、骨灰的,处3年以下有期徒刑、拘役或者管制”。

通过对比以上条款可以看出,组织出卖人体器官罪为行为犯,打击的是器官中间商。行为人应具有实施领导、策划、控制他人等“组织”性质的行为活动。组织者往往以给器官捐献者支付报酬为诱饵,拉拢他人进行器官出卖。且这种出卖行为得到了受害人的同意,即受害人能够意识到其行为是出卖器官,并且能够认识到出卖器官对身体造成的影响。本案中,石某林认为,6名被告人有组织、有分工,实施人体器官的获取,同样以“国家补偿”为诱饵促使家属“出卖”器官,理应符合“组织出卖人体器官罪”。但需要注意的是,《刑法》中出卖人体器官与《行政法》中的买卖器官概念并非等同。《行政法》中,器官的买卖支付对价,都可被视为买卖器官。但“组织出卖人体器官罪”中的“出卖人体器官”指自愿出卖自身器官,是活体器官,而不是他人器官或尸体的器官,否则无法体现受害人本人的同意。因此,本案并不符合组织出卖人体器官罪的构成要件。

如果未经对方同意便摘取其器官或摘取不满18周岁的人的器官,或者强迫、欺骗他人捐献器官的,则应依据故意伤害罪或故意杀人罪论处。因为人体器官捐献应遵守自主决定原则,而自主决定的前提是具有完全民事行为能力。无民事行为能力人和限制民事行为能力人无权决定,甚至包括其监护人和法定代理人也无权代理决定。因此,若组织者或行为人侵犯了受害人的意思自由,违背了受害人捐献器官的自主选择意识,此种情况下组织者的行为已经超出了“组织”的范畴,已经对受害人的身体健康权甚至生命权造成威胁,应以故意伤害罪或故意杀人罪论处。本案中,石某林的代理律师分析了杨某勋在法庭上的辩词,推测石某林的母亲李某在被推出医院,进入器官摘取手术救护车时,很有可能并没有死。究竟是先宣布临床死亡后摘取器官,还是先摘取器官后宣布临床死亡呢?如果因摘取器官致死,则应按照故意杀人罪论处。因为患者李某当时处于丧失反抗能力的状态,是不可能表示自愿同意的,而且也不可能同意捐献肝脏、双肾这类关系生命的器官。正是为了避免此类情况,我国明确规定“摘取尸体器官,应当在依法判定尸体器官捐献人死亡后进行。从事人体器官移植的医务人员不得参与捐献人的死亡判定”。并且捐献器官的获取工作必须由器官获取组织实施，由人体器官捐献协调员见证捐献器官获取全过程、核实并记录。本案中，现场并无官方的器官获取组织成员和协调员在场实施与见证，并且由获取器官的医生来判定捐献人死亡，才导致受害人家属的强烈质疑。但我国在刑事责任的认定中采用“疑罪从无”的原则，除非有充足的证据证明，否则是无法给犯罪嫌疑人定罪量刑的。这既是对犯罪人的惩处，也是对犯罪人的保护。故这种可能性虽无法彻底排除，但也无法据此定罪。

如果违背本人生前意愿摘取其尸体器官，或者本人生前未表示同意，违反国家规定，违背其近亲属意愿摘取其尸体器官，则构成故意毁坏尸体罪。故意毁坏尸体罪所依据的是《刑法》第三百零二条。本罪客体、所保护的法益为善良社会风尚和公共秩序，行为对象是尸体。客观方面表现为故意毁坏尸体的行为，不仅包括毁坏整具尸体，也包括毁坏尸体的一部分，如摘取尸体的器官。主体为一般主体。主观方面表现为故意。因此，本案法官最终将6名被告人按照故意毁坏尸体罪定罪量刑，定性是准确的。

伦理与社会问题分析

移植手术被誉为20世纪最伟大的医学奇迹之一，但其举步维艰，根源在于两方面原因：供体器官供不应求和异体器官免疫排异。免疫排异问题目前正在积极探索解决，但器官供应问题成为当前的发展瓶颈。

供体器官供不应求是因为需要做器官移植的患者太多，而合适的供体器官太少。根据世界卫生组织的统计，全世界需要紧急器官移植手术的患者数量与所捐献的人体器官数量比为20 ∶ 1，若加上靠药物维持等候器官移植的患者，该比例将增到30 ∶ 1。在我国，从2015年1月1日起，全面停止使用死囚器官作为移植供体来源，公民自愿捐献成为中国器官移植供体的唯一合法来源。现阶段我国的公民身后器官捐献率仅约0.6/100万人口，是世界上器官捐献率最低的国家之一。根据中国人体器官捐献管理中心的数据显示，截至2019年8月，中国器官捐献志愿登记人数已经超过150万。我国目前每年约有30多万患者急需器官移植，但每年真正能够配型成功、开展器官移植手术仅为1万余例。器官资源在中国是一种极其稀缺的资源。要想真正遏制人体器官非法买卖，要在法律中强化对器官买卖者的惩罚，更要在依法打击地下器官买卖的同时，进一步明确人体器官捐献程序和补偿机制，建立国家器官移植管理体系，推动自觉捐赠成为国民共识，持续提高器官捐赠基数，扭转供需矛盾，才能真正让涉及人体器官违法犯罪销声匿迹。

这方面，就需要在伦理学的角度上进行深层次的分析与辩证思考，从而制定相应政策或得出相应结论。在医学伦理学中，存在四大基本原则：不伤害原则、行善原则、自主决定原则和公平正义原则。在人体器官移植中同样遵从以上原则。

（一）不伤害原则

不伤害原则来源于传统的西方医学伦理格言“above all，do no harm”（首要的是不伤害），指任何人虽然没有义务去造福他人，但绝对有责任不伤害他人。在器官移植中，应注意受赠者在重获生命的同时，避免捐赠者和受赠者双方身心受到可能的伤害。

尤其是活体器官捐献与尸体器官捐献有所不同，在活体器官捐赠方面，目前以亲属间捐赠器官为原则，因为近亲间排斥可能性较低。活体器官捐赠对捐赠者身体的影响几乎是必然的。因此，在摘取活体器官前，应充分评估捐赠者的健康安全，进行专业的心理、社会、医学评估，确认条件适合，确认除摘取器官产生的直接后果外，不会损害捐献人其他正常的生理功能，并对捐赠者进行充分风险告知，提请人体器官移植技术临床应用与伦理委员会审查通过，在无压力、无任何金钱或对价交易行为的情况下，自愿捐赠器官。不可以牺牲一个人的生命或健康为代价去换另一个人的生命和健康。不管社会如何发展，也要以尊重生命为最重要的道德准则。但任何器官或组织移植，对捐赠者的健康或多或少都会造成影响。因此，此处所采用的是“衡平”方法，即平衡利益与伤害。

在摘取尸体器官前必须确定患者已死亡，否则其性质就变成了故意伤害或杀人。为了彻底杜绝这种可能性，要求从事人体器官移植的医务人员不得参与捐献人的死亡判定，并且器官获取组织应当在红十字会人体器官捐献协调员第三方现场见证下获取捐献器官，不得在医疗机构以外实施捐献器官获取手术。

（二）行善原则

行善原则又称利他原则，在不伤害他人之外，要求我们要进一步关心并致力于提升他人的福祉。其终点是“止于至善”。

对于人体器官移植而言，捐献器官正是行善原则的充分体现。公民出于行善利他的愿望，希望无偿捐献自己的器官来救助他人生命。而一旦任何经济回报因素、情感因素等掺杂其中，便会使行善的愿望不够纯粹。

活体器官捐献的捐献者冒着相对更高的风险，此时的捐赠必须是亲情与家庭福祉使然。失去一个非生命器官与失去一位亲属相比，此时才能进行衡平，相对强调功利的结果，即器官移植的功用。因此，个人当然可以指定自己的活体器官捐赠对象。而尸体器官捐献则不同。捐赠具有赠予性质（非《民法》中的赠予），而捐献则具有无私奉献的性质。一字之差，性质大不同。捐献并非针对某个特定的人，而是针对所有人，是无差别化的仁慈、博爱、人道主义，是纯粹化的行善，相对更强调道德的行为本身，即善意之举。因此，尸体器官捐献在实务中禁止指定接受者，采用双盲原则——捐献者与接受者互不知晓对方信息。不管是本人生前决定捐献尸体器官，还是近亲属（继承人）共同决定捐献尸体器官，都没有处分权指定接受者，须由器官分配系统进行统一分配。这其中同时也包含了对捐献者行善原则的保护目的。如果能够指定接受者，当接受者为了早日获得器官得救，便存在动机故意使捐献者提早死亡或通过金钱、威胁等方式诱导或迫使捐献者提早死亡。但关于该问题，学界存在一定争议，有法律强行征收个人尸体捐献器官所有权及处理权的嫌疑。因此，在我国台湾地区，2014年已经发布规定正式许可了尸体器官的指定捐赠。

（三）自主决定原则

自主决定原则指一个行动者对自己的行为有完全的自主权和能力，包含自我管理、自我负责与自我选择。自主决定原则有3个特性：自愿性（自觉自愿非强迫）、目的性（理性基础上的决定）和坚定性（不受外界干扰）。对于人体器官捐献而言，自主决定原则的背后是自然人的生命权、身体权、健康权。正因为自然人有权维护自身的生命健康，有权维护身体完整并支配其身体，才相应有权利进行自我管理。

尤其是针对活体器官捐赠，医务人员在诊疗之前，应先向患者说明病情、医疗措施、医疗风险、替代医疗方案、各自优缺点等内容，征求患者的意见，由患者自主决定，即知情同意。

对于尸体器官捐献，则涉及尸体性质与权属。如前文所述，可分为2类：本人生前同意和死者近亲属共同同意。自然人的民事权利始于出生，止于死亡。死者的尸体作为一种特殊的物，是具有人格性（残存死者人格性）的物。自然人依法对自己生前身体和死后尸体享有支配权、控制权、处分权，包含同意或不同意进行器官捐献，但不包括买卖收益。人格活动不论何时何地均代表人格主体的精神，其关于死后的自我决定，即使人格主体在时间上已不存在，仍应有效，超越死亡而存续。尸体器官捐献的合法性，始于对自然人自主决定原则的尊重。继承人所继承的是尸体的管理权。在死者生前没有明确表示时，由死者近亲属按自己的意愿处理尸体，但不得违法，不得违背公序良俗。而二者意思表示存在冲突时，自然人生前对于尸体的处分权高于近亲属对尸体的管理权，即包括本人生前同意捐献尸体器官的，其近亲属不可拒绝尸体器官捐献；本人生前表示不同意捐献尸体器官的，其近亲属不可捐献尸体器官；本人生前关于尸体器官捐献的意思表示，仅限本人能够撤销，其近亲属不可撤销；仅本人生前未作表示时，其近亲属可共同决定是否捐献尸体器官。为了进一步保障自主决定原则，该同意或不同意当以书面或遗嘱方式作为依据。

需要注意的是，可以共同决定尸体器官捐献的近亲属，并非等同于《民法》中的近亲属范围。近亲属具有死者尸体的管理权，是源于法定继承。法定继承人与近亲属的范围相近，存在交叉，但并不等同。《民法典》第一千二百二十七条规定，配偶、子女、父母为第一顺序继承人。继承开始后，由第一顺序继承人继承，第二顺序继承人不继承。根据《人体器官移植条例》，具有死者尸体管理权的仅限第一顺序继承人，并非全部继承人，更并非全部近亲属。

第一顺序继承人彼此间对于尸体的管理权是相同的，无先后高下之别。因此，死者第一顺序继承人决定尸体器官捐献时，必须取得其配偶、成年子女、父母中所有完全民事行为能力人的共同同意。其中任何人表示不同意或未表示意见的，则无法摘取死者的尸体器官。

本案中，医方仅取得死者配偶和女儿的签字同意，却未告知死者的儿子和母亲，未充分尊重二位继承人的自主决定权和尸体管理权，在二位不知情的情况下擅自摘取了其亲属的尸体器官。虽二位并不具有尸体的所有权，但医方的行为在其二位看来，也无异于盗窃。

权利的充分尊重和工作的执行效率有时会有相反作用。但权利的尊重是底线，只能在充分尊重权利的前提下提高工作效率，而不能为了工作效率去践踏合法权利。

（四）公平正义原则

社会资源总体上很难完美无缺，这是人类社会生活的现实，因此才产生公平正义原则。从内涵来看，公平正义包括权利公平、机会公平、规则公平、分配公平等多个方面。拉南·吉隆教授认为其包括公平分配不足的资源（分配正义）、尊重人的权利（权利正义）及尊重道德允许的法律（法律正义）。此时的公平正义成为一种分配医疗资源的工具。

只要一个有价值的对象是稀有缺乏的，以至于不是所有人都能获得其希望拥有的量，或者不是所有人都能避免不悦的话，就会提出分配正义的问题。在分配正义上，我们强调的是机会均等、法律面前平等，不能根据肤色、血型、性别、社会等级、财富等进行不同的分配。这里的平等不是绝对均等化，不是平均主义，不是齐头式平等，不代表毫无差别。不同疾病症状、不同严重程度患者进行区别对待或者相同对待，是医务人员行使诊疗权自由裁量的必须。针对不同患者采取适宜的诊疗措施，提供相应的医疗服务，才是医疗资源的分配公平。

尤其在人体器官移植中，分配公平的背后是生命的取舍，更加凸显其重要性。供不应求的情况下，必然会出现优先级，该先后顺序正是公平正义的规则体现。年龄排序、严重程度排序、时间排序……任何一种方式都无法保证绝对的公平。甚至还会出现如电影《误杀2》所讲述的情节一样，即将植入的器官却在最后一刻被权力拦截，底层人民遭遇令人窒息的权力不公。因此，为了实现公平正义原则，在实践中，平等、公正、效率与需求等分配原则必然会相互竞合。有学者提出可以依据以下3个标准判定：一是临床医学标准，即医生应用自己的专业知识分析移植的禁忌证、适应证和组织的相容性等，对受体进行全面评估，并做出是否适合器官移植的判断；二是医学观标准，即年轻受体优先原则、移植术后预期生活质量高者优先原则；三是非医学因素的社会标准，即根据受体所带来的社会价值和应付能力等社会方面的因素。

自《中国人体器官分配与共享基本原则和肝脏与肾脏移植核心政策》（2010版）发布实施以来，通过建立中国人体器官分配与共享计算机系统严格执行该分配政策，实现了捐献肝脏和肾脏分配与共享的科学化、公平化、公开化、公正化和透明化。2018年再次修订更新为《中国人体器官分配与共享基本原则和核心政策》，明确符合医疗需要、适宜、医院－区域－全省－全国逐级分配共享、避免浪费、最大限度增加手术机会、提高分配效率、降低死亡率、优化匹配质量、保证公平性、避免分布不均、坚持计算机系统进行分配共享等基本原则。以肝脏为例，其移植匹配排序的主要因素包括医疗紧急度评分、地理因素、年龄因素、血型匹配、公民逝世后器官捐献、活体器官捐献、肝胆移植等待时间等，较之前版本进一步细化全面，更加体现了分配的科学公正。

（五）禁止买卖

有人认为，器官买卖可以提供穷困家庭一笔可观的收入。捐赠一个活体器官并不会导致死亡，拿器官换取维持生存的金钱是“完全自愿”的，否则有时候连生存都是难题。而且身体权和自主决定权本身就是自己的人格权，我的身体我做主，我有处置自己身体的自由。若是捐献尸体器官就更不必担忧了，反正亲人已经去世了，人死不能复生，既然如此那不如卖了器官。

对于接受者而言，没有可供移植的器官就意味着失去生命，而与生命相比，任何金钱又算得了什么？在当前器官移植极度供不应求的情况下，与其遥遥无期地等待，不如花钱买来一个器官延长生命。“我要命，他要钱”“我出钱，他出器官”，这是等价共赢的。一旦器官能够买卖，市场便会自我调节决定器官真正的价格，还能刺激市场提高供应，解决目前短缺现象。

对于从事器官移植的医疗机构和医务人员而言，器官买卖也许能够提高器官的供应量，从而能够救治更多生命垂危的患者。不仅有利于医疗技术的发展，而且从中能够得到可观的收入。

如此一举多得、多方共赢的买卖，为何不能实施呢？很显然，这样的托词有意忽视了“人格尊严”和“非法得利”。在此问题上，之所以禁止人体器官的买卖，正是为了坚持医学伦理的四原则。

人体器官虽与身体分离，但不是法律意义上的物，仍具有残留的人格权，理应受到保护，不可成为买卖的标的。1987年，世界卫生组织提出禁止人体器官买卖，理由是买卖行为涉及亵渎人的尊严价值，并与世界人权宣言相抵触。2008年，国际器官移植学会提出《伊斯坦布尔宣言》，首次针对器官移植、器官捐赠与商业行为等议题做出澄清与界定，禁止人体器官非法交易（违法犯罪行为）和商业化交易器官的行为。人格尊严、人格权是无法标价的，这不是对人格权的尊重，而是对人格尊严的侮辱。就生命价值而言，没有任何一个人的生命可以高于其他人，因此，任何人都不能成为他人的身体零件可供拆装。仅以经济论器官，将人体器官沦为“按斤论价”的商品，只能成为人性的讽刺。而且器官买卖违背法律法规、公序良俗，为了器官顺利交易、牟取金钱利益，而刻意隐瞒器官来源与出售者病史及健康状况，置他人生命健康于不顾。

当然，器官虽然禁止买卖，但对于器官捐献者而言，高额的医疗费用和亲人去世的悲痛结局确实给家庭后续的生活带来了极大的困难。对于其捐献器官如此巨大的付出，在不与买卖抵触的前提下，可以通过多种措施给予捐献者家庭相应补贴或奖励，或称为“有偿捐赠”。有偿捐赠与器官商品化的本质性区别在于有偿是处于道义上的感谢礼遇和对捐赠方身体所受创伤的补偿，并不等同于器官的价值。例如，美国器官捐献者可以申请生活费等其他费用的补贴或者一定范围内的抵缴税额；新加坡由政府向捐献者提供各种类型一定金额的经济补偿；伊朗则由政府和器官接受者或慈善组织分别给予捐献者两笔财务补偿。我国深圳最早开始试点给予捐献家属适当的经济救助。深圳红十字会建立人体器官捐献人道救助基金联合移植医院的捐款，共同用于器官捐献者的医疗救助。

此外，应大力加强对器官捐献者的精神鼓励。国家应当加强对捐献制度的宣传力度，打造公众人物示范机制，发挥公共人物和先进人物的带头模范作用，营造捐赠者、接受者和旁观者三方的良性互动的社会氛围，让旁观者见证善行，将声誉赋予捐赠者。此外，可以通过设置捐献纪念日等方式，增强公众对捐献工作的关注和对捐献行为的重视，使我国成为捐献大国，移植强国。

（樊　荣）

参 考 文 献

[1] 张万军. 非法摘取11名死者器官，皖苏两地4名医生获刑，受害者家属这么说[N]. 楚天都市报，2020-11-30.

[2] 朱远祥. 怀远非法摘取器官案判决：涉及11名死者，4医生被判毁尸罪[N]. 澎湃新闻，2020-11-25.

[3] 朱远祥. 死者肝肾被"假捐献"，6医护人员被捕，事发安徽怀远[N]. 澎湃新闻，2019-08-18.

[4] 向凯，李云蝶. 失踪的肝和肾：神秘救护车、46万封口费、千里外的医院[N]. 新京报，2019-08-26.

[5] 乔迟. 蚌埠非法捐赠器官案宣判，重症科主任作案11起，被判两年两个月[N]. 新京报，2020-11-25.

[6] 尹海月，汪琦雯. 人体器官违规捐献调查：封口费46万，假捐献真买卖[N]. 中国青年报，2019-08-29.

[7] 国家卫生健康委员会综合监督局，国家中医药管理局政策法规与监管司. 医疗机构依法执业指引[M]. 北京：中国人口出版社，2020.

[8] 王利明. 人格权重大疑难问题研究[M]. 北京：法律出版社，2019.

[9] 中国审判理论研究会民事审判理论专业委员会. 民法典人格权编条文理解与司法适用[M]. 北京：法律出版社，2020.

[10] 刘鑫，陈伟，张宝珠. 民法典时代医疗活动实务指南[M]. 北京：国家行政管理出版社，2021.

[11] 霍原. 论《民法典》对器官捐献自己决定权的规范回应[J]. 学术交流，2017（6）：122-128.

[12] 最高人民法院民法典贯彻实施工作领导小组. 中华人民共和国民法典人格权编理解与适用[M]. 北京：人民法院出版社，2020.

[13] 睢素利. 中国影响性涉医案件法律与伦理评析[M]. 北京：中国协和医科大学出版社，2019.

[14] 于海寅. 医学博士的行为是否构成犯罪：未经同意擅自移植尸体角膜案的法律分析[J]. 中国律师，1999，（11）：16-19.

[15] 莫洪宪，杨文博. 关于刑法修正案（八）组织贩卖人体器官罪的解读[N]. 法制日报，2011-03-02.

[16] 原嘉唯. 遗体，捐还是不捐[N]. 辽宁职工报，2014-07-21.

[17] 余胜利. 组织出卖人体器官罪的完善：从我国目前最大一起组织出卖人体器官案谈起[J]. 魅力中国，2014（23）：1.

［18］孙思娅．贩肾51枚涉案超千万15人获刑［N］．京华时报，2014-08-22．
［19］李钢，徐青松．一起“器官假捐案”引发的思考［J］．中国卫生法制，2020，28（2）：88-90．
［20］高映．论盗窃、侮辱尸体罪的缺陷与完善：以《刑法修正案（九）》为背景［J］．法制博览，2016（18）：245．
［21］罗翔．刑法学讲义［M］．昆明：云南人民出版社，2020：230-233．
［22］《手术两百年》主创团队．手术两百年［M］．北京：科学技术文献出版社，2020．
［23］黄丁全．医疗法律与生命伦理［M］．北京：法律出版社，2010．
［24］张建莹，张盼盼，施媛娇，等．我国器官移植的家庭影响因素与对策研究［J］．中国医学伦理学，2017，30（2）：237-240．
［25］马克思．资本论（第一卷）［M］．北京：人民出版社，1958：839．
［26］李振南．医生非法摘取人体器官，需要斩断的不只是内鬼的黑手！［N］．澎湃新闻，2020-12-14．
［27］梅志．器官移植的伦理审视［D］．湖北大学，2016．
［28］何建志．医疗法律与医学伦理［M］．台北：元照出版有限公司，2016．
［29］孙慕义，徐道喜，邵永生．新生命伦理学［M］．南京：东南大学出版社，2003．
［30］曾淑瑜．医疗伦理与法律15讲［M］．台北：元照出版有限公司，2016．
［31］曾淑瑜．医疗法律伦理［M］．台北：元照出版有限公司，2007．
［32］石崇吉．我国人体器官捐献立法问题研究［D］．沈阳师范大学，2020．
［33］陶若愚．器官捐赠推定同意制度的近亲属处分权研究［J］．医学与法学，2021，13（1）：76-79．
［34］姜涛，郭军，杨杨，等．公民逝世后器官捐献成功与失败的因素分析［J］．医学与哲学，2019，40（8）：18-21，60．
［35］刘玥．器官移植伦理问题研究进展［J］．东南国防医药，2016，18（2）：219-221．
［36］善水．“假捐献”，背后藏着多少黑幕？［J］．故事家，2019（19）：30-31．
［37］李英兰，李思．人体器官买卖的法理分析［J］．江西广播电视大学学报，2016，18（4）：55-60．
［38］威廉·奥斯勒．生活之道［M］．邓伯宸，译．桂林：广西师范大学出版社，2007．
［39］桑德尔．公正：该如何做是好［M］．朱慧玲，译．北京：中信出版社，2012．
［40］徐晗宇，姜鑫．人体器官有偿捐赠的思考［J］．世界最新医学信息文摘，2019，19（96）：357-358．
［41］李菁菁．我国遗体器官捐献的立法原则与规则构建［J］．中国卫生法制，2021，29（5）：83-87．
［42］GILLON R．Medical ethics：four principles plus attention to scope［J］．British Medical Journal，1994（309）：184-188．

南通儿童福利院切除智力障碍少女子宫案

——智力障碍少女身体权和监护人的监护职责

案情回顾

2005年，媒体陆续爆出：南通儿童福利院联系当地医生，为两名智力障碍少女切除了子宫。此案一经爆出，即刻受到了社会的广泛关注。

事件最初由南通儿童福利院副院长陈某某引起。陈某某经福利院院长廖某同意后，以便于照顾两位智力障碍少女，避免月经导致两名少女生活不能自理为由，通过私人关系联系到南通大学附属医院妇科主治医生苏某某，希望其为两位少女进行子宫切除手术。考虑到该行为在国家三甲医院难以实施，苏某某找到副主任医师王某某，让其联系其他小医院。王某某联系了南通城东医院，该医院同意接诊患者，并免去手术费用，对外宣称“阑尾炎手术”。2005年4月14日，王某某到城东医院与医师许某某、冯某某共同完成了手术。

该事件很快被媒体关注并爆出。2005年4月22日，参与该事件的相关人员被警方带走。2006年7月5日，江苏省南通市崇川区法院对本案做出一审判决，以故意伤害罪判处陈某某有期徒刑1年，缓刑2年；廖某及妇产科医生王某某、苏某某管制6个月。

法律问题分析

本案的4位被告人最终以故意伤害罪获刑，但本案并不是一起简单的故意伤害案件。从朴素的正义观出发，本案被告人本意并非为了伤害而伤害，而是自以为是地认为是为了受害人“好”而为之，最终却触犯了刑法，造成不可挽回的后果。

下面从3个层面对本案涉及的法律问题展开探讨。

（一）刑法层面

前文已经提到江苏省南通市崇川区法院最终以故意伤害罪判处被告人。

《刑法》第二百三十四条故意伤害罪规定：故意伤害他人身体的，处3年以下有期徒刑、拘役或者管制。致人重伤的，处3年以上10年以下有期徒刑；致人死亡或者以特别残忍手段致人重伤造成严重残疾的，处10年以上有期徒刑、无期徒刑或者死刑。本法另有规定的，依照规定。

对于本案行为人是否构成故意伤害罪，可从本罪的构成要件进行分析。

首先，就客观方面而言，故意伤害罪的客观方面是实施了故意伤害他人身体的行为，福利院要求医务人员非法摘取患者器官的行为侵犯了少女的身体权、健康权，属于典型的故意伤害行为。

其次，故意伤害罪的主观方面为故意，即明知道自己的行为会伤害到他人身体，仍希望或放任该结果的发生。本案中，无论是福利院的领导还是专业的医生，均知晓切除患者子宫属于伤害他人身体的行为，而依然追求这种结果的发生，是法律意义上的故意，符合故意伤害罪的主观方面。

再次，该罪的主体是一般主体。本案中福利院副院长要求医务人员非法摘除少女子宫，无论是医务人员还是福利院做决策的工作人员均构成故意伤害罪。几人属于共同故意，均需要承担法律责任。其中福利院副院长是造成本案的提议者，在该犯罪活动中起到了主要作用，属于主犯，依法应当从重处罚。故也是案例中被判处刑罚最重的被告人。

最后，本罪的客体是人的身体权。

综上所述，本案中福利院副院长与医务人员的行为符合《刑法》第二百三十四条规定，属于典型的故意伤害行为，构成故意伤害罪。福利院所称为了方便照顾智力障碍少女，避免其受到其他侵害无法成为正当理由阻却本案行为的违法性。

本案发生时间为2005年。2011年，《刑法修正案（八）》在原条文的基础上专门增加摘取未成年人器官的相关规定：摘取不满18周岁的人的器官，依照本法第二百三十二条、第二百三十四条的规定定罪处罚。该法律规定体现了国家对于未成年人的特殊保护，立法的背后也很有可能是受到了本案的影响。

（二）婚姻家庭及生育权利层面

婚姻家庭层面的权利属于《宪法》层面的权利，受到法律保护。本案值得探讨的问题是，两名少女为智力障碍，生活无法自理，福利院要求医务人员对其进行子宫切除，除为便于自己工作外，暗含福利院认为这两位少女今后无法有正常的婚姻生活，为其保留该器官功能对两位少女有害无益。

然而，根据案发当时的《婚姻法》第七条规定，有下列情形之一的，禁止结婚：直系血亲和三代以内的旁系血亲；患有医学上认为不应当结婚的疾病。

智力障碍并不属于禁止结婚的疾病，结婚也仅仅对年龄及自愿性做出要求。故福利院想当然地认为两位少女无法有正常婚姻生活的假设，实际侵犯了智力障碍少女的权利。

对于上述观点，学术界存在一定争议。有观点认为，行为能力是自愿性的基础，限制行为能力人或无民事行为能力人无自愿的可能性，故从法律体系解释学来看，虽然法律并未将无民事行为能力作为结婚的禁止条件，却是法律的应有之意。但限制能力人真的没有结婚自愿的决策能力么？如果是间歇性患者或者对于部分智力障碍患者而言，不一定完全不能理解结婚的含义。

何况，子宫也不仅仅是一个生育器官，子宫对于维系一个女性正常的生理功能非常重要。我们仅从生育功能来看子宫，无疑是将人物化了。故无论本案被告人的行为是否侵犯了受害人未来婚姻家庭生活的可能性，该行为对于受害人本身而言都是侵权行为。

（三）监护制度层面

关于福利院的监护制度同样是我们在本案中需要反思的内容。本案发生时间为2005年，无论是当时的《民法通则》，还是现行的《民法典》，都规定了监护人应当保护被监护人，监护人的决策应当有利于被监护人的利益。

《民法通则》第十八条规定：监护人应当履行监护职责，保护被监护人的人身、财产及其他合法权益，除为被监护人的利益外，不得处理被监护人的财产。

监护人依法履行监护的权利，受法律保护。

监护人不履行监护职责或者侵害被监护人的合法权益的，应当承担责任；给被监护人造成财产损失的，应当赔偿损失。人民法院可以根据有关人员或者有关单位的申请，撤销监护人的资格。

《民法典》第三十四条规定：监护人的职责是代理被监护人实施民事法律行为，保护被监护人的人身权利、财产权利以及其他合法权益等。

监护人依法履行监护职责产生的权利，受法律保护。

监护人不履行监护职责或者侵害被监护人合法权益的，应当承担法律责任。

因发生突发事件等紧急情况，监护人暂时无法履行监护职责，被监护人的生活处于无人照料状态的，被监护人住所地的居民委员会、村民委员会或者民政部门应当为被监护人安排必要的临时生活照料措施。

第三十五条规定：监护人应当按照最有利于被监护人的原则履行监护职责。监护人除为维护被监护人利益外，不得处分被监护人的财产。

未成年人的监护人履行监护职责，在做出与被监护人利益有关的决定时，应当根据被监护人的年龄和智力状况，尊重被监护人的真实意愿。

成人的监护人履行监护职责，应当最大限度地尊重被监护人的真实意愿，保障并协助被监护人实施与其智力、精神健康状况相适应的民事法律行为。对被监护人有能力独立处理的事务，监护人不得干涉。

从《民法通则》到《民法典》，虽然在监护职责的细节上有了较大的进步，但基本原则并未改变。监护的职责是保护被监护人的人身、财产权利及其他合法权利。在本案中福利院是否为智力障碍少女的监护人在新闻报道中并未明示。但是从年代推断，当年福利院中的无民事行为能力人或限制民事行为能力人的监护人主要是福利院。如果福利院为少女的监护人，福利院工作人员为了自己工作的便利，侵犯少女的身体权、健康权明显是侵犯了被监护人的人身权，应承担相应的法律责任。即使少女由其他人员或机构担任监护人，福利院私自联系医院为患者进行子宫切除手术，同样属于侵权行为。

伦理与社会问题分析

社会各行各业并非所有的职业天然以“善”为逻辑起点，而福利院与医疗机构却是以“善意”“救助”为前提而存在的行业。福利院是社会慈善机构，是为了帮助社会弱势群体而建立的社会帮扶组织，是社会良心的体现；而医务人员以敬佑生命为天职，以救死扶伤为己任，是天然具备崇高性的职业。然而，本案却发生在这样两个机构，本案的被告人却属于这样两个群体。

从社会伦理道德的层面，福利院工作人员与智力障碍少女是一种类似抚养人与被抚养人的关系，而医生与智力障碍少女则属于医患关系。

（一）福利院工作人员与智力障碍少女

我国《宪法》第四十五条规定：中华人民共和国公民在年老、疾病或者丧失劳动能力的情况下，有从国家和社会获得物质帮助的权利。国家发展为公民享受这些权利所需要的社会保险、社会救济和医疗卫生事业……国家和社会帮助安排盲、聋、哑和其他有残疾的公民的劳动、生活和教育。

福利院是实现国家、社会对于弱势群体帮扶，体现社会人道主义的重要场所。福利院有义务妥善地照顾每一位被送到福利院的人员，这是社会常识。然而，这样的常识却需要具体的标准。

1. *“妥善”决策的标准问题* 如何评价“妥善”是需要探讨的问题。这是一个比较模糊、难以量化、需要具体场景具体分析的问题。我们应当试图提出一个相对合理的标准，为儿童权益保障提出依据。笔者认为，儿童福利院相当于代替了福利院中被抚养儿童的父母，他们对儿童所做出的医疗或其他方面的利益决策，应当达到一般的、善良的家庭中父母对待自己孩子的标准。我们暂且称之为“善良家父”标准。在一般的家庭中，无论孩子出现何种问题，正常的父母都不会以主动侵害其身体健康利益作为解决问题的手段，故如果运用“善良家父”这个标准，福利院的决策显然有所不妥。

2. *智力障碍少女利益与福利院利益冲突问题* 在本案中，福利院工作人员为了自己的便利，以生活不能自理为由要求医务人员切除智力障碍少女的子宫。这实际上是智力障碍少女与负有照顾职责的福利院的利益发生了冲突。

如果冲突的利益主体均属于智力障碍少女，则如何抉择，我们尚且需要进行详细的讨论与分析。例如，对于一个直肠癌患者而言，切除肛门更有可能延长生存期，但将大幅度降低生活质量；而保留器官可能会导致肿瘤残留或容易复发。在生存期与生存质量之间如何决策，是伦理学难题。

然而，本案中一方面是智力障碍少女的身体权、健康权（此处暂不谈子宫对于女性的特殊意义），另一方面是福利院工作人员的工作便利。二者孰轻孰重，维护哪一种权益对智力障碍少女更为有利，显而易见。

这个案件同时让我们看到，当福利院与智力障碍少女的利益发生冲突时，智力障碍少女的权利是难以得到保障的。智力障碍少女正因为是社会中的弱势群体才被送到福利院，才需要社会力量的关注与照顾。福利院本来应该是她们的避风港。然而，如果福利院站到了智力障碍少女的对立面，则少女们几乎没有反抗的方法。2021年生效的《民法典》明确了民政部门的监护职责，许多福利院的儿童监护人从福利院变更成为了民政机关，也许正是考虑到对于社会上无家庭成员照顾的弱势群体，需要社会力量进行照顾的残障人士，需要将日常照顾人与监护人分离，形成相互的监督与制约，才有可能更好地维护被监护人的利益。

3. *权利的优先保护问题* 无论是从法律层面还是从伦理道德层面，无论是监护人还是照顾者，在为智力障碍少女做决策时都应当做出对智力障碍少女有利的决策。然而，在报道中，我们也看到福利院并非完全未考虑智力障碍少女的利益。在福利院看来，智力障碍少女生活无法自理，切除子宫对于少女的未来也是有利的。如果这确实是福利院决策者真实的初衷，我们则有必要探讨一下权利的顺位问题，即当智力障碍少女的多项权益冲突时，我们应当优先保障何种利益。

切除子宫侵犯智力障碍少女的健康权益、身体权益，以及作为女性的基础；而保留子宫则可能导致智力障碍少女生活不便。两者相比，我们认为应当优先保障前者。原因在于，前者一经切除则无法替代；而后者只是给智力障碍少女及其照顾者带来一定程度的不便，是可能通过一定的方法予以解决的。除非不切除子宫将威胁到智力障碍少女的生命或严重损害其健康利益，导致少女无法生活。单纯的生活不便不能作为优先于生命健康、身体完整的权益进行保障。

这里还暗含着另一层次含义，前文已经有所涉及。即福利院工作人员认为智力障碍少女受到其智力的限制无法进行正常的婚姻家庭生活，所以留着子宫也没有用，还可能遭受其他的侵害。对此，上文已经从法律层面说明，智力障碍并不属于法律上不可结婚的情形。在此，我们认为这种观点在伦理学层面也无法得到支持。我们姑且不说智力障碍少女未来生活的可能性，仅从无用即切除器官的观点出发，这无疑是将人物化。这样的考量否定了少女的自主性未体现出对于人格的尊重。

4. *福利院工作人员的工作职责与职业伦理规范* 各行各业都有自己独特的职业规范，但爱岗敬业、不断精进却是所有行业的职业准则。从这样一个层面，福利院的工作人员如果认为照顾这样的智力障碍少女有难度，其应当从自己的专业出发，通过内部经验交流与外部学习不断精进自己的业务能力。智力障碍少女在福利院中显然并非罕见群体，而在少女性成熟后切除子宫绝非“行业规范”。故通过交流学习，寻求照顾此类少女的方法；工作中投入更多精力去照顾该类人群，才是作为福利院工作人员应该思考的问题。而非用最简单粗暴的方式解决问题，最终触犯了法律的底线。

同时，作为福利院的工作人员最基本的职业道德是尊重弱势群体。将弱势群体作为人对待，而非作为客体，作为物，作为对象。既然选择了进入这样一个领域工作，工作人员就应当充分认识自己的工作职责与使命，对儿童福利院的儿童负责，对自己负责，也是对社会负责。

另外，本案被告人最终以“故意伤害罪”获刑。然而法律层面上的“故意”与伦理道德层面上的“故意”有所区别。“故意伤害罪”中的故意即行为人明知道自己的行为会伤害到被害人的身体，依然希望或放任该结果的发生。就本案而言，只要行为人完整知晓自己要求医生摘除少女子宫的行为是摘除智力障碍少女健康器官的行为即构成本罪的故意。至于摘除的目的是否是为了智力障碍少女好，在所不问。而伦理层面的“故意”则主要是主观上行为人是否存在“恶”。从伦理层面分析，也许行为人并不觉得自己的行为是“恶”，或者说福利院的决策者并非想要故意侵犯少女、谋害少女，而是他们认为这是对少女有利，或至少是无害的行为。而这种行业中朴素的价值观产生的“恶”所导致的危害结果也许不亚于有意之恶，因为有意之恶毕竟是社会中的少数，而人们因为观念落后所导致的无意之恶则可能更具普遍性。

（二）医务人员与智力障碍少女

在柴尔德里斯与比切姆合著的《生物医学伦理学原理》中，系统阐述了生命伦理学的4个基本准则：不伤害、有利、尊重自主性和公正。这4项原则在生命伦理学领域被广泛引用。本案我们可以从不伤害和尊重患者自主性两个原则入手进行伦理学分析。

1. 不伤害原则　医务人员以救死扶伤为己任。医务人员不可能挽救所有生命的离世，抚平所有伤痛，但在行医的过程中，医务人员不应当为患者带来不合理的伤害。该伦理原则最早可以追溯到希波克拉底誓言。

医学上，需要切除子宫以治疗疾病的情形有许多种。但无论何种情形，都需要有科学的依据、患者的同意以及明确的规范与指南。本案中，福利院要求医务人员为患者切除子宫的前提并非医学上的妇科疾病，而是福利院工作人员认为智力障碍少女在月经初潮后会难以料理自己的生活。显然，此处的原因并非医学上子宫切除的指征。对于妇产科医生而言，这两名智力障碍少女甚至不能被称为“患者”。为这样的“患者”切除子宫实际上是为未患病的正常人在做子宫切除手术，明显是一种伤害行为。这里的伤害既是法律意义上“故意伤害罪”的伤害，也是医学伦理上“不伤害原则”的伤害。

在案例报道中有这样一个细节，福利院副院长最早是去三甲医院，希望医生为智力障碍少女行子宫切除手术。然而，医生觉得有所不妥，自行联系了一级医院为患者免费行手术治疗。通过这个细节，我们推测医生主观上可能有如下两层想法。第一，医务人员为患者免费实施了手术，代表医务人员并非为了逐利而为患者实施手术，更有可能的原因是医生接受了福利院工作人员的游说，认为切除子宫可能更有利于智力障碍少女未来的生活。第二，医务人员明知道实施此类行为属于违法，至少是违规行为，才将手术转移到一级医院进行。如果这两层含义成立，则可以说明医务人员认识到切除子宫对患者的伤害及对于医疗原则的违反，但也许是由于医务人员认为此类情况可以得到伦理上的辩护才实施了该行为。而这种自以为行善的行为不仅没有带来真正的“善”，还反而违反了医学伦理学上的不伤害原则。

正如上文分析，我们认为福利院工作人员为了所谓的生活便利而牺牲智力障碍少女的身体权、健康权无法得到伦理学上的辩护一样，医生的行为也无法得到支持。其实，医务人员本无须过于复杂地加入个人情感去判断行为的是非对错。医务人员如果可以严格遵守医疗原则与规范，拒绝无医学指征的手术就可以避免这样一场悲剧的发生。医学上的每一条指南、每一个原则都是经过循证医学论证的结果。所以遵守医学原则本身就是对患者负责的态度。遵守医学原则很有可能在最大限度上避免对于患者的伤害。

2. *尊重自主性原则* 医患双方由于知识上的不平等，多年以来医生在做决策时不会主动征询患者意见，而直接依据医学原则做出自认为对于患者最有利的决策，即人们常说的“家长制”。第二次世界大战期间，由于纳粹医生和日本731部队实施的残忍人体试验，让人们对于医生的医疗决策权产生了质疑。尊重患者自主决定权成为医患关系中最为重要的一条原则，也成为重要的医学伦理性原则。在今天的医疗机构中，除非法律有明文规定的例外情形，所有的手术、特殊检查、特殊治疗都需要获得患者明确同意后才可开展。当然，这里的患者需要具有决策能力，即拥有完全的民事行为能力。

这也是本案中最值得探讨的问题之一。本案的患者没有完全民事行为能力，不理解切除子宫会对人体造成怎样的影响。代替他们决策的是监护人，监护人却没有按照最有利于患者的情形对患者的治疗进行决策，而是做出侵犯被监护人权益的决策。此时，医务人员在面临这样的场景时，是否可以选择，不尊重患方意见，拒绝监护人的请求？

对于本案而言，涉案医务人员应当拒绝福利院副院长的请求，拒绝对智力障碍少女实施子宫切除手术。甚至按照医师的义务，发现可能造成违法犯罪侵害行为的应当主动报告公安机关，阻止福利院的行为。如果医务人员当时可以做出上述判断，则有可能阻止悲剧的发生。

这里也反映出我们在临床中可能遇到的一类问题，即患者无能力决策，需要他人代为行使决策权。法律之所以设计监护制度，本意是为了保护被监护人的利益。理论上，监护人为了被监护人的利益，代替被监护人进行决策。医疗实践中，我们往往将监护人的意见等同于被监护人的意见。法律要求医务人员保障患者的知情同意权。在实践中，医务人员将向监护人告知病情等同于向患者告知，尊重监护人的选择等同于尊重患者的自主性。

然而，监护人与被监护人并非同一主体。客观上，监护人不一定可以完全依照被监护人的利益代替监护人决策；主观上，也不一定可以做出符合被监护人意愿的决策。而此处又有更为细致的几种情况：第一种是监护人主观上认为自己的选择是对被监护人有利的，而客观上实施了医疗上不利于患者的决策。就好比家庭关系中父母理解的“都是为了孩子好”，实际对孩子而言可能是一种伤害。这种情况在实践中并非罕见，有很多患者家属为了隐瞒恶性肿瘤的患者，拒绝带着自己的亲人去肿瘤专科医院就诊，导致患者失去接受更为专业抗肿瘤治疗的机会；第二种是监护人与被监护人各有立场，监护人故意选择对监护人不利的选择；第三种是监护人主观上知道自己做出的决策不符合医学上的最有利原则，但监护人出于对被监护人的了解，知道自己做出的这个决策是符合被监护人主观意愿的决策。如果被监护人有能力选择，也一定会选择该种方案。

上述3种情况，对于医务人员而言，其表象都有可能是看到了监护人做出了对患者不利的选择。对此，我们应当按照传统观点将监护人的选择等同于患者的自主决定权，还是启动古老的“家长制”模式由医务人员根据医疗原则代替患者做出决策？细心的读者在阅读上文时应当已经注意到《民法典》对于监护制度的修改，不再是单纯地让监护人代替被监护人行使权利；而是给出了更为细致的指导原则，如要在被监护人可以理解的范围内征询被监护人的意见。新版《药物临床试验质量管理规范》也同样对该问题进行了规定，即对于限制民事行为能力人采取“双签字”原则。这就比单纯地只征询监护人意见向前迈进了一步。同时，即使我们征询了被监护人意见，被监护人也可能因为无法理解相关信息等情况而无法做出选择。对于此类情况，笔者的建议还是要遵循医学规范，如果监护人的要求本身是违反医疗规范的则应当果断拒绝。而对于符合诊疗规范，但并非医务人员认知的最优方案，应依据具体情况做出最终的决策。

（郑秋实）

参 考 文 献

［1］郁进东．南通“切除智力障碍少女子宫案”宣判［N/OL］．北京青年报，2006-07-10［2021-01-16］．http：//zqb.cyol.com/content/2006-07/10/content_1441446.htm．

［2］黄丁全．医疗法律与生命伦理［M］．北京：法律出版社，2015．

［3］卢风．应用伦理学概论［M］．2版．北京：中国人民大学出版社，2015．

中国首例母女子宫移植生育后代事件

——子宫移植的医学适应证与伦理思考

案情回顾

2013年，杨华因从未来过月经来到西京医院妇产科就诊。原以为只是比同龄女孩来月经稍晚，但随后B超显示为先天性无子宫、无阴道。在与医生的进一步交流中，杨华得知，由于在中国禁止代孕，想拥有自己的孩子目前唯一可行方法是进行子宫移植。杨华的母亲决定将自己的子宫捐给女儿。在等待移植期间，杨华步入婚姻殿堂，在移植手术问题上，爱人也表示支持。

在进行子宫移植前，该例手术通过了医院伦理委员会审批。专家们分别于2015年4月、8月为杨华进行了阴道成形术，并通过辅助生殖技术得到了杨华和其爱人的受精卵，冷冻起来为后续孕育子女做好准备。

2015年11月20日，医院11个学科、38位专家同时为杨华及其母亲进行手术。术中，医生为母亲进行了世界首例机器人辅助子宫切取术。随后，医生将母亲的子宫成功植入杨华体内。整个手术历时14个小时。2018年6月，杨华在经历4次试管婴儿失败后，第5次试管婴儿终于成功。2019年1月20日18点19分，26岁的杨华在医院产科平安诞下一名体重2kg、身长48cm的男婴。这是中国第一例、全球第14例在移植子宫内孕育出生的婴儿。

法律问题分析

在“人造子宫”成为可能前，子宫是人类生育的必要条件。在育龄女性中，子宫因素的不孕（uterine factor infertility，UFI）约为1/500，占女性不孕不育病因的3% ～ 5%。此类患者可通过领养和代孕获得后代，前者与自身没有直接遗传关联，后者则可携带有父母双方的遗传物质。在全球范围内，一些国家立法禁止代孕，如中国、瑞典和沙特阿拉伯等，这使在代孕禁止的国家或地区，通过合法途径生育血亲后代的途径只剩下子宫移植一条。此外，即使“人造子宫”技术成熟后，也无法替代女性妊娠过程中的孕育体验，故子宫移植本身具有其独特的价值。

子宫移植（uterus transplants，UTx）指将捐献者功能完好的子宫移植到受者体内以使后者具备生育能力的技术。目的在于使个体能够孕育自己的后代，提升生活质量，这与现有肾脏、肝脏、肺脏和心脏等实体器官移植挽救生命的目的不同。通过UTx生育包含2大类技术，即器官移植技术和辅助生殖技术（assisted productive technologies，ART），全过程可大致分为5步：①判断患者是否符合UTx的适应证；②促排卵后获得多枚卵子并与（夫）精子结合形成受精卵；③体外发育为胚胎后冻存，找到合适的捐献子宫后通过手术移植到患者体内；④患者术后恢复休养直至评估可进行胚胎移植；⑤待患者符合妊娠条件后将此前冷冻的胚胎植入子宫直至胚胎成功着床发育。

全球第一例子宫移植手术于2000年在沙特阿拉伯实施，术后99天因子宫脱垂和坏死而移除。2014年，全球第一例经子宫移植后成功诞下活婴的案例发生在瑞典。截至2020年底，子宫移植成功14例，成功诞下婴儿8例。作为医疗技术，UTx目前仍处于创新阶段，手术复杂、难度高、风险大、成本高，且技术本身还存在一些问题有待解决，如手术适应证、孕期服用低剂量抗排异药物对胎儿的影响等。

本案例目前并未涉及法律诉讼，但作为一项新的医疗技术，其所引发的伦理和法律问题仍值得探究。

子宫移植可被视为器官移植的一部分，根据我国现有法律法规的规定，UTx是否合法可从以下4点分析：安全性与有效性、知情同意、伦理审查和辅助生殖技术合规性。

（一）安全性与有效性

任何一项医疗技术应用到人体时都应具有一定的安全性和有效性。根据《医疗技术临床应用管理办法》第十条[①]规定，子宫移植技术可被视为限制类技术，应由省级卫生行政部门严格管理，评估UTx的安全性和有效性，以及其涉及的伦理学问题。本案发生在陕西省，就目前已公开的信息看，无法判断西京医院是否向当地卫生主管部门备案，2020年陕西省限制类技术目录中也未见UTx，也不在国家卫生健康委员会公布的限制类或禁止类医疗技术目录中。此外，《医疗技术临床应用管理办法》第四十七条规定：“人

① 第十条禁止类技术目录以外并具有下列情形之一的，作为需要重点加强管理的医疗技术（以下简称限制类技术），由省级以上卫生行政部门严格管理：

（一）技术难度大、风险高，对医疗机构的服务能力、人员水平有较高专业要求，需要设置限定条件的；

（二）需要消耗稀缺资源的；

（三）涉及重大伦理风险的；

（四）存在不合理临床应用，需要重点管理的。

国家限制类技术目录及其临床应用管理规范由国家卫生健康委员会制定发布或者委托专业组织制定发布，并根据临床应用实际情况予以调整。

省级卫生行政部门可以结合本行政区域实际情况，在国家限制类技术目录基础上增补省级限制类技术相关项目，制定发布相关技术临床应用管理规范，并报国家卫生健康委员会备案。

体器官移植技术……监督管理不适用本办法”，同时《人体器官移植条例》第二条规定：“本条例所称人体器官移植是指……心脏、肺脏、肝脏、肾脏或者胰腺等器官的全部或者部分，将其植入接受人身体以代替其病损器官的过程”。这表示UTx可能被排除在两条法规之外，对UTx的规制存在空白。

（二）知情同意

在本案中，UTx以研究开展，涉及的受试者有两人，一是子宫捐献者即患者的母亲，另一位是受者杨华。作为临床研究，UTx应符合我国现有法规对于知情同意的规定，其中涉及《器官移植条例》第七条、第八条、第十条，《民法典》第一千零六条、第一千零八条，《医师法》第二十五条和第二十六条、《医疗机构管理条例》第三十三条和《涉及人的生物医学研究伦理审查办法》（以下简称《审查办法》）第十八条等。

捐献者可分为活体捐献和死后捐献。前者依据《器官移植条例》第十条规定，受者限于活体器官捐献人的配偶、直系血亲或者三代以内旁系血亲。本案中，捐献者与受者是母女关系，可认定符合现有法规要求。如果捐献者为死后捐献，根据我国现行的器官捐献与移植实践，采取双盲原则，并依据医学紧急度、预后和区域等条件进行分配，不允许指定捐献，捐献和移植不局限于亲属间。但目前我国尸体捐献移植中，子宫捐献并不在选项之中。

无论活体或死后捐献，均需遵循自愿原则。根据《器官移植条例》第七条和《民法典》第一千零六条规定，公民享有决定是否捐献器官的权利，捐献遵循自愿、无偿的原则，任何组织或者个人不得强迫、欺骗、利诱其捐献。依据《医师法》第二十五条规定，对于活体子宫捐献者，医生应告知手术摘取子宫的目的、风险、预后，以及手术过程、相关检查等信息。对于死后子宫捐献者，应当在个体有完全民事行为能力时告知其死后捐献的相关内容，包括但不限于捐献的先决条件、死亡判定标准、捐献过程、捐献后遗体处理及自由退出权利等。对于受者，医生应向患者明确当前健康状况、不孕不育的病因，合法获得后代的手段（包括领养和子宫移植），子宫移植的研究性质、风险、负担和手术过程，术后抗排异治疗及其对自身和胎儿的短期和长期影响等，以及辅助生殖技术的干预过程、风险、成功率等。

在国外的肾脏活体捐献中，还曾出现捐献者捐献后要求受者返还肾脏的诉讼，这一情况可能在活体子宫捐献中同样存在，尤其考虑到UTx并非以挽救生命为目的，且受者完成生育后需摘除子宫等情况。故在活体捐献时应明确告知捐献者捐献器官的法律属性及移植后的权属关系，如捐献者是否有权在受者摘除子宫后再移植回捐献者体内，以及相应费用的支付问题等，避免或减少纠纷的出现。

（三）伦理审查

由于UTx的研究性质，且本案例明确以研究形式开展，还应遵守《审查办法》并通过伦理审查委员会的审查后方可实施。作为全球屈指可数的高风险新技术，对项目的科学性和伦理审查应有较高要求，以确保受试者的生命健康安全，同时促进技术的合理发展。在本案中，研究已通过机构伦理审查委员会的审查，鉴于该机构在国内UTx技术研究中处于领先位置，在科学性审查方面推断具有一定权威性。但机构自身审查存在难以避免的利益冲突，如果研究提交省级或国家医学伦理审查委员会审查或许会更好，通过研究科学性和伦理方面的审查和建议，完善研究方案，更好地保护受试者。

（四）辅助生殖技术的合法合规性

在本案中，患者患有先天性子宫缺失，为了在子宫移植后能够受孕，在移植手术前进行了取卵和胚胎冻存，此处涉及辅助生殖技术的合规性问题。涉及本案的法规和政策文件包括《辅助生殖技术管理办法》和《人类辅助生殖技术规范》（以下简称《规范》）。其中《规范》规定的禁忌证涉及“女方子宫不具备妊娠功能或严重躯体疾病不能承受妊娠”。在子宫移植尚未成为可能时，依据该《规范》不应向本案中的患者提供取卵、冻卵、体外授精、冷冻胚胎和胚胎转移等辅助生殖技术。因此，如果仅凭现有法规来看，向子宫移植的女性提供辅助生殖技术干预存在不合规之嫌。但如果从生育权的角度分析，依据《妇女权益保护法》第四十七条规定：“妇女有按照国家有关规定生育子女的权利，也有不生育的自由”，在技术可及的前提下允许女性使用辅助生殖技术生育后代是对其生育权的尊重。然而，该法所称生育子女的权利是否包含通过辅助生殖技术实现生育目的仍存在争议。

技术创新常会伴随对现有法律规制的挑战。子宫移植技术的出现迫使我们反思现有器官移植和辅助生殖技术相关法律法规的滞后性问题。从上文分析中可以发现，我们需对如下问题进行法学研究：是否应将子宫移植纳入器官移植法规中？死后捐献的可供移植子宫如何分配？活体子宫移植可否突破家人之间捐赠？是否应修改《辅助生殖技术规范办法》中的禁忌证和适应证？

另外，我们应对是否开放利他代孕进行慎重思考。由于我国目前对代孕全面禁止，UTx作为夫妇生育血亲后代的唯一方式，相比代孕而言，UTx对活体捐献者、受者和孩子整体而言具有更高的风险和负担。既然目前默认允许亲属之间的UTx，为何不应开放亲属之间的代孕？如果认为利他代孕是对妇女的物化，那亲属之间活体器官捐献就没有物化之嫌吗？活体捐献是真的出于自愿，还是受家庭、社会、文化的压力所迫做出的决定？在UTx临床研究被允许开展之下，并考虑到未来可能的临床应用，笔者认为社会和政策制定者应再次讨论代孕开放的可行性和必要性，尤其是医学原因的利她代孕。

伦理与社会问题分析

子宫移植与临床上已开展且较为成熟的实体器官移植相比，其所面临的伦理问题既有相似之处，同时也存在差异。我们将围绕以下伦理问题展开讨论：UTx的受益－风险比能否被接受？如何获得捐赠者和受者有效的知情同意？ UTx是否涉及医疗资源公正分配？

（一）UTx的受益-风险比能否被接受？

在医疗实践中，某项医疗干预能否得到伦理学辩护，必须考量其受益-风险比。不难想象，如果干预无法使患者受益，或其风险远远大于受益，即使患者要求，医务人员也无义务提供。

1. *受益* ①UTx的最大受益是满足个体生育后代的愿望。在代孕被完全禁止的国家或地区，UTx作为满足女性和家庭生育血亲后代的唯一途径，其受益是巨大的。该愿望的实现有利于受者的心理和精神健康，促进其社会适应性，提升生活质量。在对子嗣十分看重的地区，UTx还可以帮助受者消除污名化和歧视，有助于其组建家庭。②在器官非商品化的前提下，通过捐献子宫帮助她人实现生育愿望，捐献者得以自我实现，从这一善行中受益。此外，由于切除子宫且不会再移植，可以起到预防宫颈癌、子宫内膜癌等与子宫相关疾病的作用。但必须谨慎的是，医学专业人员、社会不应以此为由过度渲染预防作用，引诱或胁迫女性进行活体子宫捐献。③UTx研究和应用过程中必定会产生新的科学知识或技术，包括子宫移植手术的创新、移植专业知识的增长，如移植后免疫抑制剂的使用，以及子宫移植和妊娠对女性和胎儿免疫系统的影响等。④UTx可增加人群新生人口绝对数，对维持社会稳定、促进经济发展具有积极作用。UTx作为一种新的生育选择，满足一些人群的生育需求，减少寻求代孕的数量，可间接减少对代孕者可能的伤害、商品化或尊严的贬低等。

2. 风险 ①目前UTx的供体来源分为活体和尸体两类，且均有移植成功并生育的案例。对于尸体器官，在遵循死后捐献原则的前提下，器官摘取不会对捐献者造成伤害，唯一可能的风险是摘取过程中的操作和术后外貌恢复不佳等问题。从全球第一例尸体子宫移植成功案例看，相对于肾脏、肝脏、心脏等器官，子宫对于器官缺血的耐受性更强，加之子宫移植并非挽救生命的紧迫干预，因此即使遵循国内主流的循环死亡判定标准，可能也不会对移植的效果产生巨大影响，故缩小了采取不同死亡判定标准及执行不严格给供体带来的风险。对于活体器官，捐献者需接受子宫切除术并承受其伴随的风险。子宫切除术是临床常规手术，如癌症或分娩大出血时以挽救生命为目的进行切除。子宫切除术可能的风险包括大出血、感染、周围脏器损伤（如膀胱、输尿管、肠管）等。对于健康人而言，由于捐献后通常不会进行再移植，捐献者将丧失再生育的能力，由此可能对心理和精神健康产生负面影响。②UTx的目的在于生育，至少需经历促排卵、子宫移植、免疫排斥及抗排斥治疗、胚胎移植、妊娠、生产等步骤，并承受相应风险。第一，子宫移植手术的风险包括损伤周围脏器及损伤后修复、过量出血、麻醉不良反应、凝血、感染、出血等风险，以及移植排斥反应、移植后子宫脱垂或对周围脏器的过度牵拉和妊娠期高血压等风险。此外，受者还需经历子宫摘除手术及其所伴随的风险。第二，免疫排斥反应以及免疫抑制药物的风险包括削弱受者的免疫系统，增加感染风险，以及药物并发症的风险。第三，受者不仅需要经历身体上的痛苦，还会产生心理和精神创伤，如移植后至胚胎移植的等待期受者可能会产生焦虑、抑郁等状况；经历子宫植入自己体内、生育，并再次移除，会使受者产生心理落差等。③与自然生育相比，

UTx会增加流产、早产、新生儿低体重等风险。当胚胎被移植到受者体内，直到发育为胎儿并最终分娩，UTx会对孩子构成一系列风险，包括供体子宫对胎儿构成的排斥、子宫移植手术对孩子构成的风险，以及免疫抑制治疗对胎儿构成的风险等。

3. 受益–风险比　传统实体器官移植已有数十年历史，在医学中已被广泛接受，下面我们将参考此类移植的受益–风险比对UTx进行分析。

传统实体器官移植手术的目的在于挽救患者生命。虽然器官移植手术存在一定风险，但除移植外没有更好的挽救生命的手段，且这些风险相对于生命的延续而言通常可以被患者和社会所接受。无论是尸体器官移植，还是活体器官移植，都被认为受益与风险相称。

与之相比，UTx在受益和风险比上均存在差异。首先，UTx通过生育提升生命质量而非挽救生命。如果在两者间进行重要性排序，大概率为前者优于后者。但这并不能否定生育对于个体和社会的价值。其次，后者的整体风险大于前者。UTx与其他实体器官移植相比，手术本身更复杂，不仅涉及移植手术，还涉及促排卵、妊娠和子宫摘除手术等多重风险。最后，在可替代性上仍存在差异。前者是绝对不可替代，如不进行器官移植，最终结局是明确可预见的死亡。后者是相对不可替代，除体验妊娠过程外，夫妇可以选择领养或代孕。

UTx在受益–风险上是否可被接受，还涉及个体对于受益–风险的权衡。目前有少量实证研究探索不同主体对UTx的接纳程度，但截至本文撰写为止缺少中国地区的实证研究。现有研究显示，公众对UTx仍存在争议。日本的研究显示，不孕不育患者群体（44.6%）相比非不孕不育者（34.1%），对UTx有着更高的支持率。英国学者对移植、妇产科专业人员的调查显示，93.8%的被访者认为当UTx在医学和伦理上恰当时应被允许实施，57.2%的被访者认为UTx是一个可被实现的目标，认为受益大于风险或不确定的分别为35.8%和13.4%。针对瑞典30～39岁女性的研究显示，80%的女性对UTx持积极态度。

（二）是否尊重个体自主性?

尊重自主性是医学伦理学的核心原则。无论UTx以研究还是临床实践实施，都应当尊重捐献者和受者的自主性。

首先，应确定捐赠者、受者具备同意能力。对于活体捐献者，尊重自主性要求医生评估其同意能力，仅在其具备同意能力时方可考虑启动捐献。对于UTx的受者，医生同样需要评估其同意能力。UTx应仅限于对具有同意能力的女性使用，即完全民事行为能力人。第一，UTx涉及比现有实体器官移植更大的风险，不具备同意能力的女性难以理解并进行风险–受益评估。第二，不具备完整同意能力的女性，其生育意愿难以确定。我们无法否定此类女性的生育愿望，她们所具有的脆弱性较易使其被当作工具所利用。第三，生育伴随新生命个体的降生，这要求父母有能力肩负养育后代的责任，不具备完整同意能力的个体，可能难以承担这一责任。当然，这并非完全否定该人群的抚养能力或承担责任的能力，只是结合以上3点，UTx不适用于该人群。

其次，尊重自主性要求研究者或医生在获取子宫前和移植前向捐献者、受者提供充分信息并使其理解这些信息。一些患者“求子心切”，可能对于UTx这一实验性干预抱有过高期望，难以充分认识和理解风险，看重受益轻视风险。为避免此类情况，知情同意可分次进行，其间通过问卷、问答等方式评估患者对信息的理解程度，评估其心理和精神状况，以确保其决定是在充分认知风险和受益的基础之上做出的。

最后，医务人员应评估捐献者和受者的决策是否为自愿做出，这也是器官捐献与移植的全球共识。

对于捐献者，仍需区分尸体捐献和活体捐献。对于尸体捐献，目前我国对于死后器官分配采取的是双盲原则，器官由分配系统统一分配，任何人无权对器官进行指定分配。这一方式降低了来自特定受者人群或个体对捐献者及其家属的压力，相比活体捐献而言更易确保捐献者的自愿决定。对于捐献者家属，当患者生前明确表达过自愿捐献的意愿时，死后家属的决策并不涉及对捐献者自愿决定的影响，而是对最终能否实现捐献、是否尊重患者自主性构成影响。当患者生前未表达过不捐献，依据我国现有法律规定，家属具有代理决定权，但此时家属的决定是否为自愿做出便成为问题焦点。利诱或胁迫将破坏家属捐献的自愿性，如利用捐献者家属的脆弱性（如贫困），通过金钱或其等价物促使其同意捐献。尽管行为本身并未对死者造成伤害，但这是将死者视为实现目的的手段，是对死者残存人格尊严的破坏。此外，这种对自愿性的破坏将不利于整体器官捐献率的提升，人们在得知此类情况后可能会将捐献器官污名化，认为捐献实为买卖器官，明显违背社会规范，使原本希望捐献器官的个体抵触捐献。

对于活体捐献，自愿性同样会受到威胁。活体捐献通常被视为理想的道德行为，因其出于利他动机，在自己没有直接受益的情况下牺牲自身健康，使他人受益。在传统实体器官捐献中存在非自愿捐献的可能。如父母一方在家庭和社会舆论压力下“自愿”捐献肾脏给自己的孩子，这看似符合传统的家庭伦理，但却破坏了自愿原则。这同样会在活体子宫捐献中出现。母亲或其他有健康子宫的个体可能会在家庭和社会的压力之下做出捐献决定。

在社会层面，“不孝有三，无后为大”“延续香火”等理念仍旧存在。子宫作为生育中不可替代的器官，其重要性不言而喻。女性缺失或没有功能完好的子宫可能会遭受污名化和歧视，并进一步延伸到对家庭整体的污名和歧视。当女性无法生育时，其在婚姻中的话语权更易被剥夺，男性将占有更多权力。在男性话语权的主导下，女性有可能沦为生育工具。

在这一话语体系下，父母为女儿不具备生育能力而焦虑，当出现UTx这一可以赋予其生育能力的手段时，父母或家庭成员会对育龄女性施加压力或“期望”，同时也将压力施加在母亲或其他女性等潜在的子宫捐献者之上。此外，潜在捐献者和受者还可能受到异性伴侣及其家庭施加的压力。在男权为主导的文化、社会和家庭环境下，男性及其家庭对延续血脉的重视将压力转嫁给女性。这会促使男性及其家庭通过言语、行动胁迫或利诱女性选择UTx，以实现生育目标。在此类影响之下，表面上看女性自愿选择UTx，但实则是性别不平等，以及女性被物化的结果。这一本应由社会、文化做出改变的现况，反而迫使母亲捐献子宫给女儿，在笔者看来并非自愿捐献，而是一种剥削。

当然，如上对于活体捐献者和移植受者自愿性的分析并不能否定个体捐献子宫的权利，不能否定受者接受UTx的权利，也不否定一些个体确实在纯粹的利她动机下捐献。如上分析意在警醒UTx的研究者、医务人员、潜在的受者、捐献者、家属和社会等各利益攸关方，UTx可增强不孕女性的生殖自由，使其得以依据自身意愿生育后代；同时，该技术也可破坏女性的生殖自由，包括在非自愿的情况下进行活体子宫捐献并失去生育能力，也包括在外界胁迫之下接受子宫移植生育后代。

为确保捐献者和受者自愿的同意，相关医务人员及医疗机构应做到如下。第一，医务人员应坚守隐私保密原则，将捐献者和受者均视为医患关系中的重要成员，而非实现移植、生育或社会对于女性期待的工具。第二，医疗机构应为捐献者、家属和受者提供安全的隐私空间。医务人员应引导个体说出自己对捐献或移植的担忧，选择UTx的动机，确保个体理解UTx与自然生育的差异、UTx涉及的风险、预后及成功率等信息。

社会中性别不平等问题仍旧存在，并对女性能否做出自愿决策产生影响。政策制定者、医务人员作为管理和掌握技术的一方，应承担起各自的责任，站在第三方的视角保护和尊重女性自愿捐献和接受UTx的权利。

（三）孩子的福祉与资源分配

除风险-受益和自主性外，UTx还涉及后代福祉、医疗资源公正分配以及领养孩子的福祉等问题。篇幅所限，此处仅做简要分析。

涉及生育的活动中，孩子的福祉应给予重要考量。孩子的出生是被决定的，夫妇和国家应确保孩子的福祉。相对于代孕，UTx使女性拥有妊娠体验，孕育胎儿的过程可能更有利于女性对新生儿产生关爱。在UTx中，出生的后代通常拥有夫妇双方的遗传物质，这一亲子间的血亲关系有利于父母对孩子福祉的保护和促进。也有质疑者认为，子宫移植不利于构建亲子关系，如子宫捐献者可能对经UTx出生的孩子拥有权利或义务等。但子宫捐献者既非遗传学母亲，也非妊娠母亲，更非社会学母亲，与其他生育方式相比，不会带来额外的亲子关系冲突。当然，UTx技术可能会损害孩子的福祉，包括前文所述移植排斥反应、免疫抑制剂治疗可能对孩子健康造成危害等。对于UTx可能对孩子的长期躯体、心理和精神健康影响，应当从孩子的最佳利益出发，在知情同意的前提下对其进行长期健康随访。

作为器官移植的一部分，子宫移植同样涉及分配公正这一伦理难题。育龄女性中，UFI约为1/500，在代孕非法和领养接受度低、难度大等背景下，UTx的需求可能是巨大的，故可能存在巨大的供需不平衡。对于活体器官移植，在尊重自愿捐献的前提下，UTx并非出于挽救个体生命，是否应开放三代血亲之外的捐献，包括非亲缘关系间的捐献仍需讨论。这不仅涉及捐献者自主性的问题，还涉及开放后可能引发的子宫商业化对女性尊严造成贬低的担忧。对于死后器官捐献，子宫捐献没有纳入公民逝世后器官捐献中，也没有相应的器官分配原则和系统针对子宫的分配。解决这类分配问题，还需进一步讨论子宫移植的适应证，明确影响生育优先级的各类因素，如年龄、是否已婚、现有孩子数量、卵巢功能是否正常、能否承受妊娠、预后等医学和社会因素。

UTx涉及的程序远多于传统的实体器官移植，涉及更多的专业人员，前者的成本必然大于后者。UTx并非挽救生命，相同的医疗资源和研究资源，包括资金、人力和硬件成本，是否应当首先应用于满足其他健康需求，如对人群健康威胁更大的疾病的预防和诊治，而非耗费巨大成本实现少数个体的生育愿望。当然，这些个体的生育愿望本身是合理的，不应被忽视，但资源总是有限的，如何利用资源需要慎重考量。

UTx还涉及领养孩子的福祉。UTx及其他辅助生殖技术的出现可能会降低夫妇的领养意愿，降低领养率，间接影响这些孩子的福祉。但这不是直接降低他们的福祉，而是降低了该人群获得提升福祉的机会或概率。这并不意味着我们不应允许夫妇使用ART生育后代，而是提醒我们在实施UTx或其他ART干预的同时，应关注技术对这些人群的影响，关注他们的需求，思考如何提升他们的福祉。

（四）UTx如何符合伦理

当UTx拥有可接受的受益-风险比，尊重捐赠者的自主性，确保资源的公正分配，UTx的使用便可以得到伦理学辩护。由于UTx在全球尚处于实验阶段，为使其具有可接受的受益-风险比，临床研究应建立在该技术已在大型动物模型上实验的基础上，完善UTx中关键的手术和辅助生殖干预过程，确保其在临床研究前具备可接受的安全性和有效性。研究者应权衡研究给自身带来的荣誉和其他个人利益，以及其与受试者利益之间的关系，将患者利益置于首位。尽管推动UTx的发展，获得可被普遍化的知识具有科学和社会价值，但不应以牺牲受试者的安康作为代价。对于活体捐献，尚未实现生育目标的女性不应作为捐献者，医务人员应保护这些人群的生殖自由和隐私。当死后捐献器官可满足UTx的需求后，不应再允许活体子宫捐献，因后者对捐献者造成净伤害，且其目的并不在于挽救患者生命，不具有可被普遍接受的受益-风险比。此外，对于捐献者、受者和医疗团队的具体要求，可参考UTx的蒙特利尔伦理可行性标准（Montreal criteria for ethical feasibility of uterine transplantation）。

结 语

UTx是一些女性实现生育愿望、生育自由的唯一途径。与其他现代生物医学技术类似的是，UTx技术并不是一项纯粹好的、仅带来受益而无任何风险和负担的技术。UTx的出现和成熟必将对女性自由选择生育与否构成压力，迫使她们选择通过该技术逾越先天或后天的不孕状态。在社会层面，UTx具有将女性物化的风险，强化社会中业已存在观念，即女性的价值根植于她们具有生育后代的能力，并进一步加深对不孕人群的污名化和歧视。以往的ART技术面临着同样的问题，但考虑到UTx对活体捐献者、受者造成的巨大风险和伤害，以及对胎儿和孩子的影响，其所产生的负面影响可能更加深远，故纵使个体拥有生育自由，但从伦理与法律角度而言是否应当赋予个体获得UTx的权利必须进行更大时空范围的分析和论证。

（张 迪）

参 考 文 献

［1］宝宝树．震惊！中国第一例！女儿移植妈妈的子宫生子成功？！究竟是对是错？［EB/OL］.［12月1日］. http：//baby.sina.com.cn/wemedia/edu/2019-02-15/doc-ihrfqzka5876220.shtml.

［2］高奥，郭代红，姚翀，等．4826例免疫抑制剂及相关器官移植用药致药品不良反应自发报告分析［J］. 中国医院用药评价与分析，2020，20（4）：484-488.

［3］雷瑞鹏，邱仁宗．子宫移植技术的伦理分析［J］. 中国医学伦理学，2019，32（6）：689-694.

［4］梅斯医学．中国首例人子宫移植在西京医院成功实施［EB/OL］.［12月1日］. https：//www.medsci.cn/article/show_article.do?from=timeline&id=65bc594e911.

［5］陕西省卫生健康委员会．陕西省卫生健康委关于印发陕西省医疗技术临床应用管理办法实施细则的通知［EB/OL］.［12月1日］. http：//sxwjw.shaanxi.gov.cn/zfxxgk/fdzdgknr/zcwj/xzgfxwj/202101/t20210126_2150622.html.

［6］新华社新媒体．中国首个移植子宫内孕育宝宝在西京医院出生［EB/OL］.［12月1日］. https：//baijiahao.baidu.com/s?id=1623510735350118547&wfr=spider&for=pc.

［7］知识分子．引发争议的子宫移植手术，到底有哪些风险？［EB/OL］.［12月1日］. http：//www.zhishifenzi.com/depth/depthview/5147?category=depth.

［8］BER R. Ethical issues in gestational surrogacy［J］. Theor Med Bioeth，2000，21（2）：153-169.

［9］BRÄNNSTRÖM M，JOHANNESSON L，BOKSTRÖM H，et al. Livebirth after uterus transplantation［J］. Lancet，2015，385（9968）：607-616.

［10］BRUNO B，ARORA K S. Uterus Transplantation：The Ethics of Using Deceased Versus Living Donors［J］. The American journal of bioethics，2018，18（7）：6-15.

［11］CASTELLÓN L A R，AMADOR M I G，GONZÁLEZ R E D，et al. The history behind successful uterine transplantation in humans［J］. JBRA assisted reproduction，2017，21（2）：126-134.

［12］HORSBURGH C C. A Call for Empirical Research on Uterine Transplantation and Reproductive Autonomy［J］. Hastings Center Report，2017，47（S3）：S46-S49.

［13］HUR C，REHMER J，FLYCKT R，et al. Uterine Factor Infertility：A Clinical Review［J］. Clin Obstet Gynecol，2019，62（2）：257-270.

［14］ISKE J，ELKHAL A，TULLIUS S G. The Fetal-Maternal Immune Interface in Uterus Transplantation［J］. Trends in immunology，2020，41（3）：213-224.

［15］KISU I，BANNO K，MIHARA M，et al. Current status of uterus transplantation in primates and issues for clinical application［J］. Fertil Steril，2013，100（1）：280-294.

［16］LEFKOWITZ A，EDWARDS M，BALAYLA J. The Montreal Criteria for the Ethical Feasibility of Uterine Transplantation［J］. Transplant International，2012，25（4）：439-447.

［17］MILLIEZ J. Uterine transplantation：FIGO Committee for the Ethical Aspects of Human Reproduction and Women's Health［J］. International Journal of Gynecology & Obstetrics，2009，106（3）：270.

［18］MORGENSTERN L. Innovative surgery's dilemma［J］. Surg Innov，2006，13（1）：73-74.

［19］NAKAZAWA A，HIRATA T，ARAKAWA T，et al. A survey of public attitudes toward uterus

transplantation, surrogacy, and adoption in Japan [J]. PLoS One, 2019, 14 (10): e0223571.
[20] SASO S, CLARKE A, BRACEWELL-MILNES T, et al. Survey of perceptions of health care professionals in the United Kingdom toward uterine transplant [J]. Prog Transplant, 2015, 25 (1): 56-63.
[21] TAYLOR E, GOMEL V. The uterus and fertility [J]. Fertil Steril, 2008, 89 (1): 1-16.
[22] WEI L, XUE T, YANG H, et al. Modified uterine allotransplantation and immunosuppression procedure in the sheep model [J]. PloS one, 2013, 8 (11): e81300.
[23] WENNBERG A L, RODRIGUEZ-WALLBERG K A, MILSOM I, et al. Attitudes towards new assisted reproductive technologies in Sweden: a survey in women 30-39 years of age [J]. Acta Obstet Gynecol Scand, 2016, 95 (1): 38-44.

第四部分

涉及紧急医疗救治的法律和伦理问题

医院门口车祸求助急诊遭拒案

——院前急救与院内急救的职责与边界

案情回顾

据多家媒体报道，2020年10月7日吉林省长春市某三甲医院正门外交通信号灯区域发生一起交通事故。一辆汽车与一辆摩托车相撞，摩托车驾驶员多处受伤。肇事司机立即拨打120急救电话，并让伤者母亲赶紧赶往医院求救。肇事司机因自己不懂急救知识，不敢贸然对伤者做处理，怕造成额外伤害。120接线员告诉肇事司机，事发地点离医院很近，最好是让医院安排平车，或者让医生或护士出来看看情况。肇事司机与伤者母亲两次进入该医院寻求急诊外科医生或者保安帮助，均遭到拒绝，表示不能脱岗，并要求他们把伤者送进来。伤者母亲第三次进入医院急诊，急诊外科医生询问伤者情况，伤者母亲并未回答且出言威胁。其间肇事司机再次拨打120急救电话。急诊内科医生接到交警大队电话，并立即上报院区行政总值班。院区行政总值班带领保安到达医院门外事故现场，与长春急救中心120急救人员、处理事故交警共同劝说伤者通过120急救车转运至医院进一步救治。经20余分钟劝说，伤者才同意接受120急救车转运。长春急救中心120急救车将伤者转运至14千米外的另一家三甲医院进行救治。

法律问题分析

这是一起由于院前急救不及时引发的医疗争议。该案在当时引发了社会各界的热议，并界限分明地形成两种对立的观点。一方认为医院急诊医生见死不救、推卸责任，并且急救120到达不及时，舍近求远送医；另一方则认为医院急诊医生无法脱岗，反而是肇事方拒不送医、推卸责任。

（一）医院门口患者急救的职责归属

我国将急救工作大体分为院前急救和院内急救两个部分。

根据国家卫生和计划生育委员会2013年发布的《院前医疗急救管理办法》，“院前医疗急救是指由急救中心（站）和承担院前医疗急救任务的网络医院按照统一指挥调度，在患者送达医疗机构救治前，在医疗机构外开展的以现场抢救、转运途中紧急救治以及监护为主的医疗活动”。根据卫生部2009年发布的《急诊科建设与管理指南（试行）》，“急诊科是医院急症诊疗的首诊场所，也是社会医疗服务体系的重要组成部分。急诊科实行24小时开放，承担来院急诊患者的紧急诊疗服务，为患者及时获得后续的专科诊疗服务提供支持和保障”“急诊科医疗急救应当与院前急救有效衔接，并与紧急诊疗相关科室的服务保持连续与畅通，保障患者获得连贯医疗的可及性”。

由此可见，院前急救与院内急救是各司其职、相互衔接的。以医疗机构为界，院外为院前医疗急救机构负责范围，院内为医疗机构负责范围。本案中，交通事故虽然发生在医院门口，距离医院较近，但依然属于医疗机构范围之外，为院前急救的职责范围。因此，从法律层面来看，医疗机构确实没有法定义务对其进行急救。

有网友提出，医院门口属于“门前三包”责任范围而应负责救治。该观点则是对“门前三包”法定职责范围进行的人为扩大解读。“门前三包”制度作为城市管理发展过程中的一项重要措施，可追溯到20世纪80年代初。以北京为例，为解决管理人员少与工作难度大的矛盾，原崇文区前门街道在前门大街开展“七户一岗”管理，在此基础上形成“门前三包”责任制，并在全市进行推广。北京市于1985年发布了《北京市“门前三包”责任制管理办法》，并于1999年进行修订更新。其中“门前三包”指：①包环境卫生。负责划定的责任区内环境整洁，清扫地面，清除痰迹、污物、废弃物和积水积雪，制止随地吐痰、乱扔乱倒废弃物和乱贴乱挂。②包绿化。在划定的责任区内，按照园林管理部门的规划布置，种植并管护树木花草，维护绿化设施。③包社会秩序。在划定的责任区内，不乱堆乱放杂物，不乱设摊点，不私搭乱建，不乱停车辆。发现其他单位或者个人违反规定的，或者发生打架斗殴等违反治安管理规定的，有权予以劝阻、制止，并应当向有关行政管理部门报告。可见其中并不包括急救内容。“门前三包”是以市政、环境管理为主要目标，并非要求单位承包门前的一切事务。

（二）现场抢救的法律责任

院前急救在流程上分为现场抢救和转运途中救治监护两个连续环节。

其中，关于现场抢救，我国《民法典》第一千零五条对法定救助义务进行了明确规定，“自然人的生命权、身体权、健康权受到侵害或者处于其他危难情形的，负有法定救助义务的组织或者个人应当及时施救”。此处的“负有法定救助义务的组织和个人”应该包括法律法规规定有救助义务的、负有安全保障义务的和其他负有法定救助义务的主体。因此，根据《院前医疗急救管理办法》和《道路交通安全法》，本案中“负有法定救助义务的组织和个人”则是指急救中心和肇事方，而医疗机构虽然近在咫尺，却不具有法定救助义务。

《基本医疗卫生与健康促进法》《医师法》《医疗机构管理条例》《院前医疗急救管理办法》，均对医疗机构及医生的紧急救治义务进行了明确规定。院前医疗急救机构对患者求救存在强制缔约义务。“急救中心（站）应当在接到120院前医疗急救呼叫后，根据院前医疗急救需要迅速派出或者从急救网络医院派出救护车和院前医疗急救专业人员。不得因指挥调度原因拒绝、推诿或者延误院前医疗急救服务”。本案中，在发生交通事故后，肇事方在第一时间便拨打了120急救电话。120接线员明知该案是其职责范围却建议让医院安排平车，或者让医生或护士出来看看情况。该行为虽然从情理上可以理解，但从法律层面上已构成推诿，存在过失。

根据《道路交通安全法》第七十条规定，发生交通事故的车辆驾驶人对受伤人员存在立即抢救义务。在本案中，作为负有法定救助义务的肇事方虽第一时间拨打了120急救电话，并至医疗机构要求急诊医生现场急救。但当急诊医生反复要求其将患者送至急诊时，肇事方反复表示自己没有任何急救经验，不敢擅自处置。其实从患者最终的就诊记录来看，小腿骨折在转移搬运上并不困难，风险性也并不高。肇事方之所以“不敢”擅自处置，一方面是“不会”，自身缺乏急救经验，但另一方面是“不愿”，其本质的原因应该是担心自身搬运不当而加重责任承担，故不愿冒风险。因为从法律层面来讲，肇事方第一时间拨打120急救电话，已可视为履行了合理的立即抢救义务，而一旦因为自身原因搬运不当，则有可能出现新的损害。

此外，本案中医疗机构急诊医生曾建议肇事方找保安或其他人员帮助将伤者转运至急诊，但现场保安一人在岗无法外出。这其中不仅仅是“无法”，而同样更多的是“不愿”。连120和肇事方都不愿施救，保安作为第三方更是缺乏施救的动机与愿望。从“南京彭宇案”“重庆万鑫案”“西安张衡案”“天津许云鹤案”到“佛山小悦悦事件”，相似情节甚至被搬上了《离开雷锋的日子》的电影银幕及小品《扶不扶》的春晚舞台，可见接连发生的一系列案件不论最终结论认定是肇事方确有责任还是助人为乐反被讹，均对社会公众起到了极其负面的影响，直接导致顾忌风险而不敢助人的风气。甚至连一贯以救死扶伤为己任的医务人员，也接连被“李芊假新闻事件”“广西女医生高铁救人被索医生证事件”影响，有些也不再像既往一样能够无所畏惧、一心赴救，而是瞻前顾后、有所忌惮。正如小品中的那句台词所讲，“人倒了咱不扶，那人心就该倒了。而人心要是倒了，咱想扶都扶不起来了”。为了指导民众规范救治，2011年卫生部疾病预防控制局还专门下发了《关于印发伤害干预系列技术指南的通知》，其中就包括《儿童道路交通伤害干预技术指南》《儿童溺水干预技术指南》《儿童跌倒干预技术指南》和《老年人跌倒干预技术指南》等。就连老年人、儿童跌倒扶不扶、怎么扶，都要单独下发文件通知供全国人民学习掌握，这实在是一种无奈之举。比指导更重要的是明确权责、消除顾虑，而我国此前恰恰是在立法中缺乏了关于此类事件的明确规定。针对以上法律盲区，国外不同国家之间广泛通过《恶撒玛利亚人法》和《好撒玛利亚人法》两种方法解决。《恶撒玛利亚人法》是通过法律明确公民的救助义务，若公民出现见危不救的行为，将被处以“见危不救罪”。俄国刑法典、法国刑法典、泰国刑法典、越南刑法典、中国澳门特别行政区刑法典等，均对“见危不救罪”进行了明确规定。而《好撒玛利亚人法》是关于在紧急状态下施救者因其无偿的救助行为给被救助者造成损害时免除责任的法律制度。其目的在于使人见义勇为时没有后顾之忧，不用担心因存在过失而遭到追究，从而鼓励旁观者积极主动地对伤者、患者给予帮助。除非源于故意或重大过失导致被救者损害，否则施救者一律不承担赔偿责任，又称“有限的豁免权”。我国虽将院外突发事件纳入无因管理关系，但对责任豁免权仅是法理推定，并无直接法律条文明确规定。《好撒玛利亚人法》在一些国家和地区广泛应用，已成为目前主流的用以保障见义勇为者利益的法律依据，如葡萄牙民法典、加拿大魁北克民法典、澳大利亚民法、美国部分州民法典等。直到2014年，我国杭州市人大常委会发布了《杭州市院前医疗急救管理条例》，其中明确规定:“鼓励经过培训取得合格证书、具备急救专业技能的公民对急、危、重伤病员按照操作规范实施紧急现场救护，其紧急现场救护行为受法律保护，不承担法律责任”，被称为我国第一部地方立法形式的《好撒玛利亚人法》。2017年，在我国正式发布的《民法总则》中才首次将《好撒玛利亚人法》正式写入国家民法，并且将此前的除重大过失外的有限豁免权改为除故意侵权外的免责权，提升了对施救者的法律保障。此次《民法典》第一百八十四条沿袭了《民法总则》的条款，明确规定“因自愿实施紧急救助行为造成受助人损害的，救助人不承担民事责任”。本案中，如果医疗机构的急诊医务人员外出对患者进行救治，双方之间并无法定义务，其行为的法律性质为紧急救助，而非诊疗服务，故同样适用于该法律条款，并且也是《基本医疗卫生与健康促进法》第二十七条和《医师法》第二十七条所大力倡导的内容。

（三）院前急救的法律责任

医疗损害责任的承担需要同时具备3个构成要件，即医方存在过错、患方存在损害后果，以及医方的过错与患方损害结果之间存在因果关系。就本案而言，患者受伤主要是由肇事司机的肇事行为所致，因此，需要另外衡量的是医方的过错是否加重了患者的伤情。我国对人身损害侵权责任的赔偿实行的是填平原则，交通事故和医疗过错结合在一起造成患者的一个损害后果，即多因一果，二者的赔偿额度加起来不能超过100%的赔偿责任。但如果交通事故造成的损害与医疗过错造成的损害是不相关的，即各自引起各自的后果，则此时赔偿应各自进行，互不受彼此之影响。

而衡量医疗机构是否存在医疗过错，根据《民法典》第一千二百二十一条，其标准为是否尽到与当时的医疗水平相应的诊疗义务。其标准也就是注意义务。注意义务的来源包括以法律法规、诊疗护理规范产生的义务、诊疗惯例和因契约产生的义务。因此，根据《院前医疗急救管理办法》等相关法律法规，院前医疗急救机构的注意义务应包括接听询问义务、及时调度抵达义务、指导自救互救义务、充分搜寻义务、紧急救治义务、转运交接义务。

在本案中，根据媒体报道内容及相关当事人的陈述，肇事方认为等候半个多小时后急救车才到达并且舍近求远将患者转至14千米外的医疗机构，主要涉及院前医疗急救机构的及时调度抵达义务和转运交接义务。

关于及时调度抵达义务，急救指挥调度人员应当在收到呼救信息后1分钟内发出调度指令，按照就近原则派车。急救人员应当在接到调度指令后2分钟内出车，以最短时间到达救治现场。但实践中，对于调度抵达时间是否超出必要的限度，则应根据路程远近，并结合当时的天气环境、车况、路况、交通情况、路线选择等综合判定，同时也存在求救者未明确说明地点、找不到求救人员等风险，故应制订较为弹性的及时性标准为宜。本案中，由于缺乏相关信息，故难以判定其合理性，也就无法认定过错。

关于转运交接义务，《院前医疗急救管理办法》规定，急救中心和急救网络医院应当按照就近、就急、满足专业需要、兼顾患者及其家属意愿的原则，将患者及时转运至具有相应急诊抢救能力的院内医疗急救机构。患者被送至医疗机构后，急救人员应当及时与接收的医疗机构办理交接手续。但当医院建议与患者意愿不一致，患者或者其家属要求送往其他医疗机构的，院前急救医生应当告知其可能存在的风险，并要求其签字确认。这也是凸显了急救工作中对患方知情同意权的充分考虑和尊重。但患者病情危急、有生命危险的，或疑似突发传染病、严重精神障碍的，一律由院前医疗急救机构决定送往相应的院内医疗急救机构进行救治。院前医疗急救机构和急救人员不得为谋取本单位利益或者个人利益，违反患者转运原则。在本案中，根据相关报道，交通事故事发地就是一家三甲综合性医院分院门口，而最终经过相关人员现场20多分钟的劝说，急救车是将患者送至14千米外的该三甲综合性医院本部。相同医院，仅是本部与分院的区别，却舍近求远相距14千米，即使一路畅通也需耗时20多分钟。加上劝说患者的时间，则一共耗时40多分钟，从而引发质疑。经查询相关资料，该分院自2019年5月成立，至此事件发生之时已开业运行近1年半。医院本部在建院之初给予了该分院大力支持，选派了具有高超诊疗技术、丰富临床经验的专家教授到分院工作，全面提升分院的诊疗水平和服务能力。分院设有骨科，且该院骨科学是省级乃至国家级临床重点专科。按照常理推论，新分院的重点专科在本部的大力扶持下开业1年半左右时间，其当时在接诊该患者的医疗水平方面应是具备条件的。因此，急救车之所以舍近求远，不应是基于就近、就急、满足专业需要的考虑。该不符合常理的选择，应是来自于医患双方的主观意愿。一方面，因医疗机构急诊医生拒绝外出救治而导致医患信任危机，引发患方不满，失去对该院的信任；另一方面，考虑到肇事方及其母亲多次超出职责的要求甚至暴力威胁，医疗机构的医务人员也同样存在自我保护的回避心理，对接诊该患者存在抗拒心理。

（四）医务人员的避险权

医患互信互谅是良好医患关系建立的基石。但近年来，医患关系仍间断存在剑拔弩张的紧张局面，暴力伤医甚至杀医事件偶发。面对已经产生纠纷或存在暴力威胁隐患的患者，诸多医务人员拒绝继续背负道德枷锁，而选择采取有效措施来防范暴力事件发生，如回避对其的诊疗、医警联动、提前干预等。

本案中，肇事方多次来到医疗机构质疑急诊医生，并且肇事方母亲曾使用言语威胁过相关医务人员。双方之间已经失去信任关系。故医生认为在此情况下，自身有权回避其诊疗。

《美国医学会医疗伦理守则》规定："对医生、护士、其他患者进行暴力威胁或攻击""对医护人员展示明显的、足以妨害执业的敌意"时，医务人员可以终止医患关系，同时"在合理的时间范围内事先通知患者或负责的亲属，使之有机会确保能继续受治疗"。加拿大魁北克省的《医生伦理准则》中规定，当医生与患者的信任关系已经破裂时，医生可以终止诊疗关系。破裂的理由包括患者要求医生从事欺诈或非法活动，或者对医生进行攻击行为。在我国，根据《医师法》，医生通常认为自身具有诊疗权，便也相应具有拒绝诊疗权；而有学者认为，医生对于患者，无论从法律规定还是医学伦理的角度，都有必须诊疗的义务，在医生的工作时间、工作范围内，有条件救治的，无正当理由不得拒绝或延迟救治，也被称为强制缔约义务；另有学者认为，我国法律规定紧急情况下的强制缔约义务是有限定范围的。局限性的强制缔约义务正是说明是我国现阶段发展水平不允许对所有患者均负担强制缔约义务，即可以有限地拒绝诊疗。其核心在于医疗机构拒绝诊疗时，是否具有正当事由。综上所述，当前普遍的观点认为，在工作时间、工作范围、工作场所、有条件救治的医疗机构具有"非正当事由不得拒绝诊疗"的义务。当有正当事由时，足以确认医患关系破裂，医生可以选择拒诊。理论上将正当事由的情形主要分为医方原因、患方原因和不可抗力原因。其中，医方原因就包括医生人身安全或人格尊严受到危害而无法保障救治能力和水平。此外，还有学者从患者安全的角度，对医生的避险行为解释为"回避诊疗权"。参照司法实践中的回避制度，面对暴力威胁，医务人员在无正常的诊疗环境、无法保障自身安全的前提下，作为对患者有利害关系的人不应该参与其诊疗，否则可能将影响患者得到公平、及时、合理、规范的医疗服务。近年来，关于医务人员的避险权，多个地方发布了地方法规加以明确。例如，2020年北京市发布《北京市医院安全秩序管理规定》，其中第二十二条规定"医务人员人身安全受到暴力威胁时，可以采取避险、防卫等保护措施，暂停诊疗"。同年发布的《上海市医疗卫生人员权益保障办法》第三十五条对此也有相似规定。

本案中伤者伤情为两处小腿骨骨折，其他生命体征均平稳，根据2013年国家卫生和计划生育委员会办公厅发布的《需要紧急救治的急危重伤病标准及诊疗规范》，该病情也不符合需要急危重伤病标准，不需要紧急救治。因此，医疗机构的急诊医生面对暴力威胁，回避非急危重伤病的诊疗并无明显不妥。

综上所述，本案交通事故虽然发生在医疗机构门口，但超出了医疗机构的职责范围。患者的病情并不符合急危重伤病标准，且无人送医。医疗机构与其不存在医疗服务合同关系，亦无紧急救治义务。面对肇事方的暴力威胁，医疗机构医务人员有权避险。而院前急救机构作为院前急救工作的执行人，在具有明确法定义务的前提下不应回避职责履行和推诿。对于及时调度抵达以及转运的合理性，则需要结合患者意愿及当时的具体情况综合评判。

伦理与社会问题分析

在本案中，患方当事人和民众最关切的是医疗机构急诊医生面对近在门口的患者却拒绝救治，违反了医务人员救死扶伤、治病救人的道德规范。而医疗机构急诊医生在岗值班，不得脱岗，是坚持法律法规与岗位职责。二者之间的取舍已不仅仅停留在法律层面，而是已经延伸至道德义务与法定义务、已知风险与未知风险、风险与担当权衡等伦理层面。

（一）道德义务与法定义务的权衡

道德与法律之间一个是高标准，一个是低标准。道德是至高的法律，法律是底线的道德。

在西方，"现代临床医学之父"威廉·奥斯勒曾提出，医生有三大敌人，分别是无知、冷漠和堕落。而我们要对抗的敌人中，最危险的就是冷漠。在整个社会中，25%的死亡正是源于这种不可饶恕的冷漠。在我国，1941年，毛泽东主席在延安为中国医大学员题词："救死扶伤，实行革命的人道主义"，成为一代又一代中国医者人为之不懈奋斗的座右铭。2016年，在首届全国卫生与健康大会上，习近平主席将广大卫生与健康工作者的职业精神概括为"敬佑生命、救死扶伤、甘于奉献、大爱无疆"。本案中，公众对医疗机构急诊医生的最大质疑也正在于此。其行为表现出的是对生命的冷漠。

但对于医疗机构急诊医生而言，一边是出于医德需要急救的医院门口患者，一边是出于职责需要值守的急诊在院患者。面对道德义务和法定义务的抉择，医生左右为难、进退维艰。二者之间的权衡已超出法律所规制的边界，仅能从伦理角度进行分析。

生命医学伦理的五项基本原则包括自主性原则、生命价值原则、有利无伤原则、公平正义原则与行善原则。本案主要涉及后3种原则。

有利无伤原则又称不伤害原则，来自于希波克拉底誓言，即任何个人虽然没有义务去造福他人，但绝对有责任不伤害他人。不伤害原则赋予一种不蓄意或直接伤害某人的义务。在诊疗活动中，常不可避免会造成一定的伤害，此时就需要在利益与伤害之间进行平衡以保证患者利益最大化。在此平衡过程中，我们需要考虑3个主要因素：①伤害的风险至少与利益的价值同样重要；②没有伤害更小的方式保护我们正在追求的利益；③追求价值的途径不应破坏未来的价值基础。因此，医生维持本身可胜任的知识与技术，谨慎执业达到合理的注意义务，避免让患者承担任何不当的、受伤害的风险，即履行不伤害原则。本案中，医生外出救治可以造福院外患者，但离岗则面临伤害在院急危重症患者的风险，原则上不应以伤害一些人的风险为代价去造福另一些人。医生反复追问伤者病情的目的也是在利益与伤害之间进行平衡，更何况，伤者病情被证实并不属于急危重伤病范畴。

公平正义原则在医疗照护伦理中涉及3个层次，分配正义（有限资源）、权利正义和法律正义。医疗资源的分配正义指获取机会均等、法律面前平等。此处的平等并不意味着毫无差别。因为症状的相同与否与道德意义上的相同与否无关。正义原则不否认人人具有生命和健康的权利，但不代表人人享有均等的医疗卫生保健，应根据各自患者的病情、急危重程度来进行资源分配。本案中，急诊在院患者需要持续不间断的诊疗照护，医生值班期间离岗外出去救治一名未知风险的患者，这本身是对在院急危重患者权利保障的不公平。

行善原则指应进一步关心并致力于提升患者福祉，又称利他主义。行善原则有4个要求：①一个人不应作恶害人；②一个人应制止恶、防止害；③一个人应该避恶；④一个人应该行善促善。可见在行善原则中，同样在强调避恶，避恶是行善的前提。此处的行善不是指有善于自己的自私，而是有善于公众的利他。对于公众，行善并不是绝对义务。但对于医务人员，行善原则是必须应遵守的特定义务。正所谓“勿以善小而不为，勿以恶小而为之”。本案中，医务人员外出救人和坚守岗位都是行善，但一旦外出救人便会相应脱离岗位。在行善与避恶之间，避恶应是行善的前提。

由此可见，以生命医学伦理原则来分析本案，医生的选择是符合伦理要求的。这也进一步印证了法律是底线的道德。在道德义务与法定义务之间，首先应履行法定义务。医生不能因行善而去伤害他人，所追求的不是某个人的利益，而是在不伤害的前提下，整体利益的最大化。

（二）已知风险与未知风险的权衡

在本案中，急诊医生当时是在岗值班状态，急诊在院患者及候诊患者需要持续的诊疗照护。如果急诊医生选择离岗外出救人，则将面临在院患者空岗无人负责的境地，这是已知风险。一旦在院患者突发病情变化，因医生空岗而导致延误救治，造成严重后果的，则将构成医疗事故，甚至有可能构成《刑法》中的医疗事故罪。根据《医疗事故处理条例》，医疗事故相比医疗损害责任的定义，更加强调行为的违法违规性。而根据《刑法》第三百三十五条，医务人员由于严重不负责任，造成就诊人死亡或者严重损害就诊人身体健康的，将承担刑事责任，处三年以下有期徒刑或者拘役。此处的“严重不负责任”，根据《最高人民检察院、公安部关于公安机关管辖的刑事案件立案追诉标准的规定（一）》，其中就包括擅离职守的，以及无正当理由拒绝对危急就诊人实行必要的医疗救治的等情形。

（三）医院管理的优化

通过本案，医疗机构虽然并未认定过错，但也并非毫无需要改善之处。作为当时急诊值班医生，其选择无可厚非。但作为医疗机构，面对肇事方的求助以及门口伤者的求救而无所作为，反映该院在管理协调，尤其是在应急管理中存在不足。就像急诊诊疗能力往往能够代表医院整体诊疗能力一样，应急情况下的管理协调能力也代表着医院的整体管理水平。虽然在本案中患者伤情并不属于急危重伤病的标准，但试问如果出现突发事件大量伤员，卫生行政部门指令医院迅速派遣医护人员到场参与急救，医疗机构仍然可以以值班人员不能脱岗为由拒绝救治吗？这显然是不符合规范要求的。

在宏观层面上，《突发事件应对法》和《国家突发公共事件总体应急预案》等法律法规均对应急预案进行了明确。微观层面上，医疗机构应当建立抢救资源配置与紧急调配的机制，确保各单元抢救设备和药品可用。《急诊科建设与管理指南（试行）》规定，急诊科应当配备足够数量，受过专门训练，掌握急诊医学的基本理论、基础知识和基本操作技能，具备独立工作能力的医护人员。急诊科应当有固定的急诊医生，且不少于在岗医生的75%，医生梯队结构合理。医院及医务管理部门应当指定专（兼）职人员负责急诊科管理，帮助协调紧急情况下各科室、部门的协作，指挥与协调重大抢救和急诊患者分流问题。

因此，从急诊资源的管理来看，急诊医务人员应当具备二线或者三线排班，一旦出现紧急救治需要而一线医生人力不足时，二线或三线医务人员应立即到岗补充，必要时甚至会要求听班备班人员到岗。而当急诊人力资源无法满足急诊急救需要时，医疗机构则应立即启动全院急诊急救应急预案，如启动急救代码系统（code system）和快速反应团队（rapid response team，RRT），随时待命的医护专业人员和必要的抢救设备在最短时间内到达急救现场，一般要求3分钟之内。急救团队成员包括有急救资质的医生、护士、呼吸治疗师、住院医生、药剂师、记录员、技术员及主管护士等。其中一位现场级别和年资最高的医生担任团队的领导，发出各项指令，负责指挥全程急救。每位成员必须做到听从指挥，分工明确，专人专责，以保证整个急救过程有条不紊。

就本案例而言，急诊科医生应立即请二线医生到岗，二线医生到岗后，急诊科医生可去院外进行急救。必要时请总值班协调处理，做好医患沟通，防范媒体应对，履行救死扶伤的道德义务同时负责在院危重患者的法定义务。

（樊　荣）

参 考 文 献

[1] 邓海建．医院门口车祸无人救！匪夷所思［N］．健康时报，2020-10-13.

[2] 鲁洋，郝倩玉．医院还原车祸求助遭拒经过，事发时一名医生正在抢救心脏病患者［N］．健康时报，2020-10-10.

[3] 手抖毛大夫．医院门口发生车祸，医生应该“无故脱岗”还是“见死不救”？［EB/OL］．（2020-10-14）［2021-11-07］．https：//dxy.com/article/32642.

[4] 米方杰．医院门口出车祸求助医护遭拒，男子：打120被送到14公里外［N］．东方今报，2020-10-09.

[5] 王薇．今年全市将治理1141条背街小巷［N］．北京青年报，2018-03-30.

[6] 最高人民法院民法典贯彻实施工作领导小组．中华人民共和国民法典人格权编理解与适用［M］．北京：人民法院出版社，2020.

[7] 陈清．大陆法系侵权法上救助义务研究［J］．北方法学．2012，6（3）：30-36.

[8] 殷欣，李文涛，安力彬，等．好撒玛利亚人法对我国院前急救的启示［J］．医学与哲学，2010，31（3）：53-54.

[9] 樊荣．医院法律实务札记［M］．北京：北京大学医学出版社，2017.

[10] 沈德咏.《中华人民共和国民法总则》条文理解与适用［M］. 北京：人民法院出版社，2017.
[11] 王岳. 医事法［M］. 3版. 北京：人民卫生出版社，2019.
[12] 睢素利. 中国影响性涉医案件法律与伦理评析［M］. 北京：中国协和医科大学出版社，2019.
[13] 曾淑瑜. 医疗伦理与法律15讲［M］. 台北：元照出版有限公司，2016.
[14] 冯磊. 拒绝的自由?：医疗暴力背景下的医生拒诊权研究［J］. 医学与哲学（A），2017，38（11）：53-56，60.
[15] 田侃，臧运森，贺云龙，等. 医生“拒诊权”法律与伦理问题研究［C］. 2014卫生法学与生命伦理国际研讨会论文集，2014：146-150.
[16] 翟方明，贺红强. 医疗机构的强制缔约义务与法律风险防控［J］. 中国卫生法制，2011，19（3）：7-10.
[17] 樊荣，万晓君. 浅析医务人员的避险保护［J］. 中国卫生人才，2020（6）：34-39.
[18] 威廉·奥斯勒. 生活之道［M］. 邓伯宸，译. 桂林：广西师范大学出版社，2007.
[19] 黄丁全. 医疗法律与生命伦理［M］. 北京：法律出版社，2007.
[20] 弗兰克纳. 伦理学［M］. 关键，译. 北京：生活·读书·新知三联书店，1987.
[21] GILLON R. Mdical ethics：four principles plus attention to scope［J］. British Medical Journal，1994，309：184-188.
[22] XU L. Code Blue-Secrete tigger of the rapid response team in hospital［J］. J NPLD-GHI，2019，6（4）：6.

商丘婴儿“死而复生”事件

——对引娩活体胎儿处置的知情同意与紧急医疗救治

案情回顾

2019年9月16日，李某的妻子徐某因身体不适前往商丘市某医院检查，当时徐某已怀孕约26周。当天医院检查和讨论的结论是，孕妇存在绒毛膜羊膜炎感染、胎盘植入等症状，如继续待产，有可能出现感染性休克、败血症、脓毒血症等危险情况。医生告诉李某，其妻出现感染，不能继续保胎。但当天下午，李某先后于16：00和18：17两次放弃医生终止妊娠的建议。在知情同意书上，李某两处的签字都是“要求保胎”。在李某写下“风险了解，要求保胎”的文件底部，其妻徐某则写下“了解病情，同意引产，考虑后决定引产方式”，但落款时间不详。后医生给了李某一个体温计，说如果孕妇不发热，有继续保胎的可能，但如果发热，则必须停止保胎。李某为其妻子测量体温，为37℃，他们决定放弃保胎。按照李某的回忆，当时是傍晚6点多，一名主任正值下班之际，特意过来叮嘱说，孩子不能保了，否则大人有生命危险。在其离开后，孕妇和家属就进入了术前知情同意的告知阶段，在许多文件上签了字。其中一份手写的“保证书”中，按照医生给的草稿模板，上面写着：“……继续待产（有）感染风险，建议尽早行剖宫取胎术，我们已充分了解术中及术后风险，愿意承担包括患者死亡在内的一切相关风险”，落款时间为当晚21：28。剖宫取胎术与剖宫产术（俗称“剖腹产”）的手术方法一样，其区别在于是否达到28周的孕期，若未达到，则为前者。晚上10点多，徐某进入手术室。根据医院的病历说明，9月17日00：05～01：00，经手术，孕妇引娩出一男胎，体重750g，无自主呼吸，仅有微弱心跳。李某回忆说，夜间12点多，一位医生从手术室出来，叫他过去，告知他剖出来一个男婴，已经死亡，并说他妻子有“胎盘病”，以后不能再怀孕了，否则会有大出血的危险。孕妇推出来以后，医生把胎儿放在袋子里递给了李某。大约深夜2点多，李某提着袋子准备将婴儿埋掉，突然感觉袋子里的婴儿在动，并发出微弱的哭声，李某立刻冲到急诊室对医生说：“医院说剖出来的孩子死亡了，现在孩子哭了！”一个医生查看后说孩子有心跳，赶快抢救。婴儿送到5楼新生儿重症监护室（NICU）抢救时，李某下楼去交钱，同时做了2件事：给自己父亲打电话说孩子活了，报警。之后，一场医疗纠纷便开始了。

李某认为，由于医生的错误诊断，导致他的儿子生命垂危。其后，他一直到市政府及省市两级卫健委上访。直到2020年8月底，因为河南电视台的报道，这场听起来“离奇”的医疗纠纷才被广为关注。9月1日，商丘市卫健委称，将组成调查组对相关事件进行认真调查核实，并依法依规引导医患双方接受调解、通过司法鉴定等法律途径妥善解决该医疗纠纷。

对于手术可能引产出一个活的胎儿、后续该如何处置等问题患方是否充分知情，医患双方各执一词。

按照李某的说法，在手写“保证书”时，他问了两遍关于胎儿的情况，想知道是否还有一线希望，医生只是催他赶快签字，不要耽误时间否则大人就有生命危险。李某要求孩子剖出来之后给他，并签署了一份《死胎胎盘处理方案》，在其中“死胎由产妇及家属决定处理方式”这一条下，李某选择方式一：产妇及家属自行处理，并在后面手写补充“死胎自行抱走”。李某强调，之所以手术前就签这个，是因为医院已经得出“胎儿死亡”的结论。关于是否明确告知产妇或家属胎儿剖出来之后还有可能是存活的，医方表示告知过，而李某则表示：“医院只是说，要放弃小孩保大人，孩子出生后会是什么情况，医生从来没跟我说过。医生从来没有告诉过我，孩子剖出来有可能是活的，如果有可能是活的，我肯定不会放弃。”关于胎儿处置，只有一份产妇签署的《术前告知书》，上面写着“放弃胎儿，拒绝抢救”，落款时间为23：46。对此，医院认为产妇已经签过字拒绝抢救。而产妇徐某则认为“拒绝抢救”是因为此前被院方告知孩子“已经没有了希望”，签字内容是按照医生要求写的，并表示：“我想如果不签字，肯定做不了手术。”

商丘市某医院在2020年8月31日发布的情况说明中写道：因胎儿孕周小，各器官发育均不成熟，后期可能出现呼吸窘迫综合征、坏死性小肠炎、高胆红素血症，如果存活，远期可能并发脑瘫等严重的神经系统疾病，严重影响生存质量。院方表示：“我院及时将患者病情及科室讨论意见向患者及家属充分告知，并建议患者尽早终止妊娠、行剖宫取胎术。患者及家属商议后，要求在我院进行急诊手术终止妊娠且决定放弃胎儿、不再抢救，并于2019年9月16日23：46签署了术前知情同意书。”医院相关负责人在接受媒体采访时表示：“这个孩子是活着的，不但当时活着，现在也是活着的。我们的方案、预案有不到位的一点，在一定程度上存在有误判。”他还称，在司法部门鉴定后，医院愿意承担相应责任。

李某表示，因为婴儿的肺部感染严重，因此出生后有半年左右都不能自主呼吸，在NICU用了7个月左右的呼吸机等各种支持器械。孩子的抵抗力很差，稍微有一点病就承受不了。专家也评估过，抢救了以后孩子结局也不一定有多好，也不一定活到多大。但他会一直坚持对孩子进行救治。

法律和伦理问题分析

（一）关于胎盘、死胎和死婴相关问题

1. *胎盘、死胎和死婴在法律上的界定* 死胎是最常见的不良妊娠结局之一，其评估和管理一直都是产科临床的难题，同时法律层面也没有对死胎予以明确界定。临床实践中多按照美国国家卫生统计中心的标准，即妊娠≥20周或胎儿体重≥350g，胎儿分娩时无呼吸、心跳、脐带搏动或随意肌的明确运动等生命迹象，则为死胎；而我国也有学者提出，胎儿发育到第16周时已完全成形，可分辨性别，大脑发育趋于完善，结合我国台湾、澳门等地法规、经验，建议将16周胎龄以上或胎重超过500g的死产胎儿认定为死胎。随着2021年11月25日国家卫生健康委、生态环境部印发的《医疗废物分类目录（2021年版）》的出台，将“16周胎龄以下或重量不足500g的胚胎组织等”以及“确诊、疑似传染病或携带传染病病原体的产妇的胎盘”归类为“病理性废物”，死胎与胎盘等胚胎组织的区分界限才得以明确，我国学者的观点得到了法律层面的认同。

胎儿在娩出时为活体，之后死亡的，称为死婴。可见区分死胎与死婴的界限则是“娩出前”死亡还是“娩出后”死亡。

2. *有关死胎、死婴的法律属性分析* 我国法律对于胎儿利益的保护非常重视，《民法典》第十六条规定：“涉及遗产继承、接受赠与等胎儿利益保护的，胎儿视为具有民事权利能力。但是，胎儿娩出时为死体的，其民事权利能力自始不存在。”依照该条规定，死胎由于在娩出前已经死亡，并不享有自然人的民事权利能力。既然如此，死胎的法律属性是什么？

本文认为，死胎不属于尸体，也不属于医疗废物，其本质属性是物，一种特殊的物。理由如下：第一，死胎不属于尸体，因为尸体是自然人死后的物化形态，而死胎于娩出时即死体。但这并不意味着死胎不应受法律保护。死胎与尸体具有相同的性质，都属于特殊物，对于死胎的法律保护，是向人出生前的延伸保护，即人的先期人格利益，保护的是人的先期形态的身体利益。从伦理道德角度来讲，死胎和尸体作为自然人的前后两个阶段的延伸，基于人类对自身表现形式的尊重和对生命尊严的维护均应存在一定的人格利益，有权得到尊重。第二，死胎作为特殊的物，蕴含着感性、伦理、道德等因素，与尸体一样具有人格利益因素以及近亲属的身份利益因素。若将其按照医疗废物处置，是对死胎人格利益的不尊重，也是对死胎家属情感的伤害。

关于死婴，从法律上来讲其在存活期内曾经享有继承、接受赠与等民事权利，但死婴在法律属性上是否属于尸体存在争议。根据我国《殡葬管理条例》的有关规定，火化遗体必须凭公安机关或者国务院卫生行政部门规定的医疗机构出具的死亡证明，而部分死婴在出生后尚未登记姓名和办理出生证明时已经死亡，此时为了办理死亡证明而给死婴起名字对其家人来说无疑是另一种打击和折磨，也没有现实需要。因此，关于死婴是

属于尸体，还是像死胎一样属于特殊物，还要视实际情况以区别对待。

3. *胎盘、死胎、死婴的处理*　2003年印发的《医疗废物分类目录》中将医疗废物分为感染性废物、病理性废物、损伤性废物、药物性废物和化学性废物。其中，病理性废物是“诊疗过程中产生的人体废弃物和医学实验动物等……1. 手术及其他诊疗过程中产生的废弃的人体组织、器官等”。该分类并未明确胎盘、死胎是否属于病理性废物。

2004国家环保总局发布的《医疗废物集中焚烧处置工程建设技术要求（试行）》规定：“医疗废物焚烧厂接收并处置经分类收集的医疗废物，手术或尸检后能辨认的人体组织、器官及死胎宜送火葬场焚烧处理。”此规定下胎盘、死胎、死婴均不属于医疗废物，但对其是否送火葬场焚烧处理的规定没有进行强制。

在2005年卫生部“关于产妇分娩后胎盘处理问题的批复”中指出：“产妇分娩后胎盘应当归产妇所有。产妇放弃或者捐献胎盘的，可以由医疗机构进行处置。任何单位和个人不得买卖胎盘。如果胎盘可能造成传染病传播的，医疗机构应当及时告知产妇，按照《中华人民共和国传染病防治法》（以下简称《传染病防治法》）、《医疗废物管理条例》的有关规定进行消毒处理，并按照医疗废物进行处置。”依照上述规定，仅产妇放弃的胎盘以及可能造成传染病传播的胎盘，按照医疗废物处理。也就是说，产妇未放弃的胎盘以及捐献的胎盘，医疗机构不得按医疗废物处理。

《医疗机构新生儿安全管理制度（试行）》（2014）中提出：“对于死胎和死婴，医疗机构应当与产妇或其他监护人沟通确认，并加强管理；严禁按医疗废物处理死胎、死婴。对于有传染性疾病的死胎、死婴，经医疗机构征得产妇或其他监护人等同意后，产妇或其他监护人等应当在医疗文书上签字并配合办理相关手续。医疗机构应当按照《传染病防治法》《殡葬管理条例》等妥善处理，不得交由产妇或其他监护人等自行处理。”该制度明确禁止按医疗废物处理死胎、死婴。此外，上述胎盘、死胎、死婴的处置均需尊重家属的知情同意权。正如本案中产妇徐某娩出胎儿之前，其丈夫李某签署了一份《死胎胎盘处理方案》，并在其中“死胎由产妇及家属决定处理方式”这一条下选择了产妇及家属自行处理。当然，本案中产妇娩出的并非“死胎”，因为其娩出后“有微弱心跳”，即便后来真的死亡也应属“死婴”而非“死胎”。

（二）患者知情同意权

1. *我国法律对患者知情同意权的保护*　患者知情同意权，顾名思义，指患者在诊疗过程中，对于自己的病情及医疗措施等享有知悉和选择的权利。具体而言，包括“知情权”和“同意权”两部分：关于患者的病情、治疗方案和风险、预后等情况，患者有权知晓，即患者的知情权；医生将诊疗行为中必须让患者知晓的信息告知患者，获得患者同意才能实施医疗行为，即患者的同意权。由此可见，知情权是同意权的基础和前提，同意权则是知情权的价值体现。

我国法律规范中首次提出有关患者同意的概念是在1982年卫生部颁布的《医院工作制度》规定，其中规定“实行手术前必须由病员家属、或单位签字同意（体表手术可以不签字），紧急手术来不及征求家属或机关同意时，可由主治医师签字，经科主任或院长、业务副院长批准执行。”之后1994颁布的《医疗机构管理条例》对实施手术、特殊检查或者特殊治疗情形下患者的知情同意权进行了规定。1998年通过的《中华人民共和国执业医师法》(以下简称《执业医师法》)第二十六条更加详细地对患者知情同意权行使的各种情形进行了阐释。此后通过的《医疗事故处理条例》《中华人民共和国母婴保健法》《人体器官移植条例》《病历书写基本规范》《民法典》等法律规范性文件均对患者知情同意权进行了规定，并逐步细化和完善。

我国目前现行的多部法律文件中均规定了患者的知情同意权。2020年6月1日起施行的《中华人民共和国基本医疗卫生与健康促进法》第三十二条规定：“公民接受医疗卫生服务，对病情、诊疗方案、医疗风险、医疗费用等事项依法享有知情同意的权利。需要实施手术、特殊检查、特殊治疗的，医疗卫生人员应当及时向患者说明医疗风险、替代医疗方案等情况，并取得其同意；不能或者不宜向患者说明的，应当向患者的近亲属说明，并取得其同意。法律另有规定的，依照其规定。开展药物、医疗器械临床试验和其他医学研究应当遵守医学伦理规范，依法通过伦理审查，取得知情同意。”该条分3款层层递进规定了公民在接受医疗卫生服务的过程中享有的知情同意权的范围，有学者将其称为“知情同意条款的母条款”。

2020年通过的《民法典》第一千二百一十九条规定：“医务人员在诊疗活动中应当向患者说明病情和医疗措施。需要实施手术、特殊检查、特殊治疗的，医务人员应当及时向患者具体说明医疗风险、替代医疗方案等情况，并取得其明确同意；不能或者不宜向患者说明的，应当向患者的近亲属说明，并取得其明确同意。医务人员未尽到前款义务，造成患者损害的，医疗机构应当承担赔偿责任。”该条规定了医务人员的一般告知义务及特殊告知义务。此外，知情同意权作为一般人格权在《民法典》人格权编也进行了相应规定:《民法典》人格权编第一千零六条规定了患者对自身人体细胞、人体组织、人体器官、遗体的无偿捐赠之自主决定权；第一千零八条规定了临床试验中受试者的知情同意权。

2022年3月1日《中华人民共和国医师法》(以下简称《医师法》)正式开始实施。《医师法》在规范医师执业规则时着重强调了医师对患者的告知义务，除特殊情况下的告知、不能和不宜向本人告知时的处理、临床药物和器械实验时的告知、紧急情况下未经同意的救治等内容外，还特意明确了医师超药品说明书使用药品时需要向患者告知并征得同意。

2. *患者知情同意权的内容*　患者知情同意权的内容主要包括权利行使的前提、行使主体、行使方式等。

第一，患者知情同意权行使的前提，是医务人员必须充分履行告知义务。即患者须先知情，才能同意，而患者知情须依赖于医生的告知。然而，关于告知义务履行的标准法律并无明确规定。目前学界并未达成共识，主要有以下几种标准：合理医生标准、合理患者标准、具体患者标准、具体患者与合理医生二重标准。合理医生标准指医生告知患者通常情况下需要告知的信息，而如何认定哪些信息应当告知则由医生依照惯例认定。在美国1960年的Natanson v.Kline 案中，堪萨斯州最高法院Schroeder法官认为，

“医师的披露义务限于一位合理医师在相同或相似情境下意欲披露的程度”，而合理医师的此种披露应基于“患者最佳治疗利益”。该标准下医务人员的自由裁量权较大。合理患者标准指，以在相同或相似情况下一名理性患者做出理智选择时所需要的信息内容为标准。具体患者标准指医生需结合不同患者的不同情况对医疗信息进行具体分析后告知患者。具体患者与合理医生二重标准指在合理情形下，要求医生对患者希望知晓的内容进行告知，患方不能过于苛待医生。有学者认为，《民法典》关于“具体说明”与“明确同意”的新规定，意味着医务人员告知义务的履行应以具体患者说为标准，因为医务人员要让每一位患者充分理解并做出自愿的同意，则应依据每位患者的需求做出具体说明。本文较支持二重标准，医方应当向患者告知有可能对其决定起实质性影响的信息，即患者若知情，有可能选择不同的治疗方案或者拒绝治疗。在本事件中，有一个关键的争议点即医方是否告知“手术可能引产下一个活的胎儿”，医方是否告知尚存疑，产妇丈夫李某表示并未告知。若按照患方的说法，医方未充分履行告知义务——如果术前告知可能产生活的胎儿，产妇或家属可能就不会签署放弃抢救的同意书。此外，在李某发现孩子并未死亡并将其送去抢救室之前，医院从未告知孩子仍有微弱心跳的事实。该行为显然侵犯了李某夫妇的知情同意权，即若医方及时告知李某夫妇，其很大可能会选择抢救孩子。

第二，患者知情同意权的行使方式包括有默示和明示两种方式。依据《民法典》第一千二百一十九条的规定，需要实施手术、特殊检查、特殊治疗的，医务人员应当及时向患者具体说明医疗风险、替代医疗方案等情况，并取得其明确同意。这里的“明确同意”即明示方式。在《民法典》颁布之前，实施手术、特殊检查、特殊治疗的，应当取得患者书面同意，即签署医疗知情同意书。医疗知情同意书是医疗机构为保障患者知情同意权，在实施医疗行为之前，与患者签订的医疗文书。常见的知情同意书包括手术同意书、麻醉同意书、输血治疗知情同意书、特殊检查与特殊治疗同意书、病危通知书等。医疗知情同意书是患方行使知情同意权、承担医疗风险的书面证明文件，同时也是医疗纠纷中的重要证据。但患者签署知情同意书，仅是患者对其知悉医疗信息的确认，并不代表对医疗机构或医务人员由于过错产生损害赔偿责任的免除。关于“明示”的方式，依据《民法典》之规定，已经由“书面同意”改为“明确同意”。这也就意味着患方的明示同意不再限于书面形式，口头、录音录像、律师见证等其他形式均可，这在一定程度上缓解了医疗机构举证难的窘境，同时也避免了医疗机构告知流于形式。默示即从行为中可推测患者意思。例如，在抽血时，患者配合伸出胳膊，则默示其同意接受抽血；做检查之前，患者去缴费的行为也默示了其同意接受检查。默示一般适用于简单、风险低的医疗活动中，一般患者都能理解，而对于实施手术、特殊检查、特殊治疗这类风险较高、需要医生详细说明的医疗措施时则不能适用默示同意的方式。

第三，知情同意权行使主体。依据《民法典》的规定，患者知情同意权行使的第一主体是患者本人，只有当“不能或者不宜向患者说明”时，才由其近亲属行使知情同意权。“不能”向患者告知主要指患者昏迷或由于生理、精神状态无法做出有效判断，即缺乏知情同意的能力，属于客观不能；“不宜”向患者告知指医务人员如实告知可能会对患者造成损害，出于保护患者的目的，将告知的对象转为近亲属，通常指保护性医疗措施，该情况一般需要医务人员主观判断。产妇入住医院待产，当然具有患者之身份。但在医疗实践中，由于文化传统、价值观念、胎儿利益等因素的影响，医疗机构过多注重于家属意见，甚至将家属的决定权置于产妇之上，显然侵犯了产妇作为患者的合法权益。在本案中，一方面，医院的行为侵害了李某夫妇的知情同意权，因为胎儿娩出后医院未告知其仍有“微弱心跳”的事实，而是告诉李某胎儿为“死胎”，未尽到告知、说明义务。另一方面，医院的行为也侵害了婴儿的知情同意权。该案中，徐某胎儿娩出时为活体，并非医院所说的“死胎”，因而依法享有民事权利。但由于其为无民事行为能力人，依法应当由其监护人即李某夫妇代理实施民事法律行为。因此，医院未告知李某夫妇情况即放弃抢救的行为，也侵害了婴儿的知情同意权。

（三）患者知情不同意的权利

不可否认，患者自主决定的权利在医疗领域越来越受到重视。患者的自主决定权除表现在患者具有知情同意的权利，也自然赋予了患者“知情不同意”的权利，当然知情不同意权利的前提是患者具有知情的能力且得到充分的告知说明，二者缺一不可。但“知情不同意”的情况深刻地反映了这样一个事实：患者的选择并非总是正确的。因此，如果完全遵从患者“知情不同意”的权利，则可能无法做出最有利于患者治疗的决策。同时，患者“知情不同意”的权利也有可能对他人的生命健康权构成损害。考虑到生命权是每一个公民最基本的权利，具有至高无上的地位，因此，当患者知情不同意的权利与自身或他人的生命健康权存在冲突时，即患者或其代理人所做出的知情不同意的行为明显损害了患者或他人的健康权时，法律将对患者的知情不同意权进行限制，包括采取强制性医疗措施等方式。

强制性医疗措施指国家出于维护公共利益的需要，不得不对患者知情同意权进行限制，即国家行使医疗强制权。强制医疗行为一般出现在国家为了避免出现公共健康危机，限制患者人身自由并对其进行强制医疗的行为。此时患者已经丧失了知情同意权，将其让渡给了国家。目前关于强制医疗行为的规定分散于各个法律、法规之中。《中华人民共和国刑事诉讼法》第三百零二条规定：“实施暴力行为，危害公共安全或者严重危害公民人身安全，经法定程序鉴定依法不负刑事责任的精神病病人，有继续危害社会可能的，可以予以强制医疗。”该条规定了对精神病病人的强制医疗情形。2011年修订的《突发公共卫生事件应急条例》第四十四条规定：“在突发事件中需要接受隔离治疗、医学观察措施的病人、疑似病人和传染病病人密切接触者在卫生行政主管部门或者有关机构采取医学措施时应当予以配合；拒绝配合的，由公安机关依法协助强制执行。”该条对突发传染病的强制医疗进行了规定。例如，新型冠状病毒感染疫情属于突发公共卫生事件，患者必须配合进行隔离、居家医学观察等强制措施。此时的患者虽然没有医疗同意权，但仍享有知情权，有权知晓自己接受的医疗措施内容。此外，《中华人民共和国禁毒法》第三十八条规定，吸毒成瘾人员相应情形的，县级以上人民政府公安机关有权做出强制隔离戒毒的决定。

（四）医疗紧急救治权

关于医疗紧急救治问题，有学者称之为紧急救治义务，认为紧急救治是医务人员及医疗机构的法定义务，违反法定义务须承担法律责任；有学者称之为紧急救治权，认为依照法律规定在若干紧急情况下，可以由患者的近亲属代替患者行使知情同意权，同时也赋予医疗机构在紧急情况下的紧急救治权。那么紧急救治究竟是权利还是义务呢？本文认为，紧急救治既是权利，又是义务。从权利的角度看，法律规定医务人员有权在紧急情况下以及不能取得患者或其近亲属同意时，经过相应批准程序后，决定立即采取医疗措施救治患者。从义务的角度看，依照《最高人民法院关于审理医疗损害责任纠纷案件适用法律若干问题的解释》第十八条规定，医疗机构及其医务人员怠于实施相应医疗措施造成损害的，患者有权请求医疗机构承担赔偿责任。该条体现了紧急救治的义务属性。

20世纪60—70年代，美英德等发达国家公布了一系列法院判决，均是针对患者基于自身的知情同意权而拒绝进行紧急医疗措施因而引发的医疗纠纷，对国家的医疗实践指明了方向。我国早在1994年《医疗机构管理条例》第三十一条中就规定医疗机构对危重患者应当立即抢救；第三十三条规定了特殊情况下医疗机构的救治权，虽然未提到“紧急”二字，但条文内容中已体现紧急救治的内涵。1998年《执业医师法》也规定了医师对急危患者的紧急救治义务。2010年《侵权责任法》第五十六条、2012年修订的《病历书写基本规范》第十条则明确医疗机构在紧急情况下，为了抢救患者，不能取得患者或近亲属意见的，经相应批准程序后可立即采取医疗措施。《最高人民法院关于审理医疗损害责任纠纷案件适用法律若干问题的解释》进一步细化了不能取得近亲属意见的情形。2020年通过的《民法典》则保留了《侵权责任法》第五十六条关于紧急救治的规定。《民法典》第一千二百二十条规定：“因抢救生命垂危的患者等紧急情况，不能取得患者或者其近亲属意见的，经医疗机构负责人或者授权的负责人批准，可以立即实施相应的医疗措施。”该条规定了医疗机构的紧急救助权，体现了医疗机构的公益性特征以及医务人员“敬佑生命、救死扶伤、甘于奉献、大爱无疆”的职业精神。

1. *紧急情况的界定* 依据《民法典》第一千二百二十条，医疗机构履行紧急救助义务的前提条件是出现“抢救生命垂危的患者等紧急情况”。“抢救生命垂危的患者”体现了时间上的紧迫性以及事项上的紧迫性：一方面，留给医疗机构决策的时间很短；另一方面，不尽快实施医疗行为将威胁患者的生命。值得思考的是，若患者生命并无紧迫危险，但存在身体健康的重大紧迫风险，是否属于这里的紧急情况？有学者认为，紧急情况指必须立即对患者采取救治措施，如果不立即救治患者的生命将面临严重的威胁甚至造成死亡，或者如果不立即救治将给患者的健康带来无法挽回的巨大损失。本文赞同此观点。不过医疗实践中医务人员具体应如何判断，可参考2013年国家卫生和计划生育委员会办公厅印发的《需要紧急救治的急危重伤病标准及诊疗规范》中的“急诊病情分级标准”。该标准有4级：1级濒危病人，2级危重病人，3级急症病人，4级非急症病人。其中，濒危病人指病情可能随时危及生命，需立即采取挽救生命的干预措施的病人。危重病人指病情有可能在短时间内进展至1级，或可能严重致残的病人。急诊病人指目前明确在短时间内没有危及生命或严重致残的征象，但需要急诊处理缓解症状的病人。本文认为，这里的1级、2级标准符合时间上的紧迫性以及事项的紧急性，可以作为医疗机构紧急救治义务中判断“紧急情况”的参考标准。

在符合紧急情况的前提下，紧急救治还应当具备相应的程序条件，即经医疗机构负责人或者授权的负责人批准。这一点看上去似乎与紧急救治的紧迫性相悖，因为汇报负责人批准同样需要耗费时间和精力，本文认为这主要是出于权力制衡的考虑，即不应将医生的权力无限扩大化。

2. “不能取得患者或其近亲属意见”的界定 《最高人民法院关于审理医疗损害责任纠纷案件适用法律若干问题的解释（2020修正）》第十八条规定了“不能取得患者近亲属意见”的几种情形：（一）近亲属不明的；（二）不能及时联系到近亲属的；（三）近亲属拒绝发表意见的；（四）近亲属达不成一致意见的；（五）法律、法规规定的其他情形。该规定的细化为医疗实践提供了进一步参考。然而，紧急救治的前提“不能取得患者或其近亲属意见”是否包括患者或近亲属明确拒绝治疗之情形呢？这其实是患方知情同意权与医疗机构紧急救治义务发生冲突时该如何取舍的问题，或者说是患者知情不同意权与生命健康权之间的价值博弈。

从法律上来讲，若医方已经履行告知义务，患者或其近亲属在明确知悉后果的情况下仍拒绝治疗，医疗机构不能实施紧急救治。由此造成不良结果的，医疗机构不承担损害赔偿责任。其法律依据为《民法典》第一千二百二十四条规定，患者或者其近亲属不配合医疗机构进行符合诊疗规范的诊疗，造成患者损害的，医疗机构可以免责。事实上，医方紧急医疗义务的出发点是为了患者的生命健康利益，遵循“生命至上”之原则，患者是最终的受益者，但风险和责任却几乎都倒向医方。在这种情况下，医方为求“自保”不得不遵从患方意见，否则可能会因“侵犯患者知情同意权”而背上官司。

从伦理、道德角度来说，生命健康权作为一项基本权利，是其他一切权利的前提和基础。在价值位阶上，生命健康利益应优先于一般人格利益。但这是否是绝对的？在当今患本位的时代背景下，知情同意权被赋予非常重要的法律价值，甚至与生命健康权相抗衡。究其根本，是因为二者权利客体即受法律保护的利益有所不同，前者是人身层面的利益，后者是精神层面的利益。知情同意中涉及人格及尊严因素，如有宗教信仰的人拒绝输血，宗教信仰与生命安全如何取舍？插管维持生命之人要求拔管，生存质量和生命应当如何取舍？不同的人或许会做出不同的选择。但前提是医疗机构已经充分履行了告知义务，若医疗机构未充分履行告知义务严重影响患方判断的，医疗机构也应当承担相应的赔偿责任。

如果是患者的监护人做出明显不利于患者本人的医疗决定时，医疗机构及医务人员应当如何处理？具体到本事件，若李某夫妇明确表示放弃抢救孩子，但孩子仍有生命体征，医方能否行使紧急救治权？依据我国《民法典》的相关规定，新生儿自出生时起即具有民事权利，但由于其不具有最基本的理解与交流能力，作为无民事行为能力人，其民事权利只能由监护人即父母代为行使。因此，放弃治疗须征得新生儿父母的同意。

《民法典》第三十六条规定："监护人有下列情形之一的，人民法院根据有关个人或者组织的申请，撤销其监护人资格，安排必要的临时监护措施，并按照最有利于被监护人的原则依法指定监护人：（一）实施严重损害被监护人身心健康的行为。"如果医疗机构认为应当对李某的孩子进行救治，而其监护人做出了对孩子明显不利的选择，医疗机构就可以依据《民法典》的规定，申请撤销其父母的监护人资格。但李某的孩子属于超早产儿，而超早产儿由于出生时胎龄较小、体重较轻，各身体器官、系统功能发育不成熟，出生后合并其他疾病与并发症一般较多，预后也不乐观。实践中家属放弃治疗的情况并不少见。对于患儿父母而言，不仅要考虑孩子的预后风险，尤其是超早产儿，还要考虑家庭经济条件，新生儿的生存质量等，即便放弃治疗也是无奈之举。本文认为，产前父母的决定应当视为暂时性决策，患儿出生后医方应当以积极治疗为原则，在积极治疗的前提下，父母若基于医生充分告知的情况再次做出放弃治疗的决定，医务人员及医疗机构应当尊重。美国得克萨斯州有一个非常经典的案例与本事件类似：一个23周的极早产高危新生儿的监护人在患儿出生前已经决定放弃复苏，但生后医方评估认为有生存的基础生命条件，并给予心肺复苏和对症支持治疗，而后患儿因脑损伤出血留有严重残疾引发医疗纠纷。得克萨斯州法庭判定：患儿生前关于是否复苏的决策是推测性的，产前咨询时父母可以暂时做出决策，只有在患儿出生后再进行评估，才能做出客观公正的决策，患儿监护人因此败诉。美国的该案与本事件的区别在于：本事件中医方在患儿出生后生命体征的评估上存在判断失误；前者医方是进行了积极救治，后者医方是消极放弃救治。借鉴该美国案例，本事件的一个关键点应明确新生儿出生前产妇徐某签署的知情同意书只是暂时性决策。由于现有医学的不确定性，医生并不能完全正确判断预后。因此，在婴儿出生并进行评估后，医疗机构应再履行告知义务，取得其父母的知情同意，不论是继续救治还是放弃治疗。最后，超早产儿作为一类特殊人群，其救治成活率高低常取决于医疗机构的医疗水平。实践中不同医院的医疗资源、医疗技术水平等情况不同，对于类似商丘事件中这样的婴儿是否值得治疗，可能会做出不同的判断。因此，在判定医疗机构过错时，也应当考虑医疗机构的医疗技术水平等情况，不能一概而论。

（魏亮瑜）

参　考　文　献

［1］彭丹妮．商丘婴儿"死而复生"背后的超早产儿救治难题［N］．中国新闻周刊，2020-09-07.

［2］陈晶晶．紧急救治下患者知情同意权的行使［D］．西北民族大学，2021.

［3］陈小平，赵增宝，董晓斐．关于高危新生儿临床救治的伦理思考［J］．中国医学伦理学，2014，27（3）：352-354.

［4］范贞，卢光明．患者拒绝紧急合理医疗的法学思考［J］．中国医院，2010，14（5）：37-39.

［5］何元霄，马韶青，郭金金．紧急医疗职责与知情同意权的冲突与平衡［J］．中国卫生法制，2020，28（2）：30-34.

［6］韩颖，熊薇，单淑娟，等．引产死胎及胎盘管理处置的现存问题及解决建议［J］．中国医院建筑与装备，2020，21（12）：37-39.

［7］衡春英．患者知情同意权研究［D］．苏州大学，2020．

［8］江毅．医疗损害民事责任研究［M］．北京：中国医药科技出版社，2007．

［9］李燕．患者自己决定权研究［C］．梁慧星．民商法论丛（第17卷）．香港：金桥文化出版有限公司，2000．

［10］刘小红．我国医疗侵权知情同意原则问题研究：以借鉴美国法为视角［J］．暨南学报（哲学社会科学版），2014，36（7）：74-82．

［11］刘苏爽．紧急救治的法律规制及其实现路径［J］．医学与法学，2019，11（1）：29-33．

［12］苗青．患者知情同意权研究［D］．中国政法大学，2006．

［13］乔娟，漆洪波．美国妇产科医师学会“死胎管理专家共识2020版”要点解读［J］．中国实用妇科与产科杂志，2020，36（10）：1025-1029．

［14］申卫星．《中华人民共和国基本医疗卫生与健康促进法》理解与适用［M］．北京：中国政法大学出版社，2020．

［15］王利明．侵权责任法研究（下卷）［M］．北京：中国人民大学出版社，2016．

［16］杨立新．死胎的法律性质及其民法保护［N］．人民法院报，2005-06-08．

［17］俞佳傲，李博．关于死胎的法律问题研究［J］．医学与哲学（人文社会医学版），2010，31（12）：51-53．

［18］严晗．患者医疗同意权行使问题研究［D］．沈阳师范大学，2020．

［19］杨丽珍．“告知后同意”：《民法典》第一千二百一十九条第一款的解释论展开［J］．西北大学学报（哲学社会科学版），2020，50（6）：51-57．

［20］陈颖，蔡伟．论医疗机构紧急救治权之行使：以《关于审理医疗损害责任纠纷案件适用法律若干问题的解释》为视角［J］．人民司法，2020（10）：94-97．

［21］P DALLA-VORGIA，J LASCARATOS，P SKIADAS，et al．Is consent in medicine a concept only of modern times?［J］．Journal of Medical Ethics，2001，27（1）：59-61．

抢救超48小时拒绝认定工伤案

——视同工伤“48小时”条款的公平公正与伦理困境

案情回顾

据多家媒体报道，2014年10月24日上午，北京某三甲专科医院麻醉科副主任医师昌某于工作期间在手术室内突然晕倒，诊断为脑干出血，于外院行脑室穿刺术后，转入重症抢救室，之后一直处于昏迷状态。据了解，昌某晕倒时已无呼吸，CT检查显示脑干出血30ml，医生会诊认为预后极差。11月24日患者出现病情恶化，经医治无效，于2014年12月2日去世，享年42岁。据一位不愿意透露姓名的同事所言，昌某昏迷后医院曾派人与区人社局协调沟通，询问是否可以走工伤赔偿程序。区人社局相关负责人员在表示对昌某深切的同情时，也非常遗憾地告知他们：“根据国家《工伤保险条例》，工作期间发病的，只有在48小时内死亡才能认同为工伤。”昌某的情况无法认定为工伤，无法享受工伤保险待遇。所有治疗费用通过医疗保险报销（工伤报销与医保有相当大的差距）。根据国家的《工伤保险条例》，只有在48小时内死亡才能认同为工伤。虽然从情理上大家都很同情昌某，但面对国家条例，也无奈必须遵从条例。

法律问题分析

（一）工伤认定的立法目的

我国2011年修订后的《工伤保险条例》第一条即明确规定了立法目的，为了保障因工作遭受事故伤害或者患职业病的职工获得医疗救治和经济补偿，促进工伤预防和职业康复，分散用人单位的工伤风险。

一旦职工认定工伤，则可依法享受工伤保险待遇，包括工伤医疗待遇、生活护理费等。因工致残的另包含伤残补助金、伤残津贴。因工死亡，职工近亲属还可领取丧葬补助金、供养亲属抚恤金和一次性工亡补助金等。其计算标准：①丧葬补助金为6个月的统筹地区上年度职工平均工资；②一次性工亡补助金标准为上一年度全国城镇居民人均可支配收入的20倍；③供养亲属抚恤金按照职工本人工资的一定比例发给由因工死亡职工生前提供主要生活来源、无劳动能力的亲属；④抢救产生相关的医疗费用。工伤认定结论对于伤亡职工家属而言，其重要性是不言而喻的。

（二）认定标准及条款分析

工伤认定指职工享受工伤保险待遇条件的前提条件，也是区分因工负伤与非因工负伤的依据。职工负伤、致残、死亡或者患病是因工造成的，还是非因工造成的，对于这一事实的确认，就是工伤认定。鉴于工伤认定结论的重要性，其认定标准便成为其管理实施的核心依据。

我国在工伤立法上经历了从狭窄到宽泛、再由宽泛到狭窄的转变。工伤的认定源自1950年我国发布的《公私营厂矿职工伤亡事故报告办法》，后更新为1956年的《工人职员伤亡事故报告规程》和1991年的《企业职工伤亡事故报告和处理规定》，其中的范围仅限职工在劳动过程中发生的人身伤害、急性中毒事故。工伤待遇方面，最早源自1953年的《劳动保障条例》，首次规定了因病或者非因工负伤都可以享受丧葬费补助的待遇。1965年，中华全国总工会发布《关于职工在工作时间工作地点突然发病死亡待遇如何处理问题的复函》（〔65〕险字第760号），指出职工自身疾病死亡具有非因工性，因此不能够按照工伤待遇处理。但该复函同时规定了在特殊的情况下，因加班工作或者在突击完成任务的前提下突发疾病死亡的可以比照因公死亡获得工伤待遇，这是视同工伤的雏形。1996年10月1日，我国颁布实施《企业职工工伤保险试行办法》，正式将工作中的突发疾病纳入工伤范畴。第八条第4款规定："在生产工作的时间和区域内，由于不安全因素造成意外伤害的，或者由于工作紧张突发疾病造成死亡或经第一次抢救治疗后全部丧失劳动能力的为工伤"，较前拓宽了工伤认定范围。2004年1月1日，《企业职工工伤保险试行办法》被《工伤保险条例》替代。《工伤保险条例》调整了此类工伤认定的条件，将工作中的突发疾病情形由"工伤"改为"视同工伤"，取消了对发病原因的限制，但增加了死亡时间的限制，即"突发疾病死亡或者在48小时内经抢救无效死亡的"才能视同工伤，再次缩窄工伤范围。2004年11月1日，劳动和社会保障部发布《关于实施〈工伤保险条例〉若干问题的意见》，其中明确"突发疾病"中的疾病包括各种类型的疾病，且"48小时"起算时间是以医疗机构初次诊断的时间为突发疾病的起算时间。将《企业职工工伤保险试行办法》中的"第一次抢救治疗"缩短为"第一次诊断后的48小时"，再次将工伤认定范围严格化。自此，工伤认定"48小时"的规定正式建立并沿用至今。

我国《工伤保险条例》将工伤分为典型工伤、视同工伤和不得认定为工伤3种情况。因为工作而受伤为典型工伤，其上位法《社会保险法》第三十六条对此也有明确规定，要求具备"三工要素"，即工作时间、工作场所、工作原因。其中，工作原因在工伤认定中处于核心地位。劳动者是否在工作时间和工作地点受伤在工伤认定中不起决定性作用，只是作为一个因素来证明劳动者是出于工作原因受伤，而反之劳动者因为工作原因受伤的时间和地点则可以被作为工作时间和地点加以认证，如教师在家中批改学生试卷案（最高人民法院行政裁定书〔2017〕最高法行申6467号）、疫情防控中医务人员加班后在家休息过程中猝死案等。工作原因的认定标准是相当性因果关系，不完全是一个逻辑推演的过程，而是一个可能性的判断过程。因此，除存在直接因果关系的典型工伤外，对可以享受同等工伤待遇却与工作缺乏充分关联性的情形就属于视同工伤。该情形在本质上存在关联可能但并不必然为工伤，而是为了倾斜保护劳动者的合法权益，将其纳入工伤范畴。这是对工伤保护范围的一种扩大，因此应当从严解释、从严适用，防止工伤保护范畴的无限度扩大，否则不同社会保险（工伤保险与医疗保险）之间的边界将不再清晰。法规条文明确，在工作时间和工作岗位，突发疾病死亡或者在48小时之内经抢救无效死亡的，视同工伤。由此可见，该种类型的“视同工伤”应具备4个构成要件。

1. *时间要件*　工作时间，不单指法定时间，而应当是劳动者按照法律的规定进行劳动的时间和工作任务所需其他时间的结合。通常来说，工作时间应当包括劳动者正常上班时间、加班时间、从事预备性和收尾性工作的时间。

2. *地点要件*　工作岗位，不同于工作场所，不仅包括劳动者从事工作的场所，只要劳动者在某一场所从事着与工作相关的活动，那么这一场所则属于工作岗位，属于工作岗位的合理外延。工作岗位强调更多的不是工作的处所和位置，而是岗位职责、工作任务。

因此，对于上述两个要素的判断，不应仅从字面意思理解，而应在语义范围内，参考具体工作的性质进行灵活判断，应当看劳动者是否为了单位的利益从事工作。

3. *结果要件*　在视同工伤的构成要件中，均要求劳动者的损害结果为死亡。对于死亡，在医学上存在临床死亡（心肺死亡）、脑死亡和生物学死亡等若干种认定标准。在视同工伤的认定标准中，对于死亡的标准选择则存在一定的争议。在当前实践中，更多采用临床死亡作为视同工伤的认定标准。但劳动者在规定的48小时之内脑死亡，而后近亲属继续坚持治疗，导致劳动者临床死亡的时间超过时限，是否可以视同工伤，司法机关在实践案例中享有较大的自由裁量权，经常引发同案不同判的情形。因此，学者提出能否将脑死亡作为48小时之内抢救无效死亡的标准，从而避免由于人为因素促使劳动者48小时之内临床死亡的伦理悲剧。然而脑死亡认定标准复杂，脑死亡的概念、含义、标准、流程并未达成共识，也给其认定带来了较大难度。

以死亡作为视同工伤的损害结果认定标准，排除受伤、伤残等损害结果，其本身就是为了对视同工伤情况的一种限制，避免无限制扩大视同工伤的范围。同时也是体现了针对严重损害结果条件下，对因果关系判定的适度放宽，不再要求必然为工作原因导致死亡。这也是对劳动者突发疾病死亡的一种抚恤措施。

4. *因果关系要件*　在视同工伤的构成要件中，因果关系要件为“突发疾病死亡”或“在48小时之内经抢救无效死亡”，其中并未要求工作原因。因为非工作原因的自身原发疾病，并不属于工伤范围。该条款淡化了工作原因的要件，仅强调工作时间和工作地点与工作的关联性从而视同工伤，目的是扩大对劳动者的保护。但该保护不是无限制扩大，而是限定“因突发疾病或在48小时之内经抢救无效”导致劳动者死亡的范围，是对损害结果要件基础上的进一步限制。

根据劳动和社会保障部《关于实施〈工伤保险条例〉若干问题的意见》，该处的“突发疾病”包括各类疾病，对于疾病紧急程度、严重程度、病因等均不做限制。“48小时”的起算时间以医疗机构的初次诊断时间作为突发疾病的起算时间。根据2011年《北京市工伤认定办法》第十一条，区、县社会保险行政部门在适用《工伤保险条例》第十五条第一款第（一）项规定时，“突发疾病”应考虑职工在工作时间和工作岗位上突然发病，且情况紧急，在工作岗位上死亡或者从工作岗位上直接送往医院抢救并在48小时内死亡的情形。“48小时之内”指从医疗机构初次诊断的时间到职工死亡时间不超过48小时。医疗机构的初次诊断包括在急救车中的急救记录。对于“48小时”的制定依据，如果工伤保险认定的抢救时间范围过宽，对用人单位不利，认定的抢救时间范围过窄，则对劳动者不利。在立法时，48小时是整个抢救过程的黄金时间，为了便于操作，就规定48小时作为工伤认定的时间限制。对此，《人力资源社会保障部法规司关于如何理解〈工伤保险条例〉第十五条第（一）项的复函》进一步说明了其背后的政策考量，考虑了此类突发疾病或在48小时之内经抢救无效死亡可能与工作劳累、工作紧张等因素有关，实质上是将工伤保险的范围由工作原因造成的事故伤害扩大到了其他情形，最大限度地保障了这部分人的权益。但在工伤认定上，还应兼顾与用人单位、社会保险基金之间的利益平衡，不能无限制、无原则地扩大。

关于4个构成要件，有司法判例（〔2019〕陕08行终169号）提出，“应当为工作时间、工作岗位、突发疾病、径直送医院抢救等四要件并重，具有同时性、连贯性来掌握。具体情形主要包括：①职工在工作时间和工作岗位突发疾病当场死亡；②职工在工作时间和工作岗位突发疾病，且情况紧急，直接送医院或医疗机构当场抢救并在48小时内死亡等。至于其他情形，如虽在工作时间、工作岗位发病或者自感不适，但未送医院抢救而是回家休息，48小时内死亡的，不应视同工伤”。径直送医院抢救从侧面上表现出的是疾病的严重程度已无法坚持工作而需紧急救治，是对该认定标准的进一步限制。但从医学角度而言，疾病通常存在由轻到重、由慢到急、量变引起质变、代偿至失代偿的动态发展过程。疾病初期便立即就医抢救在实践中并不现实，不能要求劳动者均具备专业医学知识判断自身病情。尤其是针对“过劳死”案例，劳动者因长期过度疲劳而处于亚健康状态，常常是在岗期间无症状或轻微不适，离岗回家休息时猝死。而此类情况不同法院的判决存在不同。但笔者认为，以劳动者发病时不在工作时间、工作岗位或者未径直送医院抢救为由拒绝视同工伤认定是违反立法本意的。特别是随着信息技术的快速发展，通过互联网，劳动者可以随时随地进行办公，这更加虚化了工作时间、工作岗位的界限，应进一步加强“工作原因”的因果关系要件判断。

（三）敏感性与特异性

评价工伤认定标准的合理性，在于其是否能够准确识别工伤并且能够有效排除非工伤，即敏感性与特异性。

有学者认为，视同工伤本身就是把一些不属于工伤的情形按照工伤的标准和情形界定，并且给予受到伤害的劳动者跟工伤标准一致的待遇。但笔者认为，视同工伤并非一定不属于工伤，而是包含着工伤的组成，二者存在交叉。工伤本身的认定范围指因工作遭受事故伤害或者患职业病。实践中按照“三工要素”来进行认定，其核心是工作原因，但工作时间、工作岗位对其进行了限制。因此，在“三工要素”之外，亦不能完全排除工伤的可能。视同工伤的认定是由于此原因，进一步保障劳动者合法权益而设立。但在视同工伤的认定标准中，如上文所述，工伤与非工伤之间存在交叉共存。

在“48小时之内经抢救无效死亡”的认定标准中，争议最大的是在48小时的设置上。这一规定是以当时的医疗水平和长期司法实践为依据所制定的，显然早已不适应当下医学水平的发展。这等同于认为48小时之内经抢救无效死亡的均含工作原因，且超出48小时抢救无效死亡的均无工作原因，导致部分本不属于工伤被享受工伤待遇，而部分本应属于工伤却被排除工伤待遇。一般情况而言，工作原因导致突发疾病死亡时限较短，而非工作原因导致突发疾病死亡时限较长。但不同疾病、症状、身体状况、抢救的医疗条件等很多情况都存在不同。一刀切地设置一个时间，而没有针对不同的疾病规定具体的时间，显然是不科学、不公平的。例如，劳动者长期高负荷工作，在家中突发疾病经抢救48小时之后“过劳死”，若不将其视同工伤则显失公平。

因此，若将时限界定过短，则标准的敏感性更强，但特异性更差，会使更多实际工伤无法被视同工伤。而若将时限界定过宽，则标准的特异性更强，但敏感性更差。

（四）立法公正和司法公正

立法公正是法治公正的起点，司法公正是法治公正的底线。具体来说，立法公正是立法程序公正和立法结果公正的统一。司法公正是司法权运作过程中司法程序公正和司法实体公正的统一，要求在司法活动过程和结果中体现平等、公平与正义。

在视同工伤立法中，我国48小时条款来源于1965年全国总工会〔65〕险字第760号文，直到1996年，该文一直是处理职工在工作过程中突发疾病是否为工伤的依据。立法演进过程中涉及的法律法规都明确除突发疾病外，其他自身疾病不纳入工伤范围。从工伤概念和立法目的来看，疾病和工作虽无法排除相关性，但往往没有明确的直接联系，因而无论是国际劳工组织的相关文件还是域外立法，除日本的过劳死立法，其他都没有将疾病纳入工伤立法的先例。我国将48小时条款的时限之所以限制在48小时以内，也是我国各种社会利益博弈的结果，是基于我国民意的诉求对享受工伤待遇范围的扩大。一方面，48小时条款适用的社会效果整体不错，另一方面，社会舆论支持将突发疾病经抢救无效死亡纳入工伤调整范围。为了保障更多突发疾病工伤劳动者的合法权益，宁愿负担额外的、本不属于工伤的自身疾病范畴，这本身就是追求立法公正的改善实践，体现了社会主义制度的优越性。

一个公正的立法，正是从程序上要求立法机关按照民主的程序充分听取和吸收人民的意见，从内容上要求充分反映人民的利益和意志，从结果上要求充分体现社会的公平正义原则和标准。但若通过时限立法替代既往的原因立法，势必会设立一个明确的时间限定让执法者和司法者有法可依，有据可循，同时也能提高行政工作效率。48小时条款尽管具备充分的理论基础，但疾病的复杂情况也难以通过绝对合理的时间来明确，只能设定一个相对合理的时间来应对。一方面，避免无限制地扩大工伤范围，另一方面，建立了死亡与工作时间、工作岗位造成突发疾病之间相对直接的关系，排除了非因工作原因长期住院治疗以期视同工伤认定的情况。但既然是时间限定，便无法顾全所有人，不可能满足所有人的期望，进而一定会导致几家欢喜几家愁的局面。从文理解释上，不考虑是否因工作原因，将抢救48小时及以上时间后死亡的劳动者排除在视同工伤范围之外，造成巨大的待遇差异，必将导致利益相关人员的不满。这是立法局限性所导致的，毕竟该条款最大限度保障劳动者的合法权益已经不易，不能因其他不足对其过分苛责。但从实践层面上，分析我国新旧立法可见，立法已经从效率导向走向适度公平导向。该条款的修订完善，将是大势所趋。

当前，针对立法的局限性，只能通过司法公正去尽力化解。针对情形相似视同工伤的案例，同案不同判的现象在我国反复发生。有裁判认为，对条款应从宽解释，应充分保障劳动者权益；也有裁判认为，对条款应从严解释，保护劳动者权益的同时也减轻工作单位负担，视同工伤不能无限制放宽，故应从严。有研究整理截至2020年11月17日中国裁判文书网有关视同工伤的所有案例，梳理243个相关案例，其中153个案例认定为视同工伤，占比63%；90个案例认定为不视同工伤，占比37%。2014—2020年，视同工伤的占比都超过50%，并总体呈逐年增长趋势，于2020年达到78.57%。如果相关制度不及时做出必要的修改，则越来越多受伤职工家属会通过司法渠道维护权益，而越来越多的司法机关可能会支持超过48小时标准的工伤认定。其结果不仅48小时这个标准，甚至也让相关制度形同虚设，而且相关地方的人社部门也会无所适从。因为依规不予认定为工伤的案件，可能会被司法机关判令重新认定工伤。同时，受伤职工家属会因此增加维权成本，这也意味着会占用、消耗大量的司法资源。笔者认为，在此条款的实际运用中，构成要件的形式判断应从宽，工作原因的实质判断应从严。

伦理与社会问题分析

关于48小时条款，一段时期以来大量论文、报道、案例、讨论所集中针对的，以及公众最无法接受的，均是其所导致的“单位‘救人’、家属‘不救’”的伦理悖论。

（一）“救”与“不救”

以公序良俗而议，当一名劳动者突发疾病需要救治时，作为劳动者家属出于亲情因素考虑一定是全力施救的。而且于情于理，无论是劳动者家属、单位其他员工抑或是广大社会群众，都认为单位需要承担一些人文关怀的经济补偿。因为突发疾病与工作的因果关系是难以证明、难以排除的，由于单位的强势地位且劳动者是在为雇主创造利益而死亡的，如果单位此时毫无人文关怀，对其他员工的工作归属感和情感都会造成影响，劳动者家属情绪无法平复，很可能引发劳资纠纷，影响单位正常秩序和效益，不利于社会经济的稳定和发展。因此相对而言，其所在工作单位因顾虑被要求分担医疗费用成本和经济补偿的可能性，希望将医疗费用降到最低，是存在终止或放弃救治的动机的。

然而在视同工伤的标准之下，特别是48小时条款，对是否视同工伤设置了一条清晰的时间限制。而面对工伤待遇和工伤保险，患者家属与工作单位的考量便出现了截然不同的变化。

作为患者家属，患者能否认定工伤对于其享受工伤待遇而言差距巨大。如前文所述，其差距有数十万元之多，对于一个普通的工薪家庭而言，这是一笔可能数十年都无法积累的巨额补偿款。若无法认定工伤，则意味着失去这笔巨额补偿款。但获得这笔巨额补偿款的代价，则是其突发疾病亲人的死亡，并且是限于48小时之内死亡。患者家属面临的是两难选择，一边是亲人的生命，一边是一笔巨额补偿款。关键问题在于突发疾病的亲人，在如此短的时间下生死未卜，其未来是一个未知数，没有人能够保证其疾病预后的康复情况。但随之而来的是无法认定工伤导致的只能享受医疗保险待遇，这意味着未来大额的经济支出。试想，一旦最终成为长期患病卧床、需要持续救治、没有任何生存质量的状态，面临巨大的医疗费用经济压力，对于一个本就刚刚失去一位成员经济来源的家庭而言，无疑是一个灾难。所以严格来讲，患者家属所面临的，一边是亲人未知的疾病预后和巨大的经济风险，另一边是悲痛而果断的“断舍离”结局和巨额补偿款；一边是照料亲人的压力，另一边是失去亲人的痛苦；一边是放弃待遇，另一边是放弃生命；一边是被动承受，另一边是主动放弃；一边是道德情感，另一边是实际利益……俗话说，不要试探人性，因为人性经不起考验。让近亲属影响甚至决定劳动者生死的选择权，即将一个人的生死交给另一个人决定，尤其是用如此巨额财富作为衡量，这不是人性的考验，而是一种人性的泯灭。甚至在个别极端情形下，为了避免给家庭带来后续沉重的负担，同时还能为家人留一笔不小的资金保障，患者本人会主动要求自我放弃救治，主动求死，只求快死，乃至自我了断。

而作为用人单位，工伤保险作为保险的一种类型，其主要目的之一也是分担用人单位的风险。一旦劳动者因突发疾病死亡而视同工伤享受工伤待遇，相关补助款是从工伤保险基金领取，实际不会导致单位巨大的经济损失。根据《工伤保险条例》规定，工伤保险基金由用人单位缴纳的工伤保险费、工伤保险基金的利息和依法纳入工伤保险基金的其他资金构成。用人单位缴纳工伤保险费的数额为本单位职工工资总额乘以单位缴费费率之积。统筹地区经办机构根据用人单位工伤保险费使用、工伤发生率等情况，适用所属行业内相应的费率档次确定单位缴费费率。因此，单位员工被视同工伤，工伤保险基金承担巨额补偿款后，必然下一步会增加该用人单位的缴费费率，相应缴纳的工伤保险费也会大幅增加。以此角度来看，用人单位如果在职工突发疾病的救治中更加积极，只要抢救时间超过48小时，则无法视同工伤，那么用人单位以此为由拒绝对职工进行补偿，同时未来工伤保险费也不会增加，其成本支出将降至最低。

由此则可以说明，视同工伤的48小时条款常会导致患者家属在近48小时时不再给予抢救和用人单位利用现代医学技术将患者的死亡时间拖至48小时以后的情况，引发家属对尚有生存希望的患者放弃治疗、单位对没有生存希望的患者进行治疗的荒诞现象。受伤害职工家属和用人单位都可能恶意利用该条款造成人为悲剧。作为突发疾病的劳动者，若此时意识尚清，面对家属的想救却不能救、单位的不想救却必须得救，其内心将是何种的煎熬！自己明明想活却不能活，不想死却得抓紧时间死，抑或看透了世态炎凉、人情冷暖，便寻不到活的意义，还不如断然离去。

作为医疗机构和医务人员，面对此种场景，我们又会怎么选择呢？若患者病情危重，预后极差，放弃或许也是一种解脱。若患者虽意识丧失但病情治疗预后可期，而家属却要求放弃抢救，医方又应如何选择呢？救死扶伤、治病救人是医者的天职，但任何人都无法100%保证治疗结果和预后。若医方拒绝家属的放弃，坚持积极救治超过48小时，而最终却没有良好预后，谁又应为此担责呢？难道医方对救人的执着是过错吗，还要去承担无法享受工伤待遇而带来的损失吗？如果积极救治的结果是患者保住了生命却成为了“植物人”，家属由于医方不遵从其放弃抢救而拒绝照料和缴纳后续费用，单位由于无法认定工伤而同样拒绝照料和缴纳费用，医方又应如何面对呢？因此，面对这一系列的问题，医务人员也许会看透冲突各方内心的真实想法，其中会有不少人选择避免不必要的风险和麻烦而默认采取“不作为”的方式放任最终死亡结局发生，可能成为家属的“帮凶”。这与医学最基本的伦理道德而言，无疑是明显背道而驰的。

（二）“病”与“非病”

此处的“病”指职业病。关于过劳死是否属于职业病范畴，进而是否可认定为工伤，学界存在争议。

根据《工伤保险条例》规定，职工患职业病的，应当认定工伤。根据我国《职业病防治法》的定义，职业病指企业、事业单位和个体经济组织等用人单位的劳动者在职业活动中，因接触粉尘、放射性物质和其他有毒、有害因素而引起的疾病。可见我国的职业病主要是针对长期从事特定职业而形成的疾病，并对职业病进行了具体、明确的定义及分类。而过劳死通常指由于工作过重导致劳动者的正常生活规律遭到破坏进一步导致劳动者死亡，与工作负荷有关，而与职业类型无关。从我国职业病的定义来看，过劳死并不包含在《职业病分类和目录》中，为“非病”。

虽然将过劳死纳入职业病存在困难，但工伤范围较职业病范围更大。依据1996年实施的《企业职工工伤保险试行办法》有关条文，工作紧张（不管是工作本身的紧张状态，还是工作过重“过劳”给劳动者带来的精神紧张）与突发疾病间存在因果关系造成死亡是可以认定工伤的。而此后的《工伤保险条例》虽然扩大了工伤保险的认定范围，但取消了对工作原因的限定，没有可供参照的标准，使突发疾病和死亡之间缺少了可供考量的合理因果联系，导致劳动者工作负荷过重导致精神过度紧张，离岗回家后猝死而无法认定工伤，影响了过劳死工伤认定的公平性。工作原因应为工伤认定的核心要素，若过劳确系导致劳动者患病或发病的法律要因，其即应作为工作关联性疾病而纳入保障。

在日本，将过劳死定义为是由日积月累的日常工作所导致的结果，主要表现为脑疾病和心脏疾病引起的突然死亡。其属于工伤保险的范畴，但规定极其严格，必须满足2个硬性规定：第一，必须存在强度过大的工作任务；第二，必须是心脑血管疾病。并且规定了一套工伤认定的量化指标。我们可以借鉴日本对过劳死工伤认定的标准，只要能够证明劳动者在发病前或发病时从事了超负荷的工作，则可认定死亡结果与工作存在直接的因果关系，进而将其纳入工伤的范畴。也就是说，即使抢救时间超过48小时，只要有医疗部门出具的足以证明其病发的原因与工作存在因果关系，为过劳死，则应认定其为工伤。这样就可以有效避免由于过劳死认定模糊而使劳动者合法权益置于法律保护之外的情况发生。

（三）"死"与"非死"

死亡，作为视同工伤认定的要件之一，常常成为劳动者家属最终放弃抢救的始动因素。但从家属内心而言，面对已无生还希望的亲人，放弃抢救是极其艰难的选择，常常会成为其心中永久的痛苦和遗憾。尤其是在现有医疗技术设备条件下，维持基本的生命体征相对既往已并非难事。而当劳动者近48小时却尚未临床死亡时，为了能够享受工伤待遇，避免潜在的经济压力风险，其家属甚至可能会主动放弃救治。此时，该行为的性质便出现了变化。

学界对放弃治疗的行为常归为安乐死或尊严死。但安乐死指为了减轻患者的痛苦和悲伤，而对死亡过程进行干预。安乐死依据"作为"和"不作为"分为积极安乐死和消极安乐死。积极安乐死又称主动安乐死，指由患者自己或他人（如医师）以积极的手段断绝临终前受煎熬的患者生命，以解除其痛苦。消极安乐死又称被动安乐死，指对一个垂死的患者，为不延长其痛苦，做出终止或不给予任何治疗上的干预，任由其自然死亡。而尊严死，以现代医学而言，指对于已无恢复可能且确已濒临死亡的患者，终止维持生命的治疗，以维护人性尊严，让其迎向死亡。安乐死与尊严死二者存在不同。安乐死对于消除或缓解患者肉体上的痛苦意义较强，而尊严死减轻患者以外家族、医院、财政等负担的客观利益意义较强。安乐死以较为积极的方式结束患者生命，而尊严死则以不作为、撤除、终止维持生命医疗之消极手段结束患者生命。安乐死不论积极还是消极，本质上是协助患者自杀，与医学伦理相背。1992年世界医药协会曾表示，"医师协助自杀，其性质同于安乐死，均不合医学伦理，应予责难。若医师在尊重患者意愿下终止治疗，导致患者死亡，则与医学伦理无违"。安乐死较尊严死更能确定死期。由此可见，安乐死与尊严死之间，在条件上可能存在竞合，但在精神上绝对不同。尊严死蕴含患者自我决定权的表现及临终安宁的重视，而安乐死则是借由患者生命的终结一了百了。

但本文中所指视同工伤的死亡与安乐死、尊严死又有不同。放弃救治的动机并非由于减轻痛苦与悲伤，而是为了视同工伤认定从而享受工伤待遇。因此，停止生命维持的时机和内容范围就显得极为重要。如果劳动者当时已无恢复可能且确已濒临死亡，家属通过消极、不作为、放弃治疗使其自然死亡，是符合医学伦理的。时机上，劳动者应为脑死亡。从内容范围上看，只能放弃诊疗行为，而不应放弃食物、水、氧气等基本生命体征维持手段。此时脑死亡和尊严死产生了融合。但如果为了满足视同工伤认定标准，劳动者当时尚未脑死亡而家属放弃抢救，或者家属通过停止基本生命支持，来使劳动者在48小时时限内死亡，该行为便违背伦理原则，为加速他人死亡而采取的积极、作为、干预措施，涉嫌故意杀人。因此，在视同工伤的构成要件中，积极死亡和消极死亡在伦理上存在天壤之别。

由于消极死亡是通过放弃治疗而自然死亡，无法控制死期，故在实务中便有可能超出48小时时限。脑死亡在此处尤为重要。如果劳动者接受抢救，超出时限后死亡而无法认定视同工伤的，只要劳动者48小时内已判定脑死亡而未临床死亡，其家属通过诉讼认定视同工伤的胜诉概率较大。

由此可见，脑死亡，虽并非临床死亡，但既是消极死亡的必要时机，又是视同工伤认定的重要标准。

改善建议

第一，工伤认定在立法上应加强工作原因的分析，更体现立法的公平性。工伤的定义本身就是针对因工作而导致的事故或职业病。《工伤保险条例》第十五条第一项未把工作原因列为认定工伤的前提，也是倾向于劳动者弱势的一方。但未列工作原因并不代表就无须考虑工作原因。对于和工作原因有关的，哪怕是抢救超48小时时限后无效死亡，都应考虑认定为工伤，特别是过劳死。如果确实和工作没有直接关系，即使突发疾病48小时内死亡也不应算作工伤。

第二，视同工伤认定应遵循宽严结合、多维判断原则。构成要件的形式判断应从宽，工作原因的实质判断应从严。尤其是对于死亡的结果要件上，应将脑死亡的认定视为死亡。

第三，修订相关法规，修订调整视同工伤认定标准，根据不同疾病分类设立不同的时限标准。在立法尚无调整之前，完善工伤认定维权途径，通过司法途径维护劳动者合法权益。

第四，预防为主，用人单位应着重加强工伤防范措施，消除过劳，缓解倦怠。《工伤保险条例》规定，“用人单位和职工应当遵守有关安全生产和职业病防治的法律法规，执行安全卫生规程和标准，预防工伤事故发生，避免和减少职业病危害”。例如，对于看病难，大多数医疗机构应对的办法是不断延长门诊医生工作时间以提高接诊患者的数量和增加住院患者的床位，提高床位使用率周转率。而要预防医生过劳早逝，就意味着不能过度透支医务人员的健康，不能无限制地增加门诊量和住院床位。

2014年11月30日，在上海市医师协会麻醉科医师分会首届年会上出台了《上海市麻醉科医师劳动保护条例（草案）》，力图以行业法规形式改变麻醉科医生的超强工作现状，减少麻醉科医生猝死。但该保护条例的实施应用需要医学院校培养、人力资源补充、医院管理改善等各个方面强力配合为前提，否则也仅仅是纸上谈兵。

（樊　荣）

参考文献

[1] 韩天博．医生手术室晕倒一个月后离世，发病48小时后死亡是否算工伤？［N］．京华时报，2014-12-04．

[2] 冯会玲．医生累倒手术室一月后身亡，超48小时没有能够认定为工伤［EB/OL］．（2014-12-06）［2021-11-29］．http：//politics.people.com.cn/n/2014/1207/c70731-26161387.html．

[3] 梁慧星．裁判的方法［M］．北京：法律出版社，2017．

[4] 刘均．社会保障理论与实务［M］．北京：清华大学出版社，2019．

[5] 杨召奎．工伤“48小时”死亡之限惹争议，专家：不利于权益保护［N］．工人日报，2014-12-16．

[6] 中国法制出版社．中华人民共和国社会保险法：立案·管辖·证据·裁判［M］．北京：中国法制出版社，2015．

[7] 杨科雄．最新工伤认定规则及其适用［M］．北京：法律出版社，2013．

[8] 张维．湖北医生在家猝死未被认定工伤决定被撤销：行政复议认定刘文雄医生疫情期间接诊超3000人［N］．法制日报，2020-03-10．

[9] 施倚．劳动者下夜班后在公司公寓内休息期间猝死是否视同工伤［J］．劳动保护，2021（1）：109．

[10] 庄绪龙．工伤保险事故中关于“抢救”的司法认定问题分析［J］．法律适用，2015（6）：111-117．

[11] 李海明．依“48小时条款”之病亡的工伤定性［J］．法学，2016（10）：12-22．

[12] 刘雅洁．视同工伤48小时条款的法律检视［D］．四川省社会科学院，2021．

[13] 郭修江．在家加班期间突发疾病死亡应当视同工伤［J］．人民司法，2019（2）：4-7．

[14] 贾紫轩．再议《工伤保险条例》“48小时”条款之角色定位［D］．苏州大学，2020．

[15] 李英锋．工伤认定应遵循“弹性相关”原则［N］．郑州日报，2021-05-17．

[16] 姜团利．职工过劳死予以工伤认定的适用问题探析［J］．北京市工会干部学院学报，2021，36（1）：53-57．

[17] 孙慧超．突发疾病死亡“视同工伤”认定研究［D］．长春工业大学，2021．

[18] 王洁，韩琳瑛．48小时视同工伤认定争议问题研究［J］．劳动保障世界，2020（18）：13-15．

[19] 冯颜利．公正是法治的生命线［N］．人民日报，2014-12-30．

[20] 向春华．视同工伤是社会传统的体现［J］．现代职业安全，2014（4）：82．

[21] 金丽．如何理解48小时内抢救无效死亡视同工伤［J］．中国审判，2009（4）：78-80．

[22] 陈磊，孙天骄．工伤认定“48小时之争”何解？［J］．工友，2021（7）：22-23．

[23] 张瑞鑫．论工亡认定的“48小时”条款［D］．辽宁大学，2019．

[24] 周莹．构建我国社会保障立法的适度公平机制［J］．华东政法大学学报，2008（6）：6．

[25] 冯海宁．“超时限工伤”认定是一次及时纠偏［N］．珠海特区报，2021-06-23．

[26] 温需．医生晕倒手术室一月后死亡不算工伤惹质疑［N］．新京报，2014-12-04．

[27] 范涛．刍议我国“视同工伤48小时”条款［J］．法制博览，2016（15）：212．

[28] 郑晓珊．“过劳死”之职业关联性疾病救济进路［J］．法学，2020（5）：17．

[29] 上畑铁之丞，李洙德译．日本“过劳死”[M]．东京：讲谈社，1991，(3)：123-124.
[30] 郭晓宏．日本“过劳死”工伤认定的立法及启示[J]．中国人力资源开发，2014(19).
[31] 花晓慧．“过劳死”工伤认定法律问题研究[D]．黑龙江大学，2019.
[32] 陈英淙．论长期昏迷且意愿未明者之死亡协助：兼释疑“死亡协助”一词[J]．月旦法学，2005(121)：169.
[33] 邝承华．澳大利亚安乐死法律之探讨：病患权利之行使？医疗行为之规范？[M]．台大法学论丛，27(4)：297.
[34] 陈子平．论安乐死与刑事责任[J]．现代刑事法与刑事责任，1997：458.
[35] 黄丁全．医疗法律与生命伦理[M]．北京：法律出版社，2007.
[36] 施捷．沪医协首提“麻醉科医师劳动保护”[N]．新民晚报，2014-11-30.

两子女诉另一子女放弃母亲抢救案

——终末期患者医疗决策的归属与实践

案情回顾

赵某敏因结肠癌术后病情恶化入住北京某医院治疗，2019年6月14日签署《患者授权委托书》，委托女儿张某荣作为自己的医疗代理人。

2019年6月15日，医院李姓主任医师与张某荣在微信上沟通其母亲病情，其母已进入疾病末期。张某荣选择其母不转入ICU，不想让母亲再受罪。医生让张某荣到现场办理相关手续，张某荣表示自己因癌症刚做完化疗身体不适，请自己的丈夫、女儿代为办理相关手续。张某荣的丈夫、女儿在《拒绝医疗同意书（成人）》上患者/法定监护人/委托代理人一栏中签署其二人及张某荣名字。2019年6月16日，赵某敏于该医院去世。

事后赵某敏另外两位子女，儿子张某强、女儿张某珍认为张某荣未尽到妥善照顾母亲的义务，未积极请医生对患者进行抢救；张某荣的丈夫温某某及女儿温某非赵某敏直系亲属，无权放弃赵某敏的抢救。三人侵害了赵某敏的生命权，也侵害了两名原告的亲属权。故将三人诉至北京市丰台区人民法院。要求三名被告对两名原告进行书面道歉，并赔偿两名原告35万元。

经法庭核实，2019年4月30日，赵某敏以手写方式签署一份《授权委托书》，主要内容：时年83岁，因身体多病，长期住院，目前经济发生巨大困难，急需再次手术费用，故授权长女张某荣全权处理本人名下的房产。原告表示其所主张精神损害抚慰金的金额，系依照赵某敏之房屋售后张某荣所得房款估算。

一审法院对于本案的争议焦点进行了总结与分析：首先，依据本案医生与张某荣的微信聊天记录可以确定，是张某荣做出了放弃治疗的决策。其丈夫、女儿只是在其身体不适的情况下代其履行相关手续，而非转委托。二人无独立的意思表示。其次，三子女有同等的代理权。赵某敏作为完全民事行为能力人，有权选择其医疗代理人。再次，结合赵某敏病情，张某荣在赵某敏生命最后的时间里做出放弃治疗、不进ICU的决定并不违背作为受托人的职责，也是对一个不可治愈、即将离开人世的老年人最好的人性化安排，所以其行为具有法律及结果上的正当性。最终法院驳回了原告的全部诉讼请求。

两名原告不服一审判决，上诉至北京市第二中级人民法院。二审中两名原告对于患者的委托能力提出质疑，却未提供相应的证据支持。二审法院进一步明确：第一，完全民事行为能力人有权利对医疗代理人做出选择，这同时符合《中华人民共和国民法总则》（以下简称《民法总则》）中意定监护的精神，虽然本案中不涉及严格意义上的意定监护。第二，现代医学的不断进步，虽然可不断延长自然人的生命周期，但仍无法保证自然人的生命尊严。在医学措施对于生命的延长已无能为力时，选择有尊严的死亡亦为生命权的应有之义。最终法院判决驳回上诉，维持原判。

法律问题分析

（一）医疗决策权的主体

在我国，医疗决策权的法律主体经历了患者关系人、患者家属、患者家属和患者本人等阶段。最终医疗决策权的主体在一般情况下回归到患者本人。2020年5月通过的《民法典》第一千二百一十九条规定：医务人员在诊疗活动中应当向患者说明病情和医疗措施。需要实施手术、特殊检查、特殊治疗的，医务人员应当及时向患者具体说明医疗风险、替代医疗方案等情况，并取得其明确同意；不能或者不宜向患者说明的，应当向患者的近亲属说明，并取得其明确同意。

上述法律条文明确患者的知情同意权属于患者本人，在特殊情况下，即不能或不宜向患者说明的，由患者的近亲属代替患者进行医疗决策。根据其他民事法律的规定，除患者与近亲属可能对患者的医疗进行决策外，代替患者进行医疗决策的还有可能是患者的委托代理人或监护人。

患者本人、近亲属、委托代理人、监护人分别在不同的情况下，可能成为医疗决策的主体。具体而言，依据上述法律的规定，一般情况下，患者本人是行使知情同意权的主体；对于不能或不宜向患者说明的由患者的近亲属依法对于患者行使知情同意权；对于有完全民事行为能力的患者可以依据委托代理相关的法律规定，依据自己意愿选择委托人代替自己进行医疗决策；对于无民事行为能力或限制民事行为能力人，由他们的法定监护人代替患者进行医疗决策。

上述分类看似清晰明了，医生只要根据不同情况对主体进行告知即可完成法定告知义务。然而，实践中却可能出现诸多复杂的情况，如本案中患者委托其中一个子女作为医疗代理人。该子女选择了在患者终末期放弃积极治疗。并且由于其身体原因，只能请自己的爱人、孩子代替自己去医院签署知情同意书。最终受到患者其他子女的质疑。这就是典型的患者委托代理人和其他近亲属之间发生了争议。法庭的态度是明确的，一审法院认为三人拥有平等的医疗决策权，医院只需要征询一人同意即可。而二审法院，认为患者本人最为了解自己的意愿，故其选择的代理人的决策优于其他近亲属。

实践中还有可能出现各种其他复杂的情况。例如，患者未选择近亲属作为代理人，如果非近亲属代理人与患者其他近亲属之间发生争议应当由谁进行最终的决策？再如，对于不具有完全民事行为能力的人，《民法典》监护制度中要求监护人进行决策前不仅仅要遵循对被监护人有利的原则，也要在被监护人可理解的范围内尊重被监护人的意愿，而这种意愿在医疗决策中如何体现？为了解决实践中可能存在的种种问题，我们需要厘清医疗代理人、监护人、近亲属相关行使权力的法律基础。

（二）医疗决策与委托代理

委托代理是他人代替患者本人行使知情同意权最为常见的形式，在实践中被广泛地应用在临床中。代理制度最早主要是用于商事领域，对于生命健康权，特别是放弃抢救的决策是否可以适用代理制度，在理论界曾一度存在争议。人们认为，委托他人放弃抢救自己的生命不符合常识。在行为人不能决策时，近亲属签署放弃抢救文书只能基于法定，而不能基于委托。但由于医疗实践中的广泛应用，司法界对此采取了普遍认可的态度。更何况患者委托人往往是在法定近亲属范围之内进行选择的。往往是众多近亲属中，患者自己最信任，认为最有可能保护患者的亲人。

在本案中，一审、二审法院均明确委托代理人的意见优先于患者其他近亲属的意见。二审判决甚至引用了意定监护制度，判决书中载明："于本案而言，赵某敏通过签署授权委托书的方式将其享有的知情权、决定权交由张某荣行使，既是赵某敏对自身权利的处分，亦为满足治疗过程的现实需要。虽《北京某医院患者授权委托书》的内容并非完整意义上的意定监护行为，仅从意定监护制度设计可见，我国现行法律允许成年人在全部或部分丧失行为能力前委任他人在其无判断能力时照顾其人身或管理其财产。赵某敏在其临终前通过出具授权委托书的形式授予张某荣代为履行知情权、决定权并不违反我国现行法律的制度设计和规范要求。"

上述判决原文明示，虽然医院的授权委托书非完整意义上的意定监护行为，但其内容却符合《民法典》第三十三条立法精神。患者在自己有行为能力的时候，会出于对自己利益的考虑，按照自己真实的意愿将自己托付给最为信任的人在其不能进行医疗决策的时候代自己行使知情同意权。这也符合民法意思自治的原则。

但代理制度与监护制度毕竟在民事法律体系中分属于不同的制度，民事代理制度解决的往往是一般性的民事问题，而监护制度才是对于失去民事行为能力人专门的人身与财产保护制度。医疗机构直接按照意定监护的规定设计医疗文书是否会更为符合法律的相关规定呢？

（三）医疗决策与意定监护

意定监护是2017年《民法总则》新增加的民事法律制度，意在解决老龄化社会出现的诸多问题。《民法典》继承了《民法总则》关于意定监护的制度。《民法典》第三十三条规定：具有完全民事行为能力的成年人，可以与其近亲属、其他愿意担任监护人的个人或者组织事先协商，以书面形式确定自己的监护人，在自己丧失或者部分丧失民事行为能力时，由该监护人履行监护职责。

从制度设计上而言，意定监护制度是最为适合解决本案问题的规范。因为意定监护属于监护制度，监护制度的设定目的在于行为人民事行为能力欠缺时给予人身与财产方面的保障。同时，意定监护制度区别于法定监护制度的意义在于，行为人可以在自己有完全民事行为能力时按照自己的意愿选择自己认为最信任的人作为监护人。同时，在行为人真正失去民事行为能力的时候，如果监护人未按照监护制度的规定，妥善维护被监护人的利益，还有对应的法律责任产生。故意定监护制度结合了监护的法理基础、意定、职责三方面的优势，是最有利于代替疾病终末期患者做出医疗决策的制度设计。

然而，正如本案判决中法官所述，本案这种情况符合意定监护的立法精神，但却非严格意义上的意定监护。原因在于监护的对象是无民事行为能力人或限制民事行为能力人，而根据《民法典》第二十四条第一款的规定，无民事行为能力人或限制民事行为能力人的认定需要法院的认定，实践中认定往往还需要鉴定机构的鉴定，对行为人的民事能力加以确认。然而，对于疾病终末期的患者而言，认定为法定的无民事行为或限制民事行为能力人显然是不现实的。

《民法典》第一千二百一十九条规定：不能向患者说明的应当向患者的近亲属说明，并取得其明确同意。《医疗纠纷预防和处理条例》第十三条规定：在患者处于昏迷等无法自主做出决定的状态或者病情不宜向患者说明等情形下，应当向患者的近亲属说明，并取得其书面同意。这再一次将论证推回到近亲属与委托代理的情境中。

故医疗领域的代理人/监护人有别于普通的监护人与代理人。对于突发的医疗状况或疾病终末期患者法律应当放宽监护的认定条件。我国《民法典》中目前已经增加了临时监护的情况，但该法条并非针对此类情况，而是针对无民事行为或限制民事行为能力人在确立监护之前由民政等相关部门行使临时监护权。而对于医疗领域，也应当设立临时监护制度。对于因疾病无法决策的患者应当根据客观的医疗情况直接启动法定监护或意定监护程序。如果后续患者恢复了决策能力，则取消监护人的暂时监护权。

（四）决策内容的正当性

本案最后一个问题是张某荣的放弃抢救的决策是否具有正当性。原告诉讼有两个核心问题：第一是张某荣以及代表张某荣的爱人、女儿是否有权在不征询其他子女意见的情况下放弃赵某敏的治疗，对此前面三点已经进行了论述；第二是张某荣的决策在实质上是否具有正当性。对此，一审、二审判决均给出了正面的论述。一审判决核实了患者的病情，认为结合患者的情况张某荣的选择具有正当性；二审判决进一步明确，在当医学对患者的疾病无能为力之时，选择尊严死符合生命权的内涵。故张某荣的行为既未侵犯患者的生命权，也未侵犯两名原告的亲权。最终两审法院均支持了张某荣的行为。

伦理与社会问题分析

（一）放弃治疗与自然死

现代医学在延长人们寿命的同时，也延长了死亡的过程。许多不可逆的死亡过程由于医疗仪器的维系被延缓。这不仅大量地占用了医疗资源，使原本更需要被救助的群体得不到及时有效的救助，对于被延长的生命本身，除增加额外的痛苦，也未起到实质的意义。这使一部分有识之士开始思考，人到底应该痛苦地活着，还是有尊严地死？最早，有一批学者主张通过“安乐死”解决被先进的医学技术延长的死亡过程的问题。然而，医学是救死扶伤的科学，即使无法帮助患者避免死亡，仅仅是在患者同意甚至是强烈要求的情况下，加速患者的死亡也是不能被大多数人所接受的，这违反了医学最基础的伦理观。之后“尊严死”的概念被越来越多地引用。“尊严死”与“安乐死”最大的区别是，“尊严死”主张既不延缓患者死亡的过程，也不加速。让患者平静地寿终正寝，不额外增加患者的痛苦。然而，是否选择积极救治是患者的权利，我们不能因为患者临终的求生欲就给他们扣上选择没有尊严的“帽子”。因此，我们在此选用一个更为中性的概念——自然死。

1. 选择自然死的正当性探讨　生命健康权是一种绝对权。每一个人对自己的生命健康权利都有排他的支配权。然而，生老病死又是一种自然规律。人有权利排除他人对自己生命健康权利的干涉与侵犯，却没有能力违背自然规律，避免死亡的发生。现代医学的进步已经使过去诸多不治之症成为可治愈的疾病或可以长期与人类共存的慢性病。这在一定程度上改变了人与自然的关系。但在实践中，由于人体的复杂性，许多医疗技术在应用于不同的人身上，可能出现完全不同的效果。又由于医学科学自身的局限性，几乎各种医学技术也都对应了不同的风险。因此对于个人来说，是否需要接受某种具体的医学检查或治疗，是需要患者本人同意的。这也就是我们在医疗领域常说的患者的知情同意权。

医务人员有义务依据自己的医学知识向患者说明病情、诊疗措施、医疗风险、替代医疗方案，患者有权利结合自己的情况选择相应的医疗措施。患者的选择并不仅仅是对于患者有利的选择，而且有权利选择不利选项。例如，患者因为经济原因选择不接受花费高的治疗项目。同时，“有利”不一定是一个客观标准。医务人员往往认为经过医学科学证实的经验就是对患者有利的。然而，不同的医生对同一疾病的治疗方法认识可能存在差异，故他们各自之间对于“有利”的标准就可能存在差异。而更大的差异可能存在于患者与医生之间。一项关于直肠癌治疗的调查显示，对于患者，避免永久性造口手术是最重要的，无病生存的2年差异最不重要。而临床医生最重视的是避免对癌症复发的严重和日常担忧，而这在患者的调查中排名第四。因此，我们认为最终的决策权属于患者，不仅仅是因为患者自己才是自己生命的主人，更为重要的何种治疗才最有利于患者需要由患者结合自己的情况才能做出最终的选择。

除法律有特别规定的情境下，患者有权在治疗中选择接受或拒绝治疗，有选择接受何种治疗或拒绝该种治疗的权利。医务人员应该从专业的角度给患者提供充分、有效的医学信息，以帮助患者根据自己意愿做出最佳的决策。但医务人员无权依据自认为“有利”的原则强行干涉患者的选择。

既然患者有权决定自己所接受的医疗措施，哪怕是在医学专家的判断中，该选择是对于患者不利的。其中就包含了，患者有权利在自己生命的终末期选择采取救助措施或不采取救助措施，采取何种救助措施。这是患者知情同意权或称医疗决策权中的应有之意。同时，必须指出的是，大量的医学实践也证明，在疾病的终末期存在着大量的无效医疗。靠仪器、药物维持的几个小时或几日的时间并不能对患者的生命起到决定性的改变，而只是增加了濒死的过程。故选择拒绝终末期医疗抢救不能被定义为“不利”，而甚至可能对于患者而言大概率是利大于弊的。

患者是否可以委托他人代替自己行使这种权利，或者说，如果患者未委托他人代替自己行使这一类权利，患者的近亲属依据法定的亲属关系代替患者本人做出决策是否具有正当性？对此，我们的观点是答案是肯定的。因为，终末期的患者往往失去了决策能力，总需要有别人站在患者的立场上代替患者做出符合主观上患者意愿，客观上符合患者最大利益的选择。

在上一部分，我们提到在临床医疗中大量存在着患者委托他人代替自己行使医疗决策的场景。尤其是在治疗肿瘤等重大疾病或者需要进行较大手术等治疗的情景下，患者或是委托他人在自己手术全麻或其他自己不能决策的紧急情况下代替自己做出医疗决策，有的甚至将所有的事项均委托给亲属决策。对于常规的医疗事项，患者的授权委托人与患者拥有同等的权利。但对于一些重大利益，如疾病终末期的治疗措施，我们还是需要进行论证。

患者有权利在充分知情的情况下做出对自己有利或不利的选择，因为患者是生命健康权的权利人，也是自己选择最终的责任承担者，一切医疗干预对于患者生命与健康的影响将由患者本人承担。然而，患者所委托的医疗决策人或法定的近亲属在进行医疗决策的时候，却不能完全凭借自己的情感好恶做出决策。而应当做出主观上符合患者意愿，客观上维护患者利益的选择。例如，在是否抢救的问题上，患者可以在任何情况下拒绝抢救，而家属却只能在决定患者处于疾病终末期，死亡已经处于不可逆的状态，积极的抢救措施更多的是延长死亡的过程，无法在实质上给患者带来转机的情况下，其做出不进行抢救的医疗决策才具备正当性。当然，如果患者有非常细致的权限情景授权，则依据患者授权进行医疗决策同样具有正当性。

2. *医疗实践中的自然死* 医疗实践中，除法律明确规定外，患者对于自己的医疗措施有全面的选择自由。然而，在医疗场景中，真的需要决策的情况往往是患者已经失去了决策能力。为了保障患者的生命健康权，对于他人代替患者行权的，则需要严格的条件限制。

（1）代他人行权的前提条件“疾病终末期”：由他人替代进行医疗决策的前提条件

是疾病需要已经到达终末期，即无论采取何种手段都不可能避免死亡的发生，患者靠医疗手段所维系生命，并非增加患者的生存期，而是延长了患者的死亡过程。这就是老百姓们常说的"不想让患者受罪了"。

但这里的"不受罪"一定是病情的不可逆。如果通过积极救治，即使有痛苦，但很有可能让患者重新恢复，则不属于不可逆的疾病终末期。即使需要忍受一定的痛苦，承担一定的风险，这样的积极救治是值得的。如果把"不受罪"作为放弃积极救治的前提，则是本末倒置。疾病终末期之所以不主张积极救助的实质标准是"不可逆的终末期状态"。

（2）代他人行权的决策范围：终末期医疗决策大致可以分为3类，患者及其代理人或近亲属可以分别进行决策。

第一类是有创抢救等积极救助患者的医疗措施，如心肺复苏、气管插管、有创呼吸机、输血等。此类属于最为常见的决策事项。第二类是是否要放弃一些药物的使用。其中最为常见的是是否要进行抗生素、镇痛药、升压药等药物的使用。此类需要具体问题具体分析。例如，对镇痛药的使用主流观点是反对作为决策的事项的，尤其是对于癌症末期患者，镇痛是给予患者临终最为重要的支持手段，即使我们不能延长患者生命的长度，却可以提升患者临终状态的生命质量。对于高级别抗生素是否使用的问题，其实是一个诊疗规范的问题，只要是在医疗机构，其决策权应该属于医务人员而非患者。第三类是是否要求经医学管路进行人工水、营养的喂养问题。此类问题涉及巨大的伦理学争议。美国著名的德沃夏克案，最终美国最高法院裁定撤除患者赖以生存的水与营养管道，植物人德沃夏克最终终止了生命。但在中国目前的司法环境与伦理环境下，多数人认为此种做法还有待进一步讨论与法律的明确。

（二）代替他人进行医疗决策的伦理学问题探讨

有权替代他人进行医疗决策的替代者分为2类，我们总结为意定与法定。我们暂时不谈患者意定的决策人是通过授权委托还是意定监护协议而定。总之，患者有权通过法律认可的方式选择由他人代替自己行使知情同意权，进行医疗决策。同时，患者可以在自己近亲属范围内选择，同时也可以选择其他自己信任或更可以代表自己意愿的他人作为自己的医疗决策人。如果患者没有意定的决策人，则依据前文已经提到的法律规定，如果患者为无民事行为能力或限制民事行为能力人，则依据法律规定的监护人作为患者的医疗决策人；如果患者在生病出现紧急或特殊情况以前，有民事行为能力，无监护人，紧急情况下由患者的近亲属作为医疗决策人。近亲属在民法范围内包括父母、配偶、子女、祖父母、外祖父母、孙子女、外孙子女、兄、弟、姐、妹。关于顺位问题，《民法典》监护制度中规定担任监护人的顺序以配偶为第一顺位，但参考继承法规定的继承顺位和我国传统习俗，在医疗实践中往往会同时优先考虑父母、配偶、子女的意见。

1. *替代人身份的顺位：意定优于法定* 一方面，由于在民事法律中约定优于法定是贯穿整个民事法律制度的重要原则，符合民法精神。另一方面，意定决策人是患者依据自己利益，认为最有可能代替自己保护自己权益的人，最可能了解自己意愿的人。意定优于法定，更有可能维护患者利益。

2. 合理性标准探讨：符合患者意愿还是符合客观有利原则？ 在具体决策的过程中，决策的原则显而易见，即有利于患者本人。然而，有利原则的标准又是什么呢？是客观上有利，还是主观上有利？客观有利是一般人都认为对患者有利的原则。往往也是医学科学认为对患者有利的原则。为了做到客观有利，替代人应当更多与医务人员进行交流，之后做出决策。

主观有利指尊重患者的个人意愿，而非替代人认为的有利。实践中，有的决策人自认为向患者隐瞒癌症病情是对患者有利的，最终有的错过了最佳抗肿瘤治疗的方法，有的由于没有给患者合理预期而错过了患者的临终嘱托。前文，我们谈到意定优于法定，也是因为意定的监护人更有可能了解患者本人的意愿。如果患者已经对于自己的终末期治疗进行了安排，如专门留下了预先医疗决策书，同时指定了执行人，则执行人就不应该再按自己的理解与意愿决策，而应当严格按照预定医疗决策指示的内容，在出现相应情况的条件下代替患者做出医疗决策。

那么，如果患者意愿与医生认为的客观有利相冲突，又当如何取舍。理论上，只要有明确的患者本人的意愿表述，我们就应当患者意愿优先。但当患者本人失去表达能力，只能由其他决策人进行决策时，则要慎重起见，做出合理的医疗决策。

（郑秋实）

参 考 文 献

[1] 罗点点. 我的死亡谁做主［M］. 北京：作家出版社，2014.

[2] 黄丁全. 医疗法律与生命伦理［M］. 北京：法律出版社，2015.

[3] 睢素利. 从伦理和法律视角探讨患者自主权在预先医疗决定中的实现［J］. 中国医学伦理学，2017，30（10）：1213-1218.

[4] 睢素利，刘宇. 医疗决定困境之放弃治疗［J］. 中国医院院长，2014，（3）：90-91.

[5] 王岳.《医学预嘱书》和《医疗选择代理人授权委托书》示范文本专家共识（2019年第一版）［J］. 中国医学伦理学，2019，32（8）：1091-1099.

第五部分

患者隐私和个人信息的法律和伦理问题

调取前夫情人住院病历案

——对患者病历信息的隐私保护与他人知情权的冲突

案情回顾

邹某和董某原系夫妻关系，二人2005年结婚，两年后有了儿子小董，一家人生活幸福。2011年初，董某突然向法院起诉，要求与邹某离婚。因董某不能给出足够的离婚理由，邹某又不同意离婚，法院便判决双方不准离婚。随后，董某又先后三次起诉邹某要求离婚。2014年11月，鉴于董某与邹某感情确已破裂，婚姻和好无望，法院最终判决邹某、董某离婚。离婚1个多月后，董某向法院起诉要求对夫妻双方的财产进行分割。董某的绝情彻底激怒了邹某。邹某遂暗中调查董某的财产状况。经对调取的董某各银行卡明细表仔细核对，邹某发现董某于2013年8月在远在千里之外的安徽省一家妇产医院有多笔消费支出，疑窦丛生，便赶往安徽，持法院的开庭传票和应诉通知书等资料，向医院说明来意，要求查询董某在该医院多笔费用的支出项目。医院经查询，告知其董某的这些支出费用是因"董某之女"出生所支出的费用。在邹某的请求之下，医院向其提供了"董某之女"出生病历的复印件。病历记载产妇为周某，分娩一女孩儿"董某之女"，周某的联系人为董某，双方关系为夫妻。2017年邹某向法院起诉要求赔偿，并将病历复印件在法庭上举证。法院查明所证属实，认定董某在与邹某婚姻关系存续期间与案外女子长期保持关系存在过错，判决其向邹某支付赔偿款6万元。宣判后，邹某、董某均不服，提出上诉。二审法院做出终审民事判决，判决董某向邹某支付赔偿款10万元。

随后周某一纸诉状将邹某和妇产医院告上法庭，认为邹某私自调取周某病历档案信息，妇产医院未尽到妥善保管患者病案信息的法定义务、违法泄露周某病历信息，二者均侵犯了其名誉权、隐私权，要求邹某书面赔礼道歉、消除影响、赔偿精神抚慰金5万元，妇产医院登报赔礼道歉、消除影响、赔偿精神抚慰金5万元。

一审法院审理认为：本案中，周某在妇产医院的住院病历记载了周某住院治疗情况等信息，属于个人隐私，妇产医院负有严格管理、保存、保密义务。妇产医院向邹某提供病历的行为，违反其作为医疗机构的保密义务，对周某隐私权构成侵害，应承担侵权责任。故对周某要求妇产医院赔礼道歉、消除影响及赔偿精神损害抚慰金诉请的合理部分，予以支持。经审查，邹某在获取病历后，仅用于和董某的诉讼案件中，具有较明显的特定性和局限性，且该诉讼案件是在广东省，该地区认识了解周某情况的人也有限，因此影响范围有一定局限性。综合分析侵权人的过错程度、手段、场合、行为方式及后果等具体情节，妇产医院采用书面形式向周某赔礼道歉，即足以消除相关负面影响。此外，周某要求妇产医院赔偿其精神损害抚慰金5万元，数额过高，酌情确定为2000元。

周某及妇产医院对此均提起上诉。周某二审中提交了一份邹某2017年11月14日的起诉状和一组微信聊天记录，拟证明邹某获取了周某个人信息并大肆宣扬，侵害了周某的隐私权和名誉权。邹某二审中提交了一份开庭传票，拟证明邹某依法收集证据维护自身权利。妇产医院认为，结合邹某答辩状和传票，恰恰证明了邹某至妇产医院调取周某的相关病案材料形式合法，最终的证据用途被证实确用于司法维权。经核实邹某系持法院传票并出示后，妇产医院认为其调取他人的病案材料手续完备、真实，故依法向邹某提供了周某在妇产医院生产分娩的完整住院病案，医院已尽到审查义务，行为不构成对周某人格权的侵权。

二审中级人民法院认为：周某的病历资料含有其身体隐秘部位信息，属于其个人隐私。邹某并不符合调取周某病历资料的法定身份条件，妇产医院违反规定向邹某提供周某的病历资料，泄露了周某的隐私，给周某精神上造成一定的损害，侵犯了周某的隐私权，应依法承担侵权责任。根据《中华人民共和国婚姻法》的规定，邹某对其前夫董某在夫妻关系存续期间的共同财产的支配情况享有知情权，其为了解董某在妇产医院的消费情况而申请调取材料于法有据，符合情理。且邹某作为申请人，其对自己的身份是否符合法定申请调取的条件并无审查义务，能否取得申请调取的材料，依法应由妇产医院审查决定，邹某本人并无决定权。同时，邹某系为了依法维权而自行收集证据，其行为并不违反法律规定，其调取了病历资料后也仅是用于诉讼，并未对外公开宣扬、传播。最终判决驳回上诉，维持原判。

法律问题分析

（一）病历的概念和患者的病历知情权

1. 病历的概念　根据2010年卫生部印发的《病历书写基本规范》的规定，病历指医务人员在医疗活动过程中形成的文字、符号、图表、影像、切片等资料的总和，包括门（急）诊病历和住院病历。从该定义可知病历的特点：一是病历形成的时间是在医疗活动过程中，包括问诊、查体、辅助检查、诊断、治疗、护理等医疗活动过程。二是病历为医务人员所形成，由医务人员在获得有关资料后进行归纳、分析、整理而形成医疗活动记录。三是病历的内容包括文字、符号、图表、影像、切片等资料。根据《医疗机构病历管理规定》（2013）第二条及第五条规定，病历归档以后形成病案，由专门的病案管理部门保管。综上所述，病历客观反映了医务人员进行医疗活动的全过程，记录了患者疾病的发生、发展和转归，是医疗、教学、科研的第一手资料，也是行业管理中综合评价医疗技术、医疗质量和医院管理水平的重要依据。

按照一般分类原则，病历可分为门（急）诊病历和住院病历。依照《医疗机构病历管理规定》第十条规定，门（急）诊病历原则上由患者负责保管，住院病历由医疗机构负责保管。本案中周某由于生产住院，其住院过程中形成的病历属于住院病历，依法应当由妇产医院负责保管。

按照载体形式的不同，病历可分为纸质病历和电子病历。我国医院病案信息化起步较晚，过去都是医务人员手写病历，20世纪90年代末至21世纪初期，才开始出现少数大型医疗机构使用"计算机打印病历"代替手写病历，直至21世纪初政府层面才首次提出"电子病历"的概念。2017年国家卫生计生委办公厅、国家中医药管理局办公室印发的《电子病历应用管理规范（试行）》规定，电子病历指医务人员在医疗活动过程中，使用信息系统生成的文字、符号、图表、图形、数字、影像等数字化信息，并能实现存储、管理、传输和重现的医疗记录，是病历的一种记录形式，包括门（急）诊病历和住院病历。目前我国电子病历的发展仍然处于初级阶段，实践应用过程中仍然存在各种问题，如不同系统兼容性问题、监管问题、保存问题等，需要完善的地方还很多。不过，未来我国医院病案管理全面电子化是必然趋势，这也是现代医院发展、医疗卫生事业发展以及推进健康中国战略的必然要求。

2. *患者的病历知情权* 随着社会发展以及公民权利意识的提高，病历的法律意义日益凸显。病历是解决医疗纠纷的重要证据，是认定医院诊疗行为是否存在过错的重要依据。实践中，病历资料的证明效力问题往往决定了医疗司法诉讼的成败。但病历资料基本都处于医疗机构的控制之中，患方在举证上往往处于劣势。同时，由于病历中记载着患者大量隐私和个人信息，而且往往是敏感信息，其泄露将给患者带来难以想象的后果，因而在合理保管和使用病历的同时，还要注重对患者的病历知情权的保护。

《民法典》第一千二百二十五条规定："医疗机构及其医务人员应当按照规定填写并妥善保管住院志、医嘱单、检验报告、手术及麻醉记录、病理资料、护理记录等病历资料。患者要求查阅、复制前款规定的病历资料的，医疗机构应当及时提供。"该条明确指出医方的义务以及患者对于病历享有的权利，即医方须按照《病历书写基本规范》（2010）、《中医病历书写基本规范》《电子病历应用管理规范（试行）》《医疗机构病历管理规定》（2013）等规定，依法严格书写、妥善保管病历；患者有权查阅、复制病历，行使其病历知情权。

关于患者病历知情权的行使，须明确以下几点内容：权利主体范围、病历复制的内容范围、相关资格审查。

第一，患者病历知情权的权利主体范围。2013年发布的《医疗机构病历管理规定》第十七条规定："医疗机构应当受理下列人员和机构复制或者查阅病历资料的申请，并依规定提供病历复制或者查阅服务：（一）患者本人或者其委托代理人；（二）死亡患者法定继承人或者其代理人。”2018年颁布的《医疗纠纷预防和处理条例》第十六条规定：“患者有权查阅、复制其门诊病历、住院志、体温单、医嘱单、化验单（检验报告）、医学影像检查资料、特殊检查同意书、手术同意书、手术及麻醉记录、病理资料、护理记录、医疗费用以及国务院卫生主管部门规定的其他属于病历的全部资料。患者要求复制病历资料的，医疗机构应当提供复制服务，并在复制的病历资料上加盖证明印记。复制病历资料时，应当有患者或者其近亲属在场。医疗机构应患者的要求为其复制病历资料，可以收取工本费，收费标准应当公开。患者死亡的，其近亲属可以依照本条例的规定，查阅、复制病历资料。患者死亡的，其近亲属可以依照本条例的规定，查阅、复制病历资料”。而《民法典》第一千一百二十七条和第一千零四十五条规定，“遗产按照下列顺序继承：（一）第一顺序：配偶、子女、父母；（二）第二顺序：兄弟姐妹、祖父母、外祖父母”“配偶、父母、子女、兄弟姐妹、祖父母、外祖父母、孙子女、外孙子女为近亲属”。可见近亲属的范围要大于法定继承人的范围。根据法的效力位阶，行政法规的效力要高于部门规章。因此，目前只有两类人员有权复制或查阅患者病历资料：患者本人和死亡患者的近亲属，当然，其也可委托代理人行使该权利。若无授权，即便是患者最亲近的人也无权查阅或者复制患者的病历资料。在本案中，邹某乃董某前妻，并非患者本人，也未得到患者周某的授权，不符合上述规定的身份条件，妇产医院不应当为其复制患者周某的住院病历。在本案二审中，妇产医院认为：邹某当时持法院传票并出示，其调取他人的病案材料手续完备、真实，故依法向邹某提供了周某在妇产医院生产分娩的完整住院病案。这里涉及第三方病历复制权的问题，即公安、司法等第三方部门复印患者病历应当符合什么条件？《医疗机构病历管理规定》（2013）第二十条对此作了明确规定。首先，这里的第三方部门只限于公安、司法、人力资源社会保障、保险以及负责医疗事故技术鉴定的部门，其他部门无权查阅或复制患者病历。其次，第三方部门查阅、复制病历资料须有正当理由，即因办理案件、依法实施专业技术鉴定、医疗保险审核或仲裁、商业保险审核等需要。也就是说，即便是公安、司法机关，其若非出于办案需要，也无权调取患者病历。最后，第三方部门若有正当理由查阅、复制患者病历，还应当按照相关规定提供相关证明材料方可取得医疗机构的配合。证明材料包括“两证一函”，即经办人本人有效工作证明、经办人本人有效身份证明以及上述部门出具的调取病历的法定证明。此外，保险机构因商业保险审核等需要，提出审核、查阅或者复制病历资料要求的，还应当提供保险合同复印件、患者本人或者其代理人同意的法定证明材料；患者死亡的，应当提供保险合同复印件、死亡患者法定继承人或者其代理人同意的法定证明材料。合同或者法律另有规定的除外。在本案中，邹某所持法院的开庭传票和应诉通知书等材料并未涉及周某，其材料也非调取证据的法定文件，其本人更不是法院工作人员，显然不符合第三方复制病历的条件。综上所述，本案其实反映了现实中医疗机构存在的问题，即对于公权力查阅、复制病历审核程序不严谨；对于“患者”的病历复制权错误理解为“患方”的病历复制权。

现实中医疗机构内部对于患者病历的查阅还存在一个问题：病历向所有“白大褂”公开，即认为医疗机构内部人员均可查阅患者病历资料。这一误区很容易造成医疗机构内部出现患者隐私和个人信息泄露的情况。事实上，《医疗机构病历管理规定》(2013）第十五条、第十六条已经对此进行了明确的规定：医院内部有权查阅患者病历的人员范围仅限于“为患者提供诊疗服务的医务人员，以及经卫生计生行政部门、中医药管理部门或者医疗机构授权的负责病案管理、医疗管理的部门或者人员”；其他医疗机构及医务人员查阅、借阅病历仅限于“科研、教学需要”，且应向患者就诊医疗机构提出申请，经同意并办理相应手续后方可查阅、借阅，查阅的病历资料不得带离患者就诊的医疗机构、查阅后应当立即归还，借阅病历应当在3个工作日内归还。

第二，病历复制的范围。按照记载内容的不同，病历可分为主观病历和客观病历。客观病历是医务人员对于患者诊疗、护理过程的客观记载；主观病历是医务人员根据患者的症状、检查及化验结果等做出的主观判断，如病程记录、会诊意见、术前讨论记录、死亡讨论记录等。我国在医疗实践中曾很长一段时间内认为患者只能复制客观病历。《医疗事故处理条例》(2002）第十条第一款规定：“患者有权复印或者复制其门诊病历、住院志、体温单、医嘱单、化验单（检验报告）、医学影像检查资料、特殊检查同意书、手术同意书、手术及麻醉记录单、病理资料、护理记录以及国务院卫生行政部门规定的其他病历资料。”同年起草小组编写的《医疗事故处理条例释义》中认为患者复印或复制的病历只能是客观病历，主观病历患者无权复印或复制。后颁布的《医疗机构病历管理规定》(2013）第十九条同样规定了患者的病历复制权。从条文内容上看，采用列举式加兜底条款的方式，虽然列举的病历资料都属于客观病历资料，但兜底条款中的“等病历资料”并未将主观资料排除在外。由于理解的不同，实践中关于患者是否有权复制主观病历、主观病历的范围争议颇多，引发的纠纷也不少。为解决该问题，2010年施行的《侵权责任法》第六十一条规定：“医疗机构及其医务人员应当按照规定填写并妥善保管住院志、医嘱单、检验报告、手术及麻醉记录、病理资料、护理记录、医疗费用等病历资料。患者要求查阅、复制前款规定的病历资料的，医疗机构应当提供。”从立法精神上看，患者享有知情权，病历资料理应向其开放，因为无论是主观还是客观病历，都是在患者医疗活动中形成的资料，以患者的病情及治疗为内容。从该条规定的文意上理解，这里的病历资料应当指所有病历资料。因为“按照规定填写并妥善保管”的病历资料，显然不可能只限于主观病历，而应是全部病历资料。2018年颁布的《医疗纠纷预防和处理条例》第十六条规定：“患者有权查阅、复制其门诊病历、住院志、体温单、医嘱单、化验单（检验报告）、医学影像检查资料、特殊检查同意书、手术同意书、手术及麻醉记录、病理资料、护理记录、医疗费用以及国务院卫生主管部门规定的其他属于病历的全部资料。”这里将“其他病历资料”明确为“其他属于病历的全部资料”。因此，现在不区分主观和客观病历，只要属于病历资料之范畴，患者均有权查阅和复制。

第三，病历复制的资格审查内容。为保护患者个人信息和隐私不被泄露，医疗机构需按规定履行审查义务。结合《医疗机构病历管理规定》(2013）第十八条以及《医疗纠纷预防和处理条例》第十六条规定，医疗机构受理患者复制病历资料的申请时，应当对申请材料的形式进行审核：(一）申请人为患者本人的，应当提供其有效身份证明；

（二）申请人为患者代理人的，应当提供患者及其代理人的有效身份证明，以及代理人与患者代理关系的法定证明材料和授权委托书；（三）申请人为死亡患者近亲属的，应当提供患者死亡证明、近亲属的有效身份证明，死亡患者与其近亲属关系的法定证明材料；（四）申请人为死亡患者近亲属的代理人的，应当提供患者死亡证明、死亡患者近亲属及其代理人的有效身份证明，死亡患者与近亲属关系的法定证明材料，代理人与近亲属代理关系的法定证明材料及授权委托书。这是对患者申请复制病历的材料要求，若第三方要求查阅、复制病历也须按照相关规定提交证明材料，此处不再赘述。

若医疗机构未按照相关规定保管病历资料，损害患者合法权益的，应当承担相应的民事责任。在本案中，妇产医院未尽到法定审查义务，在邹某不具备调取周某病历资料的法定身份条件下，向邹某提供了周某的病历资料，泄露了周某的隐私，对此法院根据本案实际情况最终判决妇产医院支付周某精神损害抚慰金2000元。当然，除民事责任外，医疗机构还可能要承担相应的行政责任及刑事责任。根据《医疗纠纷预防和处理条例》第四十七条，若医疗机构及其医务人员未按规定保管病历资料，由县级以上人民政府卫生主管部门责令改正，给予警告，并处1万元以上、5万元以下罚款；情节严重的，对直接负责的主管人员和其他直接责任人员给予或者责令给予降低岗位等级或者撤职的处分，对有关医务人员可以责令暂停1个月以上、6个月以下执业活动；构成犯罪的，依法追究刑事责任。

（二）病历与患者隐私权的保护

何谓隐私？《民法典》第一千零三十二条第二款规定："隐私是自然人的私人生活安宁和不愿为他人知晓的私密空间、私密活动、私密信息。"患者的隐私主要包括两个方面：第一，患者在诊疗过程中向医疗机构及医务人员提供的，但不愿为他人所知晓的私密信息，如患者的既往史、个人史、婚育史、家族史，患者的家庭经济状况等。医疗机构及医务人员应保护患者私密信息不受泄露。例如，门诊原则上应保持"一医一室一患"；医务人员在公共场所应当避免谈论患者病情等。第二，患者的身体隐私。在医疗活动的过程中，由于诊疗需要等，患者不可避免地要暴露自己的身体部位。对此，医疗机构应有相关保护措施。例如，诊室内应当设置检查隔帘，进行暴露性治疗、护理、处置等操作时，应为患者拉帘或关闭诊室门；医务人员由于医疗、教学、科研需要对患者进行拍照或录像时，应当事先征得患者同意，并对相关照片和录像严格保密。

隐私权作为一项具体人格权，指自然人享有的私人生活安宁与私人信息秘密依法受到保护，不被他人非法侵扰、知悉、搜集、利用和公开的一种人格权。《民法典》第一千零三十二条第一款规定："自然人享有隐私权。任何组织或者个人不得以刺探、侵扰、泄露、公开等方式侵害他人的隐私权。"对于患者而言，其因病来医疗机构就诊，需要向医生和医疗机构让渡自己的隐私和个人信息，医生在充分了解患者病情的情况下，做出正确的诊断和治疗。从某种意义上来讲，患者在医生的面前是没有隐私的。但这并不意味着患者没有隐私权，相反，患者隐私权的保护非常重要，维护患者的隐私和个人信息是医疗机构及医务人员的法定义务。《民法典》第一千二百二十六条明确规定：

“医疗机构及其医务人员应当对患者的隐私和个人信息保密。泄露患者的隐私和个人信息，或者未经患者同意公开其病历资料的，应当承担侵权责任”。值得注意的是，已废止的《侵权责任法》第六十二条规定：“医疗机构及其医务人员应当对患者的隐私保密。泄露患者隐私或者未经患者同意公开其病历资料，造成患者损害的，应当承担侵权责任。”而《民法典》中对医疗机构及医务人员侵犯患者隐私权的认定中则删除了“造成患者损害”的要求，即不再要求医疗机构及医务人员的行为一定产生不利后果，将该条规定变更为“行为判定”，对医疗机构及医务人员在保护患者隐私权上的规范更为严格，这也体现了我国立法在保护患者权益方面的进步。《民法典》该条规定了泄露患者隐私的民事责任外，《护士条例》（2020）、2022年3月1日起施行的《医师法》等法律法规中均要求医务人员保护患者隐私，并规定了泄露患者隐私的行政责任。依据《刑法修正案（九）》的规定，医务人员在履行职务的过程中泄露患者隐私及个人信息的，还有可能承担相应的刑事责任。

根据《民法典》关于隐私的定义，患者的病历资料记载着患者的整个诊疗过程以及大量敏感信息，当然属于患者的隐私。患者对其病历资料依法享有隐私权。而该隐私权是否能得到应有的保护，病案管理工作是非常重要的一环。在实际病历管理工作中，容易发生侵犯患者隐私权的主要有以下几种情况。

第一，为患者及第三方提供病历查阅、复制时未严格遵守有关规定，泄露患者病历信息。正如本案，周某的病历资料不仅记录了其病情及诊疗过程，还记录了其个人史、家族史、婚育史等大量不愿为他人所知的私密信息，应当属于其个人隐私。邹某在向妇产医院申请调取材料时，并不具备规定的身份条件，妇产医院违规向邹某提供周某的病历资料，泄露了周某的隐私，给周某精神上造成一定的损害，侵犯了周某的隐私权，理应依法承担侵权责任。

但如果是夫妻双方婚姻存续期间，一方向医疗机构申请调取另一方的病历时，实践做法与患者隐私权理论存在着一定的矛盾。由于隐私权本身具有相对性，而正常情况下夫妻之间一些个人基本信息、既往史、婚育史等内容本身就是双方共同知晓的，同时，为了方便患者就诊、医保报销等需要，普遍认为这些双方共同共同知晓的内容不应作为患者隐私权而对另一方进行特别防范，实践中经一方出示关系证明及其他相关证件后有权查阅、复制患者病历；但如果患者本人已经明确向医疗机构或医务人员表示不愿意让其配偶知晓病历中的某些内容，则此时医疗机构应尊重患者意愿，拒绝另一方调取患者病历。

第二，医务人员从事科研、论文写作与交流等活动时，使用患者真实姓名，造成患者隐私泄露。虽然医务人员出于医教研需要，依照相关规定、履行相关手续后有权查阅患者病历资料，但也须注意保护患者的隐私权，不得泄露患者隐私及个人信息。例如，医务人员对于相关病历资料研究后发表论文，不得使用患者真实姓名。

第三，医院内部查阅患者病历资料未严格遵守相关规定，过于随意。例如，只要医院内部人员均可查阅病历。

（三）对是否属于“对外公开、宣扬”的界定

本案中周某在二审诉讼中向法院提交了“一组微信聊天记录”，拟证明邹某获取了周某个人信息并大肆宣扬，但最终二审法院却认定邹某并未对外公开宣扬、传播，最终判决驳回上诉，维持原判。有关对“对外公开、宣扬”的界定问题，法律上并无明确规定。但就本案法官的判决意见可见，是否属于“对外公开、宣扬”要依据公开的平台、人数、目的等具体情况而定，以诋毁隐私权人为目的，向媒体曝光、向人数较多的社交平台曝光等行为应属于“对外公开、宣扬”。随着网络媒体社交平台的发展，界定标准模糊不清的问题导致很多人在不知情的状况下就对他人的隐私权构成侵犯。因此，建议尽快出台相关法律对何为公开、何为宣扬予以明确。

伦理问题分析

（一）病历的起源与价值

公元前16世纪至公元前11世纪殷商时代的甲骨文中就有关于象形字疾病的记载且多以部位进行区分，据甲骨文学者研究、考证有30多种不同的疾病。不过这种记载还不是我们现在通常所理解的患者病历资料。我国病案记录的创始者目前公认的是汉初名医淳于意。太史公司马迁为其立传，记述了他的医事典籍25则（见《史记·扁鹊仓公列传》，仓公即淳氏）。本文认为，我国病案的发展可体现于中医医案的发展。中医医案从先秦两汉肇始，迄今两千余年；宋代以后随着个案专著问世，以及明代医案巨著出现，研究、整理医案逐渐为众多医家重视；清代医案著作如雨后春笋大量涌现，进而发展成为中医医案学学科。

西方医疗病历最早出现于公元前6世纪，有这样一个故事：在古希腊的一个村里矗立着医神阿克勒庇俄斯的塑像，每天都有人来此祈祷自己的病早日康复。村里的祭司被患者的虔诚感动，便义务为那些患者治病，并且对每个患者的病情、症状、治疗过程进行记录，做成一本本的小册子保管起来，这就形成了最早的病历。此外，生于公元前460年的古希腊名医希波克拉底被后世誉为西方“医学之父”，其书写记录的许多详细病案记录流传至今，成为西医学病案记录的先驱和典范，奠定了西方近代病案的良好基础。

纵观病历的起源与发展，过去的病历更多是医生个人对于疾病进行记录并保管，便于个人查阅、总结及医学研究。然而随着近现代经济社会的进步、互联网的飞速发展，病历的价值体现在越来越多的领域层面，主要包括以下几点。

第一，病历对于患者的价值。随着社会的发展，人们的保健意识和法治意识不断增强，患者除利用病案信息作为医疗费用报销、转诊、复诊外，还用于评残、伤情鉴定及用于建立个人健康档案等。此外，作为具有客观性、真实性的原始资料，病历也是医疗纠纷中认定医疗过错的重要证据。

第二，病历对于医疗机构的价值。病历中蕴含着非常丰富的信息资源，从一家医院的病历便可见其医疗技术水平和医疗管理质量。一方面，病历作为临床第一手资料，对于医疗机构具有巨大的科研价值。医务人员可以通过对病历资料的统计、研究、分析，发现问题，提升医疗技术与医疗水平。另一方面，病历作为医院现代化管理中的重要信息资料，医院内许多信息须从中获取，是检查和监督全院工作、进行科学管理的重要依据。

第三，病历对于社会的价值。依据《医疗机构病历管理规定》（2013）第二十条的规定，公安、司法、人力资源社会保障、保险以及负责医疗事故技术鉴定的部门，因办理案件、依法实施专业技术鉴定、医疗保险审核或仲裁、商业保险审核等需要，在提供相关证明材料后，有权审核、查阅或者复制患者部分或全部病历资料。

（二）病历所有权归属之争议

所有权是《民法典》中的概念，指所有人享有的占有、使用、收益、处分的权利。病历的所有权归属，法律并无明确规定，一直是学界探讨的重要问题，争议颇多。学界主要有以下几种观点。

部分学者持“共有说”的观点，认为病历档案应该归患者与医疗机构共有。该观点认为一份完整的病历档案无法进行分割，无论缺少患者与医方哪一方，都无法形成真正意义上的病历。因为病历的形成要以患者为内容对象，其记录的实施主体是医护工作者，而医护工作者的行为又是以医疗单位的名义进行的。因此，这种共有的原因是基于财产的不可分割性而发生的。

有学者提出“病历区分所有说”，即患者、医疗机构、与患者人格利益共有者、国家等多个主体对病历享有权利，各主体对病历的权利类似于建筑物的区分所有权利，包括但不限于：患者人格权和财产权、医方财产权和著作权、第三方人格权和财产权等权利诉求。

也有学者持“病历私有说”的观点，认为病历的所有权属于患者。理由概括为如下几点：第一，患者与医疗机构存在（空白）病历本买卖关系。通过买卖合同关系的建立，患者当然取得（空白）病历本的所有权。第二，在医疗服务合同关系中，病历由患者委托医疗机构书写，具有较强的委托属性，因而病历应属委托人所有。第三，病历中含有患者广泛的隐私信息。民法借助隐私权的规则给予患者隐私权以法律保护。隐私权本质上属于人身权利的范畴，而所有权属于财产权利的范畴，尽管法律并不存在对于信息的所有权，但从更好地保护患者的隐私权和医学伦理学的角度出发，病历私有更具优越性。

此外，还有学者将病历以“是否需要医务人员运用专业知识进行描述、分析、整理”为标准分为智力成果和非智力成果，其中非智力成果不需要医务人员运用专业知识进行描述、分析、整理，一般通过仪器设备即可得出，包括影像资料、检验数据等。该观点认为，非智力成果的病历所有权属于患者；智力成果部分的病历所有权属于医疗机构，系代表医疗机构的职务行为，由医疗机构承担责任，且主要利用医疗机构的物质条件而完成，故属于职务作品，医务人员具有署名权。

上述几种学说均有其道理。本文支持“病历共有说”的观点。病历是由医务人员所形成，其内容体现为患者的病情及诊疗过程，单纯认定其由患者或医疗机构所有均不妥。从医学伦理学的角度出发，为更好地保护患者隐私权，同时考虑医院管理的需要以及人类医学的进步和发展，病历应当为患者和医疗机构共有，医患双方各自享有相应权利、承担相应义务，即医疗机构负有规范书写并妥善保管患者病历资料的义务，享有在一定条件下查阅并使用患者病历资料的权利；患者享有复制、查阅本人病历资料的权利，负有妥善保管门诊病历、不得抢夺病历资料以及按规定缴纳复制工本费的义务。

（三）公民权利的边界

1789年法国《人权宣言》第四条中规定：“自由指有权从事一切无害于他人的行为。因此，各人自然权利的行使，只以保证社会上其他成员能享有同样的权利为限制。此等限制仅得由法律规定之。”《世界人权宣言》第二十九条规定：“人人在行使他的权利和自由时，只受法律所确定的限制，确定此种限制的唯一目的在于保证对他人的权利和自由给予应有的承认和尊重，并在一个民主的社会中适应道德、公共秩序和普遍福利的正当需要。”这些规定都体现了对于公民权利的限制。《中华人民共和国宪法》（以下简称《宪法》）第五十一条也规定：“公民在行使自由和权利时，不得损害国家的、社会的、集体的利益和其他公民的合法的自由和权利。”

公民享有的权利应当是有限度的，公民权利受到《宪法》和法律的保护是在一定范围内的，超过这个界限就不受《宪法》和法律的保护了。无限的权利指不受任何条件或界限的约束。这在实际上是不可能的，因为人类社会生存空间是有限的，因而一个人权利的膨胀必然会影响到其他人的权利。因此，权利与权利是可能发生冲突的，对于权利边界的设定对于防止权利间冲突有很大帮助。

对于公民权利限制主要有两个方面的考量，一是公民权利行使不应限制或侵害到其他公民行使权利；二是公民权利行使权利时应尊重和保证社会公益不受损害。本案中邹某虽然对董某在婚姻存续期间的共同财产支配情况享有调查了解权，但其在调查了解过程中涉及第三人周某的隐私。因此，对邹某权利的限度则是仅将此内容用作法院审理诉讼中，一旦邹某将掌握的周某隐私另作他用，则属于对周某隐私权的侵犯。

（魏亮瑜）

参 考 文 献

［1］冯正中．漫说病案史，惠及医中人：病案发展简史对临床医师的启迪［J］．医学与哲学，1997，18（5）：269-270．
［2］韩莎莎．医疗病历法律问题研究［D］．西南政法大学，2012：3．
［3］黄进梅．病历档案的价值与作用［J］．兰台内外，2013（4）：34．
［4］刘鑫．病历法律评估研究［J］．证据科学，2014，22（3）：325-345．

［5］刘鑫，陈伟，张宝珠．民法典时代医疗活动实务指南［M］．北京：国家行政管理出版社，2021．
［6］罗秀梅，马秋霞，刘谊蓉，等．新形势下医院全面实施电子病历所面临的挑战及对策［J］．中国社会医学杂志，2019，36（5）：452-454．
［7］刘瑞爽．论病历的区分所有权（上）：兼议病历的人格权、财产权双重属性［J］．中国卫生法制，2016，24（5）：3-8．
［8］屈杰，赵天才．中医医案学发展历程简述［J］．中国民族民间医药，2018，27（2）：63-65．
［9］王利明．隐私权概念的再界定［J］．法学家，2012（1）：108-120，178．
［10］任真年．论临床病案的起源与发展简史［J］．开封医专学报，2000（1）：74-76．
［11］邵丽君．医院病历档案管理的社会价值［J］．陕西档案，2013（4）：48．
［12］宋小敏．关于病历档案所有权问题的商讨［J］．档案管理，2009（4）：66-67．
［13］魏俊璟，卢意光．争议四起：病历所有权到底归谁［J］．中国卫生，2017（7）：88-89．
［14］杨竹青．提高病案管理中患者隐私权的法律保护意识［J］．中国卫生产业，2018，15（16）：84-85．
［15］姚远志，邓捷，吕群蓉．论病历所有权归属与所有权行使［J］．医学与哲学（B），2013，34（8）：89-93．

入职体检被检测艾滋病案

——艾滋病病毒感染者和艾滋病患者隐私权的保护与克减

案情回顾

2017年5月8日，在四川省内江市一家公司试用期将满1个月时，新员工谢某接到公司通知，要求他5月9日上午去内江市第六人民医院做入职体检。根据医院的一份送检单，他的人类免疫缺陷病毒（HIV）初筛疑似阳性。约1个月后，经内江市市中区疾控中心和内江市疾控中心检测，谢某确诊HIV阳性。6月9日，公司通知谢某，由于他“体检不合格”，不能聘用他。

谢某认为，在法律层面，自己已经跟公司形成了劳动关系。如果因为自己是HIV感染者就不让继续上班，这是标准的歧视。2018年4月28日，在法院的调解下，谢某和公司达成一致意见：公司支付他2017年4月7日至2018年3月31日的双倍工资，双方签订一份为期两年的劳动合同。

2018年11月，谢某向内江市市中区人民法院提起诉讼，要求判令内江市第六人民医院、市中区疾控中心、内江市疾控中心做出书面道歉，赔偿精神损害抚慰金10万元及其他相关费用。

庭审中的一个焦点是，医院在HIV抗体检测前，是否就此向谢某进行了告知。

谢某表示，体检时自己自始至终都不知道有HIV抗体检测一项。他回忆，医院当时有专人引导参加体检，体检表没在他的手中，因此他对检验项目并不知情。

根据法庭判决书，医院方面辩称，在诊断初检疑似阳性时通知过谢某，也与其进行了交流，在征得同意情况下再次取样检查。但判决书并没有提到第一次检测时医院是否事先做了告知。

谢某还认为，医院涉嫌向公司泄露他是HIV感染者的隐私信息。根据内江市第六人民医院《体检HIV抗体检测告知及送检流程》，初筛试验阳性由检验科通知体检科、院感科，体检科通知患者到检验科采集第二次血样。但医院当初并没有直接通知他去采集第二次血样，而是通过公司人力资源部通知他的。他认为这违反了医院操作流程，医院此举导致自己的隐私泄露给了公司，进而导致公司不与他签订劳动合同。

目前尚无证据表明公司是通过医院获知了谢某HIV抗体阳性的信息。根据判决书所述，公司是根据医院做出的体检不合格结论而决定不与谢某签订劳动合同的。

法庭判决认为，医院对谢某进行入职体检并抽取血液进行HIV抗体检测的行为，是履行与公司签订的委托入职体检合同义务，其行为不具有违法性。

在谢某看来，医院还将其HIV感染的隐私信息泄露给了两级疾控中心，内江市第六人民医院在未向其告知并未取得他同意的情况下，将他的血液样本提供给疾控中心进行HIV抗体检测，也侵犯了其隐私权。这一说法未获法庭支持。法庭审理认为，此说法缺乏事实依据，且根据《全国艾滋病检测工作管理办法》，医院向疾控中心报送血样进行艾滋病确证的行为，是法定职责行为。

法庭最终判决，驳回原告的诉讼请求。

法律问题分析

（一）HIV感染者和艾滋病患者的隐私权保障问题

1. *隐私权的内涵* 隐私权主要指公民享有的其私人领域受法律保护、不被任意侵犯的权利。隐私权的保护范围主要包括公民不愿为他人知晓的个人私密信息和私人领域。对公民隐私权的重视和保护体现了尊重人权、以人为本的社会价值观，是一个社会文明进步和法治进步的重要标志。

当然，任何权利的行使都不是绝对的。我国《宪法》规定，任何公民在行使权利的时候，不能侵犯国家利益、公共利益和其他公民合法的自由和权利。作为权利的自由受到法律的保护，但这种自由是有限度的，隐私权也不例外。《公民权利和政治权利国际公约》将隐私权界定为可克减的权利。权利的克减，即权利的让步，以权利本身的相对性为可能性基础，以权利位阶和权利冲突的存在为前提性条件。隐私权的这种“可克减性”主要表现在以下方面：在社会紧急状况威胁到国家生存的情况下，可以对隐私权在一定期限内加以限制；当个人隐私与公共利益发生冲突时，往往优先保护公共利益；为了满足公众或第三人的合法知情权而限制个人隐私权等。即隐私权在其行使、实现的过程中，也受到一定程度的约束和限制。当公民的隐私权与公共利益和更高位阶的权利发生冲突时，公民隐私权的行使受到制约。

2. *HIV感染者和艾滋病患者的隐私权* HIV感染者和艾滋病患者应当与其他公民享有同等的隐私权，其病历和健康信息作为个体不愿意公开的一部分，必须予以保护，这不仅是法律上的规定，更是一种社会尊重。

艾滋病是一种危害极大的传染病，致死率高，治疗困难，加之艾滋病独特的发病机制和传播方式，导致艾滋病污名化问题严重。艾滋病问题并非简单的医学问题，还是事关法律和伦理的综合问题。实践中HIV感染者和艾滋病患者常常受到社会极大的排斥与歧视。因此，对HIV感染者和艾滋病患者的隐私权保护尤为重要。

《医师法》和《民法典》中均明确规定，医务人员在执业过程中必须遵守法律法规，保护患者隐私。《传染病防治法》和《艾滋病防治条例》也规定，医疗机构及其医务人员有保护患者隐私的法定义务。

但在实际的医疗活动中，医疗保密原则的应用是有条件的，它还受到相关权利的冲突和限制，恪守医疗保密需满足不伤害无辜者的利益、不损害社会利益等伦理前提条件。HIV具有传染性，即使患者处于无症状期，跟正常人没有明显区别，不会有明显的症状，但仍然能将病毒传染给他人。这就产生了对HIV感染者和艾滋病患者的隐私权保护和他人的生命健康权保护的冲突。如果优先保护HIV感染者和艾滋病患者的隐私权，那无疑会给社会公众带来风险。HIV感染者和艾滋病患者的隐私权保障非常重要，但在保障其隐私权的同时，也要综合考虑公共利益和利益相关者的权利。当这两种法益发生冲突时，必须考虑一种法益较其他法益是否具有明显的价值优越性，到底是应该侧重于保护艾滋病患者的隐私权，还是侧重保护公众的知情权、生命健康权，应该由利益和价值来决定。当不同权利发生冲突时，找到患者隐私权与其他权利的平衡点，充分衡量后再进行合理取舍，才能使HIV感染者和艾滋病患者的隐私权和其他相冲突的利益得到最大限度的保障。

HIV感染者和艾滋病患者在医疗机构诊疗时，医务人员需要对其进行必要的身体检查。此时，医务人员有权知晓患者疾病信息等个人信息，这是诊疗的需要，也是对医务人员和其他患者的保护。如果患者由于对隐私权的考虑而不告知其患有艾滋病的事实，必然会与医院人员的知情权和其他患者的生命健康权发生冲突。

（二）我国HIV感染者和艾滋病患者权利保障的现行立法

《民法典》第一千零三十二条规定自然人享有隐私权，包括私密信息。任何组织或个人不得侵害；第一千零三十三条规定除法律另有规定或者权利人明确同意外，任何组织或个人不得处理他人的私密信息，以其他方式侵害他人隐私权；第一千零三十五条规定，处理个人信息不得过度处理，且要符合要求；第一千零三十八条规定，信息处理者不得泄露个人信息，未经自然人同意，不得向他人非法提供个人信息。《艾滋病防治条例》第二十三条规定，国家实行艾滋病自愿咨询和自愿检测制度。《全国艾滋病检测工作管理办法》第二十条规定，艾滋病检测实验室工作人员不得泄露艾滋病患者或感染者的姓名、住址、检测结果等有关情况。

关于艾滋病自愿检查的规定，《民法典》中关于医疗损害责任的规定，第一千二百一十九条规定医务人员在实施特殊检查时要取得患者明确同意，造成患者损害的，医疗机构承担赔偿责任。第一千二百二十六条规定医疗机构应当对患者隐私和个人信息保密，未经患者同意进行公开的应当承担侵权责任。《全国艾滋病检测工作管理办法》中第十七条艾滋病检测确诊报告结果应当告知本人，且以保密形式告知本人。

在HIV感染者和艾滋病患者就业权保障方面，《艾滋病防治条例》第三条规定，其就业合法权益受法律保护。用人单位不仅不应辞退HIV感染者和艾滋病患者，还要更加尊重和依法保护其平等就业的合法权利。《就业服务与就业管理规定》第十九条规定，用人单位招用人员，不得以传染病病原携带者为由拒绝录用。

在医院报告义务方面，《传染病防治法》第三十一条规定，任何单位发现疑似传染病患者时，应向疾控预防控制机构报告。《全国艾滋病检测工作管理办法》第三条规定，中国疾病预防控制中心承担艾滋病检测的日常管理工作。案例中医院体检发现谢某疑似感染HIV，向疾控中心报告的行为符合法律规定。《全国艾滋病检测工作管理办法》第十九条规定，艾滋病检测工作应遵守自愿和知情同意原则。

（三）本案中的几个核心问题讨论

1. 入职体检是否可以包含检查艾滋病的项目 《传染病防治法》规定，艾滋病属于乙类传染病。《传染病防治法》第十六条第二款规定："传染病病人、病原携带者和疑似传染病病人，在治愈前或者在排除传染病嫌疑前，不得从事法律、行政法规和国务院卫生行政部门规定禁止从事的易使该传染病扩散的工作。"另外，2006年颁布并实施的《艾滋病防治条例》第二十三条规定："国家实行艾滋病自愿咨询和自愿检测制度。"因此，用人单位招录员工，除国家法律、行政法规和国务院卫生行政部门规定禁止HIV感染者从事的工作外，体检中的艾滋病项目应该自愿进行。

从法条内容上来看，部分职业会对艾滋病患者进行限制，如餐饮、医疗等接触公众相关组织的工作不接收感染者。因为工作不同的要求，从保障感染者健康和他人健康的角度，感染者就业会受到限制，这些工作的入职体检中艾滋病检查项目是必要的，但需要提前进行告知，才能进行检测。除特殊情形外，其他行业并没有强制性规定。艾滋病的检测涉及劳动者的隐私权，若单位对劳动者隐私权的干预是出于单位整体利益或其他公共利益的正当目的，则用人单位可以以此来对劳动者隐私权的侵犯提出抗辩。在本案中，公司的性质并没有明确。如果公司属于医疗或餐饮等行业，入职体检必须包含艾滋病检测项目，在告知谢某并取得同意后进行检查；如果公司不属于医疗或餐饮等特殊行业，则需要在谢某接受艾滋病项目检查前及时告知，并由其自愿选择是否进行艾滋病项目的检查。

同时，法律明确规定，保障HIV感染者和艾滋病患者的就业权。《艾滋病防治条例》第三条规定："任何单位和个人不得歧视艾滋病病毒感染者、艾滋病患者及其家属。艾滋病病毒感染者、艾滋病患者及其家属享有的婚姻、就业、就医、入学等合法权益受法律保护。"部分雇主在招用人员时，会以应聘人员是否患有艾滋病作为录用标准之一，只要与招聘职位没有直接必要关系，这种用人标准会被认定为侵犯劳动者隐私权。这种标准还侵犯了劳动者的就业平等权。因此，在本案中，该公司不得以谢某感染艾滋病为由，拒绝聘用谢某成为公司工作人员。

2. 医疗机构进行艾滋病体检前是否需要被检查者知情同意 《全国艾滋病检测工作管理办法》第十九条规定："艾滋病检测工作应遵守自愿和知情同意原则，国家法律、法规另有规定的除外。艾滋病自愿咨询检测需按《艾滋病免费自愿咨询检测管理办法

（试行）》执行。”医疗机构在进行艾滋病检查前需要向被检查者告知其检查的项目，积极履行告知义务，才能更好地保障被检查者的知情同意权。被检查者有权知悉与其接受检查项目有关的信息；在知晓后有权自主做出选择（同意或者不同意）。知情同意所体现的价值往往不是医学和技术本身的价值，它集中体现了对患者的尊严、人格和自由的尊重。

知情同意是权利和义务的统一，其内容包括知情与同意两个方面，知情的实现有赖于医方履行告知说明的义务，同意则是患方自主决定的权利。知情同意权的一般原则指当医生在常规检查和治疗之外需要对患者实施手术、特殊检查或者特殊治疗等侵入性医疗行为时，原则上应将谁作为医疗知情同意权的权利主体。艾滋病体检项目属于特殊检查，医疗机构在体检前必须告知患者，履行告知义务，并以患者同意为前提进行检查。知情同意所体现的价值往往不是医学和技术本身的价值，它集中体现了对患者的尊严、人格和自由的尊重。患者有权利决定是否进行艾滋病检测。在本案中，谢某在并未被告知且未取得他本人同意的情况下进行了HIV抗体的检测，医疗机构没有履行告知义务，侵犯了他作为被检查者的知情同意权和隐私权。

在案例中，谢某提到医院专人引导他参加了体检，体检表不在他手上，他对体检项目不知情，体检过程由医务人员包办，导致谢某的知情同意权受到损害。在进行侵袭性检查、诊疗活动时，应当制作有效法律证据的告知文书，防止片面性的医疗保护。医生在履行告知义务时应防止简单化、只言片语告知，不能以通知的形式简单告诉患者。

3. 艾滋病检查阳性后医院的上报及告知　《传染病防治法实施办法》第三十五条规定，责任疫情报告人发现甲类传染病和乙类传染病中的艾滋病、肺炭疽的病人、病原携带者和疑似传染病病人时，城镇于6小时内，农村于12小时内，以最快的通讯方式向发病地的卫生防疫机构报告，并同时报出传染病报告卡。同时，《传染病防治法》第三条规定，艾滋病属于乙类传染病。所以，医院发现谢某感染乙类传染病艾滋病后，将其检查结果上报上级机构符合《传染病防治法实施办法》，属于履行法定职责的行为。

传染病具有潜在的传染他人的风险，上报传染病是为了向政府提供了解传染病、防治传染病的有效渠道，使其能够在造成重大后果前采取预防、处理措施的重要前提。并且，应该强化依法进行传染病上报的意识，明确上报并非医疗机构某个部门某个人的工作，而是所有医务人员的职责。

所以，医院将患者的艾滋病检查阳性上报行为，并未侵犯患者的隐私权，是从公共利益与防治传染病的角度出发，履行其职责的行为。

《艾滋病防治条例》第四十二条规定，对确诊的艾滋病病毒感染者和艾滋病患者，医疗卫生机构的工作人员应当将其感染或者发病的事实告知本人；本人为无行为能力人或者限制行为能力人的，应当告知其监护人。患者对自身的健康状况享有知情权，医院应当在检查结果呈阳性的第一时间告知患者本人或监护人，并且医院有对检查结果的保密义务，在《对艾滋病病毒感染者和艾滋病患者的管理意见》中规定，实行严格保密制度，未经本人或者其监护人同意，任何单位或者个人不得公开艾滋病病毒感染者、艾滋病患者及其家属的姓名、住址、工作单位、肖像、病史资料以及其他可能推断出其具体身份的信息。所以，医院应当对HIV感染者和艾滋病患者信息进行保密，以保障个人合法权益，履行社会义务和责任，反对歧视。医院将检查结果告知公司，则违反了这一规定。

综上所述，医院在艾滋病检查结果阳性后告知谢某，是履行其法定义务的行为，尊重了当事人的知情权；但将结果告知公司，则违反其保密义务，侵犯了患者的隐私权，泄露其个人隐私信息，属于侵权行为。

4. 医院的合同义务与患者隐私权的博弈　本案中，医院与公司达成了入职体检合作的合同，医院负有为员工体检并且将结果告知公司的义务。但医院关于自行检查艾滋病、体检报告告知公司等义务侵犯了谢某的隐私权。法庭判决认为，医院对谢某进行入职体检并抽取血液进行HIV抗体检测的行为，是履行与公司签订的委托入职体检合同义务，其行为不具有违法性。

在涉及患者的隐私权问题上，是否履行侵犯其隐私权的合同义务，主要取决于是否涉及公众利益以及有重大利益关系的第三人利益。因为患者隐私权具有可克减性，主要是针对社会公共利益或是第三人利益而言的，是一种被动发生的状态，但该特性应当受到正当、必要、适当、补偿等原则的保障。涉及公共利益的情况，以新冠疫情防控为例，若公司与医院签订协议要求入职前做核酸检测，并且医院应告知公司检查结果，则医院侵犯了第三人的隐私权，该行为也可能导致第三人遭受隔离、隐瞒行程的处罚。但患者的个人信息对流调、防控疫情有重要的作用，涉及公共卫生安全和抗疫措施，在这种情况下，个人的隐私权应当适度的让渡于公众利益。因此，医院也应当履行其合同义务，提供核酸检测并且上报结果。

当患者个人隐私信息涉及第三人的重大利益时，是否履行合同义务也应当谨慎思考。以本案为例，艾滋病具有特殊性、敏感性、易受歧视性，对于HIV感染者和艾滋病患者隐私的保护有助于个体顺利融入社会生活，不受歧视。但对HIV感染者和艾滋病患者隐私的保护，可能导致其配偶、性伴侣等人群的权益受到损害。按照《艾滋病防治条例》第三十八条的规定，艾滋病病毒感染者和艾滋病病人应当将感染或者发病的事实及时告知与其有性关系者，并且也应当采取必要的防护措施，防止感染他人。医院和防疫站应告诉HIV感染者和艾滋病患者其有义务将感染或者发病的事实及时告知配偶或者性伴侣。

在本案中，从医院的角度出发，该公司与医院签订入职体检合同，约定了体检项目，医院必须履行；但在约定的义务中包括自行检查艾滋病，未征求患者意见，违反了“艾滋病咨询检查自愿原则”，将体检报告发送至公司则违反了关于艾滋病患者的保密义务，两个行为都侵犯了患者隐私权。从公司角度出发，该单位并不是提供公共卫生服务的工作单位，艾滋病检查结果对谢某是否能进行工作没有影响，要求医院进行艾滋病检查、提供检查结果的要求没有法律依据，擅自获取、利用他人私人信息，侵犯了他人隐私权，也侵犯了患者隐私权。本案中，谢某的医疗信息并不涉及公众利益以及第三人利益，应该受到保护。

《民法典》第五百八十条规定，在法律上或者事实上不能履行的，可以不履行。医院侵犯患者隐私权的行为违反法律，属于法律上不能履行的合同义务，可以不继续履行。

伦理问题分析

HIV感染者和艾滋病患者在社会中长期受到歧视和区别对待。因此，对HIV感染者和艾滋病患者的权利，尤其隐私权保护就显得更为重要。同时，社会关爱也对HIV感染者和艾滋病患者的权利保障有特殊的意义。

（一）社会排斥使HIV感染者和艾滋病患者的处境雪上加霜

我国HIV感染者和艾滋病患者受到的社会排斥包括经济排斥、文化排斥以及社会关系排斥等。经济排斥主要表现在HIV感染者和艾滋病患者就业困难，一方面，难以为用人单位接受，另一方面，患者由于身体原因难以找到适合的工作岗位，加上治疗费用的支出使HIV感染者和艾滋病患者陷入经济困境。文化排斥指HIV感染者和艾滋病患者常遭受道德质疑。社会关系排斥指HIV感染者和艾滋病患者被排除在家庭、社会之外，无法参与正常的社会活动。社会排斥对HIV感染者和艾滋病患者的身心造成严重伤害。他们为了避免社会排斥，往往会采取不当的自救方式，如隐瞒病情、拒绝治疗，这不仅不利于其自身的健康，还会对公共卫生形成潜在的风险，使他人感染HIV的危险性大大增加。此外，自尊受到伤害的患者容易出现对生活的厌倦、对社会的仇恨，从而选择以极端手段打击报复社会，对社会安全造成威胁。

（二）伦理关怀是保障HIV感染者和艾滋病患者权利的重要手段

HIV感染者和艾滋病患者作为特殊的弱势群体，需要社会通过科学的手段包容他们、帮助他们，不断树立患者的人格尊严。只有社会充满尊重与爱护，他们才能找到归属感和认同感，才能树立生活的勇气和治疗的勇气。社会的关怀会对HIV感染者和艾滋病患者产生积极、正面的影响和引导，能有效防止其因心理过度紧张和绝望而产生报复社会的行为。不少HIV感染者和艾滋病患者感染艾滋病是在极为偶然的情况下，这更需要社会公众的理解、包容和鼓励。

对HIV感染者和艾滋病患者给予充分的伦理关怀，从其身体、心理、经济等各方面对其进行帮助，这不单是他们应当享有的权利，而且对他们的伦理关怀可以有效防止艾滋病在社会中蔓延，也可以让社会关系和谐发展，社会道德水平提升，社会文明进步。

为提高人们对艾滋病的认识，保护每个人的健康，世界卫生组织于1988年将每年的12月1日定为世界艾滋病日，号召世界各国和国际组织在这一天举办活动，宣传和普及预防艾滋病的知识。世界艾滋病日的标志是红绸带，意义是“红绸带像一条纽带，将世界人民紧紧联系在一起，共同抗击艾滋病，它象征着我们对HIV感染者和艾滋病患者的关心与支持，象征着我们对生命的热爱和对和平的渴望，象征着我们要用心来参与预防艾滋病的工作。”随着防艾宣传教育的推广，公众逐渐不再“谈艾色变”，这是对HIV感染者和艾滋病患者的尊重，也是社会道德水平不断提高的表现。

（赵晓佩）

参考文献

［1］新华社客户端. 四川一男子入职体检被查出艾滋病：我有权利不做检测. https://baijiahao.baidu.com/s?id=1621059576382666872&wfr=spider&for=pc. 2018-12-28.

［2］陈传勇. 医疗知情同意权的合理配置［J］. 中国矿业大学学报（社会科学版），2021，23（1）：37-52.

［3］达庆东，瞿晓敏，樊民胜. 患者知情同意权实现的伦理思考与法律保护［J］. 医学与哲学（人文社会医学版），2006（1）：23-25.

［4］公丕祥. 法理学［M］. 上海：复旦大学出版社，2002.

［5］顾加栋，姜柏生. 论患者隐私权的限制［J］. 南京医科大学学报（社会科学版），2006（4）：281-283.

［6］蒋言斌，李响. 我国医疗大数据患者隐私权保护及其模式选择［J］. 医学与法学，2018，10（1）：1-7.

［7］任南，李建华. 艾滋病防治研究中的知情同意及其实现［J］. 中国医学伦理学，2006（6）：100-101.

［8］孙慕义. 新生命伦理学［M］. 南京：东南大学出版社，2003.

［9］万力，陈默. 艾滋病患者隐私权克减法律问题研究：立足于我国婚前医学检查的思考［J］. 卫生软科学，2021，35（5）：84-88.

［10］杨彪. 中国劳动法与劳动者隐私权的法律保护［J］. 广西社会科学，2004（2）：112-115.

［11］俞惠晶. 论劳动者隐私权的保护［D］. 中南财经政法大学. 2019：7.

［12］袁洋. 特殊传染疾病医疗信息适度公开制度研究：以艾滋病为例［J］. 内蒙古社会科学，2020，41（2）：111-116.

［13］赵因，代勇. 艾滋病患者隐私保护中的权利问题探讨与立法建议［J］. 医学与法学，2020，12（3）：36-40.

［14］郑雪倩. 传染病防控，医院有这些职责［N］. 健康报，2020-07-30.

［15］周宇阳. 特殊群体的隐私权保护：以社会工作介入艾滋病防治为视角［J］. 法制博览，2016（13）：73-74.

［16］朱海林. 伦理关怀与艾滋病患者权利保障［J］. 昆明理工大学学报（社会科学版），2010，10（2）：5-9.

［17］艾尔肯. 论医疗知情同意理论［J］. 河北法学，2008（8）：81-88.

护士出售公民个人信息案

——患者个人信息的法律保障

案情回顾[①]

被告人刘某、宗某均系青岛大学附属医院的护士。2016年7月至2017年2月，刘某伙同宗某利用工作便利，先后多次将获取的公民个人信息出售给张某（已判刑），并从中获利。2017年2月至2017年7月，被告人刘某利用工作便利，先后多次将获取的公民个人信息出售给张某，并获利。后被告人刘某、宗某主动到公安机关投案。另查明，本案审理过程中，被告人刘某、宗某主动退缴违法所得。

法院认为，被告人刘某、宗某违反国家有关规定，向他人出售公民个人信息，情节严重，其行为均构成侵犯公民个人信息罪。两名被告人系将在履行职责过程中获得的公民个人信息出售给他人，应从重处罚。被告人刘某、宗某系自首，可以从轻处罚或者减轻处罚。被告人刘某、宗某系初犯，系自首，全部退赃，确有悔罪表现，犯罪情节轻微，依法可以免予刑事处罚。依照《中华人民共和国刑法》第二百五十三条、第三十七条、第二十五条、第六十七条，《最高人民法院、最高人民检察院关于办理侵犯公民个人信息刑事案件适用法律若干问题的解释》第十条规定，判决如下：被告人刘某犯侵犯公民个人信息罪，免予刑事处罚；被告人宗某犯侵犯公民个人信息罪，免予刑事处罚。被告人刘某、宗某退缴的违法所得予以没收，上缴国库。扣押在青岛市公安局市北分局自被告人刘某、宗某处查获的手机2部，由青岛市公安局市北分局负责处理。

法律问题分析

（一）患者个人信息

患者个人信息相对个人信息保护问题而言具有极大程度的特殊性，因为在诊疗过程

① 山东省青岛市市北区人民法院刑事判决书（2019）鲁0203刑初1097号。

中，患者必须告知自身的个人信息，包括患者的健康信息，这是患者为治疗疾病而必须承担的义务。因此，保护患者个人信息不被泄露和不良使用是保障患者合法权益的重要内容。

1. 个人信息的内涵

（1）个人信息的内涵：个人信息指能够识别特定人的各种信息。换言之，通过既存的某项信息或关联性信息能够直接或间接定位到具体的个人，其本质属性为可识别性，即个人与该信息之间存在某种客观确定的现实性和可能性的状态。2013年最高人民法院、最高人民检察院、公安部联合发布的《关于依法惩处侵害公民个人信息犯罪活动的通知》（公通字〔2013〕12号）规定，公民个人信息包括公民的姓名、年龄、有效证件号码、婚姻状况、工作单位、学历、履历、家庭住址、电话号码等能够识别公民个人身份或者涉及公民个人隐私的信息、数据资料。2016年6月1日起施行的《网络安全法》规定，个人信息指以电子或者其他方式记录的能够单独或者与其他信息结合识别自然人个人身份的各种信息，包括但不限于自然人的姓名、出生日期、身份证件号码、个人生物识别信息、住址、电话号码等。2020年《民法典》颁布，第六章规定了“隐私权和个人信息保护”问题，并于第一千零三十四条规定，自然人的个人信息受法律保护。个人信息是以电子或者其他方式记录的能够单独或者与其他信息结合识别特定自然人的各种信息，包括自然人的姓名、出生日期、身份证件号码、生物识别信息、住址、电话号码、电子邮箱、健康信息、行踪信息等。2021年8月20日，十三届全国人大常委会第三十次会议表决通过《个人信息保护法》，自2021年11月1日起施行，该法加强了个人信息的法制保障，提升了公民隐私权保障的力度。该法规定个人信息是以电子或者其他方式记录的与已识别或者可识别的自然人有关的各种信息，不包括匿名化处理后的信息。

我国针对个人信息保护的立法规制，是通过“可识别性”来确定信息是否能够进入需要立法规制的个人信息的范畴之内。信息的可识别性是个体合法权益受损害的前提，只有当可被识别的个人信息被收集、处理或者利用时，个人信息和隐私权才会受到损害。

（2）个人信息的分类：对个人信息进行分类，旨在针对不同的个人信息施以不同程度和不同方式的保护。我国《民法典》将个人信息分为私密信息和其他信息，第一千零三十四条第三款规定个人信息中的私密信息，适用有关隐私权的规定；没有规定的，适用有关个人信息保护的规定。私密信息因更加与公民的个人隐私相关，实践中可能更多地体现为公民不愿为他人所知晓的信息，因此受到更强的法律保护。《个人信息保护法》将个人信息分为一般个人信息和敏感个人信息，敏感个人信息指一旦泄露或者非法使用，容易导致自然人的人格尊严受到侵害或者人身、财产安全受到危害的个人信息，具体包括生物识别、宗教信仰、特定身份、医疗健康、金融账户、行踪轨迹等信息，以及不满十四周岁未成年人的个人信息。针对敏感个人信息，只有在具有特定的目的和充分的必要性，并采取严格保护措施的情形下，个人信息处理者方可处理。立法对敏感个人信息给予了更强的法律保护。

（3）个人信息与隐私：对个人信息界定的困难主要表现在其与隐私范畴的混同，实际上二者是相互独立但又有交集的关系。我国《民法典》规定，自然人享有隐私权。任何组织或者个人不得以刺探、侵扰、泄露、公开等方式侵害他人的隐私权。隐私是自然人的私人生活安宁和不愿为他人知晓的私密空间、私密活动、私密信息。而其中私密信息则既属于隐私，又属于个人信息的范畴。二者的区别主要在于法律定位的不同，个人信息强调"识别性"，而个人隐私强调"私密性"，隐私一旦公开，即丧失其作为隐私的地位和属性。二者的区别还体现在保护权益的不同，隐私主要是一种被动性的人格权益，其制度的重心在于防范个人的秘密不被披露，而个人信息权益主要是一种主动性人格权益，是指对个人信息的支配和自主决定。

2. *患者个人信息*　患者个人信息一般包括两个组成部分，一是个人身份信息，如姓名、身份证号码、单位、家庭住址、电话号码等；二是个人健康医疗信息，即一切与健康有关的信息。健康信息是患者于医疗机构就诊时形成的有关疾病情况、诊断、治疗过程的信息，这些信息体现了患者疾病产生诊疗的过程，结合患者在就医时所提供的身份信息，具有可识别性和隐私性。而且对于一些患者而言，其健康信息更是属于隐私的范畴，并不愿被他人知晓。而患者的健康信息既对疾病的研究有利，是推动医学不断发展的有利研究样本；同时在当今大数据下，患者的健康信息还具有极高的利用价值，能够成为政府机关分析疾病情况、制定政策的基础，同时也有利于企业制定发展规划、营销规划。为防止患者信息的外漏，保护患者应当享有的合法权益，任何机构都必须合法使用，在进行科学研究和政策制定依据时应当进行匿名化处理。因而，对于患者个人信息的保护制度，应当更为完善、健全。

（二）患者个人信息保护的重要意义

在信息数据高速流通的大数据时代下，个人信息作为一种重要的社会资源，其表现出的不只是人格利益，还有经济利益和公共利益。患者健康信息具有敏感性、公益性、应用性等特征，一旦被泄漏或者被非法利用，将扰乱正常的医疗秩序，甚至社会秩序。一方面，会影响正常的医患关系，增加患者对医疗机构的不信任感和对立情绪；另一方面，亦会对患者的个人生活造成困扰或侵害，尤其当患者患有不宜或不愿公开的疾病。在本案中，护士利用工作便利先后多次将产科新生儿家长的信息出售给奶粉供销商，违反了法律规定，使新生儿家长的正常生活状态受到侵扰。该案件反映了我国医疗卫生领域存在的对患者个人信息违法利用的状况，也体现了需要加强患者信息保护的问题。

保护患者个人信息使其不受非法侵害，是尊重个人人格的重要体现。我国现行立法对患者个人信息给予全面的保护。患者就医时虽需要提供个人信息，并且在诊疗过程中会形成健康信息，一般情况下这些信息是安全的，不会对患者个人造成侵害，医疗机构及医务人员基于法律的规定和职业道德的约束，负有尊重和维护患者个人信息的义务。

医疗机构及医务人员在医疗服务中对患者个人信息给予尊重与保护，有利于增强和谐的医患关系，增进患者对医方的信任感。有学者将医患关系区分为技术性和非技术性关系，其中非技术性关系指医疗过程中医患之间的社会及心理关系等。患者的个人信息受到高程度保护而非处于不安全、容易泄露的情况，会形成正面鼓励的社会效应，患者在诊疗过程中愿意将更多自身情况告知医生，不但有利于个案诊疗活动的进行，也利于推动整个医学事业的发展。

患者个人信息包含了患者的健康信息，因此对于医学研究和突发公共卫生事件的危机管理具有重要的分析利用价值，是政府有效、快速制定相关政策或法律制度的重要依据。对患者信息进行匿名化处理后加以合理应用十分重要，这也体现了患者信息具有公益性的特征。只有在尊重与保护患者个人信息的前提下，才能保障信息合理使用的合法性与正当性。

国际上许多国家通过立法对个人信息给予有效保护。欧盟是通过1995年的《个人数据保护与流通指令》（Directive 95/46/EC）规范欧盟内的个人信息处理和使用，直到2012年公布了《欧盟数据保护条例》（草案）。2018年，在该草案基础上，欧盟施行了《通用数据保护条例》，适用于各成员国。

日本2003年审议通过《个人信息保护法》作为基本法，规定了个人信息保护的总原则，2015年该法进行了进一步修订，并规定了适用于医疗卫生领域的严格保护措施，以实现对患者敏感医疗信息的保护。并于2017年颁布《次世代医疗基础法》对《个人信息保护法》中的患者医疗信息进行细化规定，对患者医疗信息的匿名处理、国家及医疗卫生机构的职责与义务做出了详尽规定，实现患者个人信息的保护，并推动其流通和使用，促进医疗研发工作。

美国国会于1966年颁布的《联邦信息公开法》和1974年颁布的《隐私权法案》共同成为美国保护个人信息的两部重要法律，法律规定了联邦政府在内的公权力机关就个人信息的收集、维护、使用和传播等方面的具体要求。20世纪80年代后，美国政府基于各行业不同特点颁布了行业性个人信息保护立法，在医疗卫生领域，1996年颁布的《健康保险流通与责任法案》就保护患者健康信息做出了具体规定。

（三）本案的法律适用

1. *法律规定*

（1）《刑法》规定：我国《刑法》第二百五十三条规定了侵犯公民个人信息罪，指违反国家有关规定，向他人出售或者提供公民个人信息，情节严重的，处三年以下有期徒刑或者拘役，并处或者单处罚金；情节特别严重的，处三年以上七年以下有期徒刑，并处罚金。

违反国家有关规定，将在履行职责或者提供服务过程中获得的公民个人信息，出售或者提供给他人的，依照前款的规定从重处罚。

窃取或者以其他方法非法获取公民个人信息的，依照第一款的规定处罚。

单位犯前三款罪的，对单位判处罚金，并对其直接负责的主管人员和其他直接责任人员，依照各该款的规定处罚。

（2）司法解释规定：《最高人民法院、最高人民检察院关于办理侵犯公民个人信息刑事案件适用法律若干问题的解释》由最高人民法院和最高人民检察院通过，自2017年6月1日起施行。该解释第四条明确规定：违反国家有关规定，通过购买、收受、交换等方式获取公民个人信息，或者在履行职责、提供服务过程中收集公民个人信息的，属于《刑法》第二百五十三条第三款规定的“以其他方法非法获取公民个人信息”。

2. 构成要件

（1）行为主体：根据最高人民法院、最高人民检察院、公安部《关于依法惩处侵害公民个人信息犯罪活动的通知》，出售、非法提供公民个人信息罪的犯罪主体，除国家机关或金融、电信、交通、教育、医疗单位的工作人员外，还包括在履行职责或者提供服务过程中获得公民个人信息的商业、房地产业等服务业中其他企事业单位的工作人员。

（2）行为内容：本罪的行为方式主要包括出售行为和提供行为。

“出售”指将自己掌握的公民信息卖给他人，自己从中牟利的行为。有学者认为，出售是一种有偿转让行为，行为人具有明确的获利目的，在获利意图支配下，获利较少或者还没有来得及获利的，不影响出售的认定。提供行为是将本人掌握的信息为他人获知的行为。

无论是出售行为还是提供行为，本质上都是侵犯他人个人信息的行为。侵犯公民个人信息的行为可导致公民对自身信息的决定权、处理权受到损害。因此，一切违反公民对自身信息决定权的行为，都可能会被认定为侵犯公民个人信息的行为。

在法律层面，具体侵犯公民个人信息的行为包括：向特定人提供公民个人信息；通过信息网络或者其他途径发布公民个人信息；未经被收集者同意，将合法收集的公民个人信息向他人提供，通过购买、收受、交换等方式获取公民个人信息；在履行职责、提供服务过程中收集公民个人信息。

（3）主观方面：本罪主观上是故意，即行为人在获取公民个人信息之后故意进行侵害行为，但行为人侵害个人信息的目的各不相同，有仅供自己使用的，有为了进行商业推销的，也有为了用于实施其他犯罪活动的。

（4）行为造成了情节严重的后果：《刑法》虽然对侵犯公民个人信息的行为进行了规制，但并不是只要行为人实施了侵犯公民个人信息的行为，都会被当作犯罪来处理，还得看该行为是否具有“严重性”。根据《最高人民法院、最高人民检察院关于办理侵犯公民个人信息刑事案件适用法律若干问题的解释》第五条的规定，具体可以从以下方面来判断行为是否达到构成犯罪的“严重性”要求：出售或者提供行踪轨迹信息，被他人用于犯罪的；知道或者应当知道他人利用公民个人信息实施犯罪，向其出售或者提供的；非法获取、出售或者提供行踪轨迹信息、通信内容、征信信息、财产信息50条以上的；非法获取、出售或者提供住宿信息、通信记录、健康生理信息、交易信息等其他可能影响人身、财产安全的公民个人信息500条以上的；非法获取、出售或者提供第三项、第四项规定以外的公民个人信息5000条以上的；数量未达到第三项至第五项规定标准，但按相应比例合计达到有关数量标准的；违法所得5000元以上的；将在履行职责或者提供服务过程中获得的公民个人信息出售或者提供给他人，数量或者数额达到第三项至第七项规定标准一半以上的；曾因侵犯公民个人信息受过刑事处罚或者二年内受过行政处罚，又非法获取、出售或者提供公民个人信息的；其他情节严重的情形。

由此可知，在判断侵犯公民个人信息的行为是否严重，主要考虑的是该个人信息的重要程度、数量，行为人的违法所得的数额以及主观恶性大小。

3. 刑事责任方面　刑事责任方面，《刑法》对于侵犯公民个人信息罪的定罪量刑规定，情节严重的，处三年以下有期徒刑或拘役，并处或单处罚金；情节特别严重的，处三年以上七年以下有期徒刑，并处罚金。依据《最高人民法院、最高人民检察院关于办理侵犯公民个人信息刑事案件适用法律若干问题的解释》，其中情节严重之规定，因医务人员是在履行职责或者提供服务过程中获得的公民个人信息，其侵犯公民个人信息罪的定罪量刑标准是普通人犯罪标准的一半。对于普通信息，如姓名、电话号码、出生日期等，普通人出售数量需达到5000条，医务人员是2500条；若是健康生理信息，普通人出售数量需达到500条，医务人员是250条；违法所得数额，普通人需达到5000元，医务人员是2500元，即承担刑事责任。数量或数额达到上述规定的十倍以上，即特别严重情形。

4. 本案的法律适用　被告人两名护士在履行职责过程中获得了产妇的个人信息，出售、提供给他人，以获取利益。未经被收集者同意，将收集的公民信息提供给他人，确有实施侵犯公民个人信息的行为；违反了国家的有关规定。行为所侵犯的对象是能识别被收集人身份的各种信息，属于侵犯了公民的个人信息；并且也达到了情节严重的情形，彭某提供了7000多条产妇个人信息，李某提供了5000多条产妇个人信息，违法所得也远超5000元；且两名被告在主观上也具有侵犯公民个人信息的犯罪故意。所以本案的两被告人，最终被判定触犯了《刑法》第二百五十三条第一、二款规定，犯侵犯公民个人信息罪。

（四）患者个人信息保护的完善对策

无独有偶，该案并不是个案，实践中护理人员贩卖患者个人信息的事件时有发生。医务人员作为能够较为容易并集中接触到患者个人信息的人员，必须不断提升和增强其法律意识和职业道德意识，保护患者个人信息不被违法利用。

1. 健全、细化患者信息的保护制度　我国《刑法》《民法典》和《个人信息保护法》都规定了保护公民个人信息的法律制度，为公民个人信息保护保驾护航。《医师法》和《护士条例》也明确了医务人员应当保护患者的隐私和个人信息。然而《医师法》《护士条例》针对患者的个人信息保护，仅有原则性的规定，并没有对医护人员应该如何有效保护患者个人信息以及相应的义务做出更为具体、可操作性的规定。由于医疗机构及医护人员掌握了患者的诸多个人信息，相关法律规范中应该明确医疗机构与医护人员在非出于公共利益目的以及非基于医疗目的的情形下不得使用患者信息。即使为科学研究的目的，也必须按要求进行匿名化处理，否则将承担严格的法律责任。

2. 规范患者个人信息管理　医疗机构应规范患者个人信息的管理，确立医疗机构责任人的法律规定。按照“谁处理，谁负责”的原则，应妥善保管患者的病历、化验报告单和各种诊疗记录，与诊疗活动无关的医务人员，非病案室人员，不得任意接触患者个人信息。对此，《医疗机构病历管理规定》有明确规定：首先，确立医疗机构及医务人员负有严格保护患者隐私的法律义务。禁止医疗机构及医务人员以非医疗、教学、研究目的泄露患者的病历资料。其次，严格查阅患者病历资料的人员范围。除为患者提供诊疗服务的医务人员，以及经卫生行政部门、中医药管理部门或者医疗机构授权的负责病案管理、医疗管理的部门或者人员外，其他任何机构和个人不得擅自查阅患者病历。再次，明确因科研、教学需要查阅、借阅病历的程序和要求。其他医疗机构及医务人员因科研、教学需要查阅、借阅病历的，应当向患者就诊医疗机构提出申请，经同意并办理相应手续后方可查阅、借阅。查阅后应当立即归还，借阅病历应当在3个工作日内归还。查阅的病历资料不得带离患者就诊医疗机构。

尤其在当下电子化时代，更应当加强患者电子数据的规范管理和应用。因为不同于纸面数据，患者电子数据的泄露和非法使用将会波及范围更大，信息记录更加详细。因此，必须严格医疗机构对患者信息的管理，医护人员在日常的诊疗护理操作中一旦缺乏规范性，极有可能会造成涉及患者个人信息的非法行为，增加了患者个人信息被非法利用的概率。因此，应当加强患者个人信息的管理，从而避免患者信息的公开，确保患者个人信息的安全性。

3. 加强患者个人信息的行政监管　为有效应对患者个人信息被泄露的风险，政府监管部门应当加强对患者个人信息的保护力度，完善医疗行业的保密制度，建立患者个人信息保护专门的监管与执法机构，提高执法效率与监管独立性，从而杜绝患者个人信息的泄露。建立有效的患者信息保护机制，不仅需要医疗机构内部明确相应的管理制度，政府监管部门也应当及时监管患者个人信息管理人员的职责履行情况。信息管理与职责监管并行，切实有效地保护患者个人信息。医疗行业作为关系国民健康的重要领域，对患者个人信息的加强规范亟需监管部门完善体系建设。

伦理问题分析

信息技术的迅速发展既使每个人受益，又引发了一系列伦理问题，其中个人信息的保护伦理问题也极为突出。患者个人信息因涉及个人健康信息具有敏感性。健康信息的合理利用既能推动医学的不断进步与发展，又有利于政府的政策制定。然而，患者健康信息一旦遭到非法泄露与利用，不仅对患者个人造成侵害，侵犯了患者的隐私，使其自由与尊严受到影响，也会危及医患关系及社会秩序，增加患者对医疗机构的不信任。

对于医疗机构和医务人员而言，由于医务人员是直接、方便接触患者健康信息的人群，因此，多部法律对医务人员的义务给予了规定，医务人员具有保守患者隐私的义务，不得泄露和非法使用患者信息。然而，由于患者健康信息的利用会带来经济利益，因此实际医疗环境中仍会发生个别医务人员泄露患者个人信息的问题。山东青岛大学附属医院护士利用其职位之便销售患者个人信息获利的案件并非个例，违背了医务人员的职业伦理要求。

（一）患者个人信息保护中的伦理问题

1. *侵犯患者隐私及其自主决定权* 患者个人信息包括了患者的诊疗、用药和健康状况等诸多信息，如乙肝、艾滋病等疾病信息在不对他人健康带来威胁的情况下，患者可能会出于对个人隐私的保护不希望他人知晓。在当下的数字化时代，信息技术在医疗行业的加速应用是大势所趋。信息技术在促进医疗信息的收集、储存、分析、处理和应用方面都发挥着重要的促进作用；但同时，信息技术亦会增加患者信息泄露的风险。在此应用过程中，侵犯患者隐私的行为主要呈现出以下新特征：首先，患者的电子化信息更加容易被泄露。在患者的诊疗过程中，其个人信息经过收集与处理形成电子化文档。由于电子化信息拷贝和传输更加便利，使患者的电子化个人信息相较纸质信息更容易出现多途径的泄漏。其次，侵权行为更加隐蔽，难以快速准确认定和识别。电子化信息因传输的便利性导致患者信息一旦被泄露很容易进行多次传输。

在医疗大数据的背景之下，患者个人信息面临着如何合理利用的伦理挑战。当患者的个人信息遭到非法利用时，影响患者的个人权益，也侵犯了患者的个人隐私，并违反了尊重自主的基本原则。患者个人信息来源于患者自身，在患者接受诊疗的过程通过患者的告知行为、检查行为等多种形式形成。但患者和医疗卫生机构之间存在着信息鸿沟，医院可能存在数据被黑客攻击、医务人员非法牟利、医疗健康数据被过度开发等情形，进而引发患者隐私、尊严、自由等合法权益不同程度上受到侵害。当然对患者个人信息的保护并非绝对不能对患者健康信息进行利用，不能过度强调患者个人信息的自主权，否则不利于医学研究的进步及公共卫生事件的管理，不利于政府决策的制定。因此，平衡患者个人信息所体现的个人安全和公共利益，是当下所面临的伦理挑战之一。

2. *破坏和谐互信医患关系* 在一项关于医患关系紧张问题的研究中，相关数据显示信任缺失是造成医患关系紧张的第三大原因。从社会心理学角度，医患信任是医患之间在健康与疾病基础上形成的信任托付关系，患方有偿地将健康托付给医方，与此同时拥有了医方提供的医疗技术，以此达到缓解病情、恢复健康的目的。个体间的信任具有强烈的主观色彩。在医患关系中，医方和患者都需要彼此的信任，这种信任也是实现最大限度诊疗效果的前提之一。目前学界对医患信任影响因素展开了多维度研究，成果可归纳为4个方面：一是个体因素，具体表现为患者个体特征、心理因素、医生技术及道德；二是组织因素，具体表现为环境、制度和文化等因素；三是政策制度的因素，包括相关法律法规体系、配套政策制度等；四是社会文化与社会心态等环境因素。近年来，医患间的信任问题变得突出，医生和患者由于多种原因产生的不信任问题愈发严重，而由于患者隐私保护问题导致的医患信任缺失是其中的重要原因。医患本应是相互合作、共抗病痛的关系，然而由于相关猜忌、无法充分配合而导致诊疗难以达到最好结果。

当然，医疗机构和医务人员对患者个人信息保护的不到位也是造成信任缺失的又一大重要原因。本案中，护士刘某和宗某以牟利为目的销售新生儿家长个人信息，违背了医学伦理学中有利和尊重的原则。未经家长同意将其信息出售给广告商，反映出这两位护士对患者个人信息的不尊重，以及对其履行保护患者个人健康信息义务的漠视。奶粉广告商在获得患者个人信息后，便通过电话的方式向家长推销奶粉，扰乱了新生儿家长的生活，也会使家长陷入潜在的诈骗之中。这种情况将会进一步加剧和恶化患者对医疗机构的不信任，不利于今后医疗行为的顺利进行。个人隐私信息的泄露也引发了部分患者的忧虑和恐慌，他们担心隐私数据难以得到保护，进一步导致患者在提供个人数据时不愿意提供真实数据，特别是隐私信息，从而影响到医学数据挖掘分析的有效性。

（二）患者个人信息保护伦理问题的解决措施

为应对医疗大数据时代患者个人信息保护潜在的伦理问题，可通过法律和伦理的途径规范医疗机构和医务人员的行为，加强医务人员的法律意识和伦理道德意识，实现患者个人信息的安全和合理利用。一方面，应不断完善法律规定和法律适用，做到有法必依、执法必严，对医务人员违法使用、泄露和销售患者信息的行为设定适当的法律义务和法律责任，并在实践中加强患者信息保护的执法监督，对于违法行为必须给予严惩。另一方面，可以通过法制宣传和伦理培训的方式，为医务人员开展系统培训课程，通过理论讲解和典型案例分析，增强医务人员的法律意识和敬畏精神，提升其平等、责任和仁爱的职业道德素养，使医务人员在医患关系中以患者利益最大化为出发点，恪守保护患者个人信息的基本职责。加强医方对于患方个人信息保护的责任和道德意识，是有效规避患者个人信息遭到非法侵害等伦理问题的重要举措。

（赵晓佩）

参 考 文 献

[1] 郭建．健康医疗大数据应用中的伦理问题及其治理思考［J］．自然辩证法研究．2020，36（3）：85-90.

[2] 韩强．民法典为个人信息保护创建基础法律框架［J］．人民检察，2020（20）：48-50.

[3] 姜雯．患者个人信息保护模式的概况、问题及启示［J］．中国卫生政策研究，2016，9（3）：53-58.

[4] 金松，张立彬．突发公共卫生事件下的个人信息保护研究：以新型冠状病毒肺炎疫情为背景［J］．情报理论与实践，2020，43（6）：16-26.

[5] 李仪，张娟．大数据下私有信息法律保护制度研究［M］．长春：吉林大学出版社，2019.

[6] 李宇轩．个人信息保护法治研究［J］．法制与社会，2021（16）：11-12.

[7] 潘庆霞，梁立波，吴群红，等．公立医院医患关系紧张的原因及对策探讨：基于医患双方视角的分析［J］．中国医院管理，2016，36（5）：68-70.

[8] 冉克平．论《民法典》视野下个人隐私信息的保护与利用［J］．社会科学辑刊，2021（5）：103-112.

[9] 王强芬．大数据时代医疗隐私层次化控制的理性思考［J］．医学与哲学，2016，37（9）：5-8.

[10] 王利明．和而不同：隐私权与个人信息的规则界分和适用［J］．法学评论，2021，39（2）：15-24.

[11] 邢会强．大数据交易背景下个人信息财产权的分配与实现机制［J］．法学评论，2019，37（6）：98-110.

［12］杨佶．域外个人信息保护立法模式比较研究：以美、德为例［J］．海外链接，2012（6）：79-81．
［13］杨琴．患者个人信息的法律保护与公益利用［J］．河南社会科学，2015，23（9）：66-71．
［14］陈洁，王小合，钱宇，等．医患信任测评的研究进展、问题及本土化治理路径思考［J］．中国医院管理，2021，41（1）：27-31．

第六部分

涉及医生身份的医疗事故及相关纠纷争议的法律和伦理问题

全国首例“医告官”医生维权案

——涉医违法暴力行为的定性与量处

案情回顾

2017年4月23日上午7时许，刘某白因母亲王某病重，挂了序号为1号的老年科门诊号，并与其父亲一起到原告江凤林坐诊的老年科就诊。江凤林认为王某病情较重，建议其退号并转挂急诊。刘某白遂转号至急诊就诊，却被急诊医生告知急诊室无权限办理住院手续，患者需在门诊办理。刘某白与其父亲又返回至江凤林诊室，要求为其母亲办理住院手续。江凤林告知他们不存在急诊没有权限办理住院手续的规定，既然其母亲已经退号转挂急诊科就诊，自己不能为王某办理住院手续，就只能由急诊科负责办理住院手续。刘某白与其父亲认为江凤林明知王某年事已高、病情严重却故意推诿、态度恶劣，遂与其发生争执。刘某白父亲随即辱骂江凤林没有医德，刘某白也对江凤林进行推搡、抓扯、撕打，踢翻诊室内的方桌和凳子，将办公桌上的血压计掀至地上，又将江凤林的眼镜打飞在地导致镜片破碎，导致江凤林受伤。诊疗秩序被扰乱，于9时46分被迫停诊，导致30多个号源无法开放，部分已挂号患者无法就诊而被迫退号。报警后，9时许，派出所民警到达现场处警。但刘某白已逃离现场，直到下午2时许才迫于压力到派出所接受调查，在调查过程中，刘某白并未如实供述违法行为，仅承认有推搡江凤林的行为，却推诿责任且始终拒绝承认故意殴打抓扯江凤林导致受伤的行为，还谎称其行为是为了保护父亲免受江凤林的殴打。经法医检验，江凤林左下颌有1.0cm×1.5cm皮肤挫伤，左前臂下段前侧有0.2cm×1.5cm皮肤挫伤，损伤符合钝性外力作用所致的软组织挫伤，损伤程度评定为轻微伤。

2017年5月17日，公安分局做出第一次岳公（银）决字〔2017〕第0766号《公安行政处罚决定书》，决定根据《治安管理处罚法》第二十三条第一款第（一）项[①]规定，以扰乱单位秩序行为对刘某白处以罚款500元的治安行政处罚。证人蔡某的证言并不能

① 《治安管理处罚法》第二十三条“有下列行为之一的，处警告或者二百元以下罚款；情节较重的，处五日以上十日以下拘留，可以并处五百元以下罚款：（一）扰乱机关、团体、企业、事业单位秩序，致使工作、生产、营业、医疗、教学、科研不能正常进行，尚未造成严重损失的。”

证明刘某白有殴打江凤林的行为，故警方未认定刘某白殴打江凤林的情节，故没有依法给予处罚。

江凤林不服，于2017年7月4日向长沙市政府申请行政复议。

2017年8月14日，长沙市政府做出第一次长府复决字〔2017〕第188号《行政复议决定书》，认为该处罚结果既不符合《治安管理处罚法》第二十三条中对一般违法行为“处警告或者200元以下罚款”的处罚幅度，也不符合对情节较重的违法行为“处5日以上10日以下拘留，可以并处500元以下罚款”的处罚幅度，故认定警方做出的处罚属适用法律错误，决定撤销并责令分局重做。

2017年8月18日，分局重新做出第二次岳公（银）决字〔2017〕第1320号《公安行政处罚决定书》，仍未对刘某白伤害江凤林身体的违法行为予以处罚，却对刘某白扰乱单位秩序的治安违法行为予以减轻处罚。2015年12月1日起执行的《湖南省公安行政处罚裁量权基准》第一章第一节第一条对于如何确定《治安管理处罚法》第二十三条第一款第一项规定的“扰乱单位秩序的行为”的违法行为情形和处罚基准做了明确规定。其中“情节较重的违法行为情形”的第（4）点就是“无理推拉、纠缠、辱骂、围攻或者殴打有关国家工作人员、职工、教师、科研人员、医务人员，造成伤害后果或者恶劣影响的”。刘某白导致江凤林受伤的行为，无论其性质是殴打抑或是推搡、拉扯，均属于扰乱单位秩序违法行为的一种表现形式，应由公安机关在查处其扰乱单位秩序违法行为时一并予以评价和处理。按照前述裁量权基准的规定，刘某白的行为属于情节较重的违法行为。但刘某白在公安机关尚未对其采取传唤等措施的情况下，主动到公安机关接受调查处理，并如实陈述了自己的违法行为，符合《治安管理处罚法》第十九条第四项[①]规定的减轻处罚或者不予处罚的情形。依据《治安管理处罚法》第二十三条第一款第（一）项和第十九条第（四）项的规定将对其的处罚从罚款500元降为罚款200元。警方认为“扰乱单位秩序”的违法行为本身就涵盖了采取推拉、纠缠、辱骂、围攻单位人员等行为，故对江凤林身体造成的伤害后果不再另行给予处罚。警方认为刘某白主动投案并如实陈述自己的违法事实，符合《治安管理处罚法》第19条规定的减轻或者不予处罚的情形，故对其处以200元罚款完全符合法律规定。据报道，当江凤林的律师至派出所就此事咨询时，办案警察还在笑。

江凤林不服，于2017年10月20日再次向长沙市政府申请行政复议。据报道当时法制办一位工作人员觉得他小题大做，并告诉他：“关他几天，你有什么好处，人家损失多大，有必要吗？”

2018年1月18日，长沙市政府做出第二次长府复决字〔2017〕第334号《行政复议决定书》，维持被诉《处罚决定书》。

原告江凤林仍不服，遂于2018年2月7日向人民法院提起行政诉讼，要求撤销公安分局处罚决定和长沙市政府的复议决定，对刘某白重新做出行政处罚。

---

①《治安管理处罚法》第十九条“违反治安管理有下列情形之一的，减轻处罚或者不予处罚：……（四）主动投案，向公安机关如实陈述自己的违法行为的……”

该案历经长沙市岳麓区人民法院一审〔2018〕湘0104行初34号、长沙市中级人民法院二审〔2018〕湘01行终530号，认为刘某白拉扯江凤林的行为同时造成涉事诊室的工作秩序无法正常进行以及江凤林身体受损的后果，同时符合《治安管理处罚法》第二十三条第一款第一项及第四十三条[①]规定的情形。无论是按《治安管理处罚法》第二十三条第一款第一项规定的扰乱单位秩序的行为进行处理，或是按《治安管理处罚法》第四十三条规定的故意伤害他人身体的行为进行处理，两者均于法有据。对于这种情形，公安执法实践中一般也是将拉扯等行为作为扰乱单位工作秩序的表现形式来处理的。公安分局基于本案事发地点为医院诊室、事件起因系医患矛盾、事发后涉事诊室停诊以及本案具体情况等因素，综合考量后适用《治安管理处罚法》第二十三条第一款第一项按扰乱单位秩序的行为进行处理，于法有据，与实践普遍做法一致，并无不当。终审判决，驳回上诉，维持原判。

2019年4月由湖南省高级人民法院决定提起再审，江凤林作为本案的利害关系人对公安机关的处罚决定和长沙市政府的复议决定不服向人民法院提起诉讼，原审应通知医院作为第三人参加诉讼。原审没有通知医院作为第三人参加诉讼，属严重违反法定程序，应当予以纠正。做出〔2019〕湘行再64号行政裁定，裁定撤销原一审、二审判决，发回重审。

长沙铁路运输法院立案后，依职权追加医院作为第三人于2020年8月7日开庭审理本案。于2020年9月15日做出最终〔2020〕湘8601行初480号判决确认被告公安分局于2017年8月18日做出的岳公（银）决字〔2017〕第1320号《公安行政处罚决定书》程序违法；撤销被告长沙市人民政府于2018年1月18日做出的长府复决字〔2017〕第334号《行政复议决定书》；驳回原告江凤林的其他诉讼请求。

2020年10月12日，江凤林再次向法院递交了上诉书。

2020年12月11日，长沙市中院做出〔2020〕湘01行终743号二审行政判决书，认定江凤林提起上诉的各项理由不成立，判决驳回上诉，维持原判。

后江凤林再次依法向湖南高级法院申请再审，并于2021年1月4日立案。2021年6月15日，湖南高院第二次向上级法院即中华人民共和国最高人民法院申请，批准了该案审理期限再延长1个月，即由原来的结案日期7月4日延期至8月4日结案。延期事由为：其他。目前，该案仍然在湖南高院审理过程中。

此外，江凤林起诉刘某白财产损害赔偿纠纷一案，经长沙市岳麓区人民法院审理于2019年6月13日做出〔2019〕湘0104民初4840号判决，被告刘某白赔偿原告江凤林打碎眼镜的损失200元；驳回原告江凤林的其他诉讼请求。

---

①《治安管理处罚法》第四十三条“殴打他人的，或者故意伤害他人身体的，处五日以上十日以下拘留，并处二百元以上五百元以下罚款；情节较轻的，处五日以下拘留或者五百元以下罚款。

有下列情形之一的，处十日以上十五日以下拘留，并处五百元以上一千元以下罚款：

（一）结伙殴打、伤害他人的……”

法律问题分析

纵观本案，江凤林医生的维权自2017年4月事发至今已耗时四年余，经历了报警－第一次行政处罚－第一次行政复议－第二次行政处罚－第二次行政复议－一审行政判决－二审行政判决－再审行政裁定（发回重审）-一审行政判决－二审行政判决－再审，共11个环节。其付出的艰辛和内心的煎熬非常人所能及。之所以坚持不懈地寻求司法救济，一方面是为了自身合法权益受到不法侵害的正当维权；另一方面是为了治安管理、行政管理、司法审理的公平公正；更是为了针对涉医违法行为的零容忍，对违法行为人的零姑息。而在反复的司法拉锯中，治安行政处罚作为严厉程度仅次于刑事处罚的处罚，与刑罚主要在于定罪量刑相类似，冲突各方间的主要分歧在于刘某白的违法行为究竟是扰乱医疗秩序还是殴打他人（定性）、其行为是否符合减轻处罚的条件（量处）、相关部门执法是否规范合法（程序）三项。

（一）客观事实与法律事实

本案中，江凤林始终坚称自己被刘某白殴打致轻微伤，并且眼镜被损坏，因此坚持应按照殴打他人对刘某白的违法行为进行行政处罚。但刘某白坚称自己与江凤林仅是发生推搡，但并未殴打他。现场唯一的一名患者蔡某作为目击证人能够证明双方之间发生推搡拉扯，致使桌上的血压计掉落，自己当时正将地上的血压计捡起，所以刘某白对江凤林是否殴打没有看清。因此，一方坚称有殴打，另一方坚称无殴打，第三方则称没看清。基于此，警方自始至终均未认定刘某白有殴打或故意伤害江凤林的行为，也就无法按照《治安管理处罚法》第四十三条进行行政处罚。这是双方最核心的冲突点。

《行政处罚法》第四条第一款规定，“行政处罚遵循公正、公开的原则”;《治安管理处罚法》第五条第一、二款规定，“治安管理处罚必须以事实为依据”，“实施治安管理处罚，应当公开、公正”。在普通人眼里，事实是客观存在的，不以任何人的主观意志为转移，只待人们去发现。但对于法律人来说，事实并不是关于真相的客观描述，而是对于事件的一种解释。既然是解释，就不是绝对客观的，所以法律人要找到的其实只是“法律上的事实”。法院判案要“以事实为依据”，但在真实环境中，不同的当事人给出的事实完全不一样：有的刻意隐瞒，有的故意欺骗，有的肆意妄想……正如芥川龙之介在短篇小说《竹林中》中所上演的“罗生门”一样，每个人都会站在自己的位置上说话。而真相，往往要透过所有人布置的雾障才能望见。不要完全相信自己的眼睛、自己的耳朵，他们都会欺骗你。证人证言也不一定会被完全采纳（如证人为当事人亲属、同事、朋友等），监控视频也不一定被完全采纳（如视频被伪造或剪辑等），甚至鉴定仍然也不一定被完全采纳（如鉴定专家不具备相关资格等）。因此，发现事实在法律上是一件极其困难的事情。执法者也没有“上帝视角”，无法将已经发生的事件完全再现和还原。法律中的事实只是被证据证明了的事实，用证据拼凑、黏合、尽可能还原的事实，但并不等同于客观真相。这便是客观事实与法律事实的区别。真相仅保存在当事人各自的心里。

受到认知能力的制约以及获取证据能力的限制，案件发生时的完全客观的事实是公安机关办案人员无法通过调查活动能够全然获知的。在信息有限的情况下，执法者只能通过制度设计来解决纠纷，这便是证据制度。公安机关只能依靠现有的证据形成相对合理的解释，尽可能做出各方均能接受的解释，还原事实真相。客观真相只能是一定限度内，或者说是法律限度内的客观真相。证据包括书证、物证、人证等。本案中，警方在接到报警后至现场处理，对相关当事人及证人进行询问笔录，对江凤林做出《人体损伤程度鉴定书》，现场拍照、拷贝监控视频等调查，均是为了合法获得证据，还原真相。尽管从情感上以及从生活场景演绎上，公众普遍会相信江凤林被刘某白殴打更加接近事实真相。但依据现有证据，虽存在推搡拉扯行为却并没有充足的证据能够证明刘某白对江凤林实施了殴打行为。

（二）证据的边界

有的人可能会讲，明明江凤林作为案件中的被侵害者，法律不应该是保护弱者的合法权益吗？但其实，法律所保护的不仅仅是受害者，还有加害者。德国学者拉德布鲁赫曾评论刑法的悖论性——刑法具有双重责任，不仅要为社会利益反对犯罪者，也要保护犯罪人不受被害人的报复。不仅反对犯罪人，也保护犯罪人。不仅设立国家刑罚权力，同时也限制这一权力。《刑法》规定了犯罪和刑罚，刑罚是对犯罪的惩罚，而《刑法》则是对刑罚的约束。《刑法》既要实现惩罚犯罪的保护功能，也要恪守保障罪犯人权的保障功能。因为在国家权力面前，加害者同样也是弱者。《治安管理处罚法》虽然不是《刑法》，但针对的是尚不够刑事处罚的违法行为，且公安机关同样属于国家权力机关，因此具有相通性。刘某白对江凤林实施了违法行为，理应受到法律的处罚，但同样不应承受过重的、超出其违法行为对应量处的法律责任。

为更好地发挥法律的双重责任，要求证据制度应确认3个边界：责任边界、资格边界和程度边界。

责任边界指推定和举证责任制度，如《刑法》中的无罪推定、疑罪从无。一切未经合法有效的证明“确信”为犯罪的行为，都不得被施加任何刑罚，而行为人应当被推定为无罪之人。在治安管理处罚中，在公安机关最终认定违法行为之前，是推定行为人并无违法行为的。若公安机关没有足够的证据排除合理怀疑、确定违法行为，则会认定无违法行为。

资格边界指证据被采信的要求。证据与违法行为的案件事实之间必须具有强有力的关联性和证明力，并且证据的取得的合法性和全面充分性。事发时在原告江凤林诊室内的在场人员共有四人，即原告江凤林、第三人刘某白、证人刘某与蔡某。其中原告江凤林、第三人刘某白两人为治安案件的当事人；刘某系第三人刘某白的父亲；蔡某为普通患者，与本案当事人并无利害关系。四人描述的事发过程并不一致，基于两当事人和刘某的立场问题，四人的陈述中可信度最高、证明力最强的应为作为普通患者的目击证人蔡某的证言。

程度边界指证据的证明标准，应排除合理怀疑。实务中，刑事或行政案件证明标准（排除合理怀疑）高于民事案件（高度盖然性）。治安行政处罚作为严厉程度仅次于刑事处罚的处罚，其对案件事实的证明标准同样要达到“排除合理怀疑”的程度。被告公安机关在诊室内并无视频监控，当事人陈述不一致的情况下，采信目击证人蔡某的证言。从江凤林的伤痕大小、受伤部位来看，更符合双方推搡过程中造成损伤的情形。再按照行政证据规则中“有利于行政处罚相对人”的原则，做出“原告江凤林所受的轻微伤，系刘某白在推搡拉扯过程中形成”的事实认定，符合法律规定。

（三）行为的定性

治安管理处罚中的“扰乱单位秩序”行为，从执法实践看，行为人扰乱单位秩序行为既可以表现为使用暴力手段，又可以表现为使用非暴力手段。暴力性质的扰乱行为主要有：在机关、团体、企业、事业单位内，打砸办公用品、办公设施，损毁文件材料等；纠缠机关、团体、企业、事业单位的工作人员等。治安管理处罚中的“殴打他人”行为指行为人以伤害他人身体为主观故意，利用肢体或工具直接施加于被侵害人身体的行为。

虽然江凤林及刘某白均承认双方有肢体接触，但刘某白只承认与江凤林发生推搡，并未殴打，在场患者蔡某的证言为“并未看见是否有击打江凤林的行为”。法院认为，从江凤林的伤痕大小、受伤部位来看，更符合双方推搡过程中造成损伤的情形，刘某白主观上伤害对方身体的故意并不明显。故认为刘某白故意伤害江凤林的证据不足。

刘某白因不满江凤林对其母亲诊疗过程中的推诿行为，踢翻诊室内桌椅，与江凤林发生推搡拉扯，而导致江凤林受轻微伤、老年科门诊被迫停诊半天，客观上导致医院正常秩序混乱，但尚未造成严重损失。江凤林的损伤是双方在推搡拉扯过程中造成，属于扰乱单位秩序违法行为的一种表现形式，应由公安机关在查处其扰乱单位秩序违法行为时一并予以评价和处理。因此，认定刘某白的行为符合《治安管理处罚法》第二十三条第一款第（一）项规定的“扰乱单位秩序”的特征，定性准确。

但在第一次行政诉讼一审二审过程中，法院认为刘某白的违法行为同时符合扰乱医疗秩序及殴打他人的情形，与第二次行政诉讼一审二审对其违法行为认定为扰乱医疗秩序而非殴打他人前后不一致。这也成为江凤林多年来坚持不懈维权的根本点。定性的不同涉及是否行政拘留以及罚款金额的不同。作为被侵害者，让违法行为人得到应有的惩罚不仅是给自己的一个交待，还是给公众的一个交待。

（四）处罚的裁量

公安行政处罚自由裁量权指公安机关依据法律、法规、规章的规定，在法定权限内，根据违法行为的事实、性质、情节以及社会危害程度，决定是否处罚以及对行政处罚的种类、幅度选择适用的权限。公安行政处罚自由裁量权作为公安机关维护正常社会秩序的权利和手段之一，既要赋权，又要限权。赋权是为了更有利于管理，保障公权力；限权是为了更有利于公正，保护当事人。

为了规范公安机关依法、合理行使行政处罚自由裁量权，切实保障公安行政处罚当事人的合法权益，2015年，湖南省公安厅修订发布了湘公发〔2015〕56号文件《湖南省公安行政处罚裁量权基准实施办法》和《湖南省公安行政处罚裁量权基准》。其中关于“扰乱单位秩序的行为”，处罚依据为《治安管理处罚法》第二十三条第一款第（1）项。

文件关于“违法行为情形和处罚基准”规定：

“1．情节较轻的违法行为情形：（1）初次扰乱单位秩序持续时间较短，且未造成严重损失的；（2）初次扰乱单位秩序造成严重损失，但其后认错态度较好，且积极赔偿损失的。处罚基准：处警告。

2．一般情节的违法行为情形；处罚基准：处200元以下罚款。

3．情节较重的违法行为情形：……（4）无理推拉、纠缠、辱骂、围攻或者殴打有关国家工作人员、职工、教师、科研人员、医务人员，造成伤害后果或者恶劣影响的；……处罚基准：处5日以上10日以下拘留，可以并处500元以下罚款。”

文件同时规定，应严格依据证据准确认定裁量情节。

“综合考虑以下因素，合理适用裁量基准：（一）违法行为人主观恶性的大小；（二）违法行为持续时间的长短；（三）违法行为涉及的区域和范围；（四）违法行为手段的恶劣程度；（五）违法金额的大小；（六）违法行为的危害后果和社会影响程度；（七）违法行为的次数；（八）其他依法应予考虑的因素。”

在公安机关并未认定刘某白殴打江凤林的前提下，综合刘某白当日纠纷事出有因，并无伤害后果或者恶劣影响，且主动投案并多次向被侵害者表示歉意，酌定裁量为“一般情节”虽有遗憾但并无不妥。

根据《行政处罚法》和《治安管理处罚法》的有关规定，公安机关在做出被诉《处罚决定书》时，就应当对刘某白违法行为的情节轻重幅度做出认定，以便做出合法合规的行政处罚裁量。但在行政诉讼的原一审、二审时，公安机关当庭确认刘某白的违法行为属情节较重情形。在并无案情更新的前提下，至湖南省高级人民法院再审时，其当庭发表意见改称刘某白的违法行为属一般情节情形。至重新审理中，公安机关当庭发表意见亦称其违法行为属一般情节情形。由此可见，公安机关对于第三人刘某白违法情节的认定意见前后矛盾，应当依法纠正。这种公安行政处罚裁量的变化，对于被侵害者江凤林而言，无疑是难以接受的。特别是在江凤林认为第一次行政处罚裁量过轻而申请复议甚至行政诉讼，而本应秉公执法的公安机关却在法庭上降低了其行政处罚裁量基准。本就因处罚过轻而维权，结果却换来更轻的裁量，这不仅暴露出公安机关裁量缺乏严谨性，而且是对被侵害人的二次伤害，对施暴者的变相鼓励、助纣为虐。

（五）减刑的标准

在本案中，江凤林被殴打已经让公众感觉到发自内心地为医务人员而委屈。但更加让人难以接受的是，在江凤林因为第一次针对刘某白做出的《公安行政处罚决定书》认为“罚款500元”处罚过轻而提出行政复议后，居然换来的结果不是认定殴打而加重处罚，而是不认定殴打情形并进一步将处罚减轻为“罚款200元”。这种结果在公众看来，就是对被侵害者的羞辱以及对施暴者的鼓励。尤其是该事件自发生时起就广受媒体关注，而这种结果则更是将被侵害人放置在公众瞩目下的公开羞辱。

尤其是2016年，国家卫生计生委、中央综治办、中宣部、中央网信办、最高人民法院、最高人民检察院、公安部、司法部、中国保监会等九部委联合发布了《关于严厉打击涉医违法犯罪专项行动方案》，明确规定“公安机关要严格按照《公安机关维护医疗机构治安秩序六条措施》要求，切实加大查处打击力度”“对殴打医务人员、严重扰乱医疗机构秩序的，必须依法予以治安管理处罚或者追究刑事责任，不得拖延、降格处理”。

江凤林认为，当日民警到达现场，刘某白已离开现场，到下午2时许才到派出所接受调查，不存在主动投案。刘某白到案后，始终未如实供述其违法行为，拒不承认其故意殴打伤害江凤林，未向公安机关如实陈述自己的违法行为。不存在《治安管理处罚法》第十九条所规定的“主动投案，向公安机关如实陈述自己的违法行为的”减轻处罚条件。江凤林认为，刘某白既扰乱了医院的医疗秩序，又故意伤害了原告的身体，同时违反了《治安管理处罚法》的规定。依据《治安管理处罚法》第十六条[①]的规定，对刘某白的上述两种违法行为，应分别决定处罚，合并执行。即使认定刘某白实施一个行为同时违反《治安管理处罚法》两条规定，也应适用处罚较重的规定对其处罚。而且刘某白系不满江凤林的看诊行为，对其实施了伤害，其伤医行为造成的扩大后果为医院秩序受到破坏。江凤林认为，根据主客观相一致的原则，对其应按故意伤害进行处罚。

然而在司法实践中，本案违法行为人刘某白尚未被抓获归案，主动投案如实供述自己罪行，成立一般自首。而办案单位出具的《归案情况说明》系还原违法行为人到案情况的重要依据。本案中，派出所出具的《归案情况说明》中载明，“刘某白于案发当日下午2时许到派出所投案。虽然刘某白在第一次接受问话时没有承认与江凤林有推搡拉扯的事实，但在随后的调查询问中刘某白对与江凤林发生推搡拉扯的事实进行了陈述，其陈述前后并不矛盾”。因为刘某白殴打江凤林并未被认定，此处并不属于隐瞒违法行为。因此，在处罚决定书中，做出刘某白有“主动投案，如实陈述”的情节认定，符合法律规定。且“主动投案，如实陈述”系法定减轻处罚情节，并非九部委《关于严厉打击涉医违法犯罪专项行动方案》中所称的“降格处理”。

公安分局认定刘某白的违法行为属于“一般情节”情形，正常处罚幅度应为“处200元以下罚款”，考虑刘某白有减轻处罚情节，应做出处罚款200元以下的决定。因此，公安分局重新做出的罚款200元的被诉《处罚决定书》，是根据刘某白违法行为本身进行的量处以及对此前错误量处的更正，并且刘某白虽有减轻处罚条件而公安机关并未对其进行“降格处理”。关于此处，江凤林误将公安机关的更正，当做减轻处罚，系对执法行为存在一定的误解。

---

①《治安管理处罚法》第十六条：“有两种以上违反治安管理行为的，分别决定，合并执行。行政拘留处罚合并执行的，最长不超过20日。”

（六）执法的程序

在司法领域中，程序指为了落实法律规则中的各种规定，以及保护人们的各种权利而设计、执行的一系列附属规则，包括步骤、流程、方式、手续等。程序正义又称看得见的正义，是源于一句西方法彦“正义不仅应得到实现，而且要以人们看得见的方式加以实现”。

公安部发布的《公安机关办理行政案件程序规定（2018修正）》（以下简称《程序规定》）第二十七条规定：“安机关必须依照法定程序，收集能够证实违法嫌疑人是否违法、违法情节轻重的证据。……收集物证、书证不符合法定程序，可能严重影响执法公正的，应当予以补正或者做出合理解释；不能补正或者做出合理解释的，不能作为定案的根据。”《最高人民法院关于行政诉讼证据若干问题的规定》第五十五条规定，法庭在审查证据的合法性时，必须审查“证据的取得是否符合法律、法规、司法解释和规章的要求”和“是否有影响证据效力的其他违法情形”。而《行政诉讼法》第四十三条①、第七十条②及相关司法解释③对非法证据采取“绝对排除”，并无补正的规定，并且应依法撤销或者部分撤销原行政行为，判决重新做出行政行为。因此，如果询问笔录的采集中存在程序违法的情形，严格来讲，该证据作为非法证据，属于“毒树之果”，不应作为定案根据，且应重新做出行政行为。但在本案中，法院依据《最高人民法院关于适用〈中华人民共和国行政诉讼法〉的解释》第九十六条④规定，以及《行政诉讼法》第七十四条第一款第（二）项⑤的规定，认定公安分局能够尽到维护医疗秩序、保护医护人员权益的法定职责，对治安违法行为予以处罚，但在做出行政处罚行为时没有完整地遵循法定程序。《处罚决定书》认定事实清楚，适用法律正确，但在送达及调查询问等其他程序中轻微违法。由于这些违法之处对江凤林的实体权利并不产生实际影响，同时为了避免因行政程序和司法程序空转而浪费行政和司法资源，也为了减轻当事人的诉累，更好地监督依法行政，促进行政争议的实质化解，法院依法确认公安分局做出的行政处罚决定程序违法，但可以保留其效力。由此可见，执法排除规则与司法排除规则存

---

①《行政诉讼法》第四十三条第三款“以非法手段取得的证据，不得作为认定案件事实的根据。”

②《行政诉讼法》第七十条“行政行为有下列情形之一的，人民法院判决撤销或者部分撤销，并可以判决被告重新做出行政行为：（一）主要证据不足的；（二）适用法律、法规错误的；（三）违反法定程序的；……”

③《最高人民法院关于适用〈中华人民共和国行政诉讼法〉的解释》第四十三条“有下列情形之一的，属于行政诉讼法第四十三条第三款规定的‘以非法手段取得的证据’：（一）严重违反法定程序收集的证据材料；……”

④《最高人民法院关于适用〈中华人民共和国行政诉讼法〉的解释》第九十六条“有下列情形之一，且对原告依法享有的听证、陈述、申辩等重要程序性权利不产生实质损害的，属于行政诉讼法第七十四条第一款第二项规定的‘程序轻微违法’：……（二）通知、送达等程序轻微违法；（三）其他程序轻微违法的情形。”

⑤《行政诉讼法》第七十四条“行政行为有下列情形之一的，人民法院判决确认违法，但不撤销行政行为：……（二）行政行为程序轻微违法，但对原告权利不产生实际影响的。”

在冲突。而正是由于司法排除规则的缺陷，导致审判时非法证据排除的总体申请率低，正确申请率更低，法院审判时规避率高。

《程序规定》第一百七十五条第（三）项规定，“做出行政处罚决定的，应当制作行政处罚决定书。决定书应当载明下列内容:（三）处罚的种类、幅度和法律依据。”本案中，公安分局在涉案《处罚决定书》中未对刘某白违法行为的情节属严重还是一般做出认定，违反了上述规定，并且在后续的诉讼过程中前后不一致。该问题也是造成治安案件被侵害人之一的江凤林困扰和不理解，并提起诉讼的重要因素。故法院依法确认公安分局未在《处罚决定书》列明违法行为人刘某白的违法情节处罚幅度，系程序轻微违法。

《治安管理处罚法》第九十七条第二款规定，“有被侵害人的，公安机关应当将决定书副本抄送被侵害人。”如前所述，该治安案件虽定性为扰乱单位秩序，但被侵害人应包括江凤林和医院，公安分局重新做出的被诉《处罚决定书》未向被侵害人江凤林送达，故该送达程序轻微违法。

在法律层面，由于缺乏充分证据证明江凤林被刘某白殴打，因此刘某白的违法行为仅能够定性为扰乱医疗秩序的一般情节，被处以罚款200元。公安机关并未对其进行减轻处罚。但公安机关在调查取证、询问笔录过程中存在程序违法，对证据的真实性存在影响，而最终法院仍然将三处程序违法均认定为轻微违法，认可了其证据效力。然而对于违法行为认定轻微违法而非一般违法或重大且明显违法的理由，在判决书中缺乏充分说理阐明。江凤林长时间的坚持和努力并未最终换来其所期望的公平、公正。尽管该案当前仍然在第二次再审的审理过程中，社会各界都在关注该案进展，期待最终将有一个具有说服力的答案，让我们拭目以待……但同时我们也应客观理性地面对法律的终局性。对于特定的纠纷而言，这套程序也不可能永远一直运转下去，直到自己满意为止。也许对当事人而言，没有得到想要的公平，选择继续上诉或申请再审，将诉讼进行到底似乎是天经地义、合情合理。但几乎所有的法律体系和司法系统都会设置终审制度，来保证案件的终局性。“将诉讼打到自己满意为止”是不被法律所允许的。对法律人来说，最重要的不是判决结果的正确性，而是判决结果的确定性。再审制度，不是对终审制度的否定，必须是原审有重大瑕疵或缺陷才可以启动再审程序，而不是随便否定终审判决、从头再来。一个案子审了若干次，结果都不一样，我们凭什么相信下一次就一定比第一次更正确呢？法律的终局性，是为了完成解决纠纷、维护秩序的根本目的，因此必须有所取舍，有所权衡。正如在足球比赛中，裁判可能会错判一个球，但所有场上球员都必须服从，比赛才能进行下去。有终局性未必不犯错误，但没有终局性则意味着整个体系将失去权威性和稳定性。两者相害取其轻，没有终点，意味着程序的意义也将大打折扣。每一个人都要记住，法律永远不是解决问题的第一选择，也不是最优选择，而仅仅是最后的选择。

伦理与社会问题分析

在本案中，江凤林作为被侵害人，不管最终的法律定性是推搡还是殴打，但至少可以确定的是受到了违法行为的侵害。然而经过了四年余的抗争，至今仍未看到终点。作为公众，也许我们愿意希望他一直如此抗争下去，去争取最终的胜利。但若我们换位思考，我们是否也愿意像江凤林一样，将四年余的人生大部分的时间和精力用在无止境的申诉过程中呢？我们也许难以想象，这些年的时光，足以改变一个人的人生轨迹。因此，我们在关注事件不断探究真相的同时，不应因此忽视了其作为个体的真实感受。除拿起法律的武器外，我们还能做些什么，这也是伦理所需讨论的范畴。

（一）个人与单位

在本案中，从事件发生至今纵观四年余时间全程，江凤林更像是孤军奋战，以一己之力对抗整个执法司法体系。而事件中的另一被侵害者，其所在工作单位，在后续的事件进程中是明显缺位的。甚至直到第一次再审行政裁定中，才强制要求单位作为第三人参加诉讼。工作单位在医务人员面对暴力伤医事件中缺位，并非偶发现象。2014年的一项调查显示，91.82%的医生遭遇过谩骂、威胁，更有36.15%的医生躯体受到攻击。而反观却有86.28%的医生表示，当职工遭遇医疗暴力，医院选择“息事宁人，不了了之”，仅9%的医院会依法为职工维权，或支持员工用法律手段为自己维权。而单位的不作为，将会进一步加重医务人员在事件中所承受的负担。

一项调查显示，医疗纠纷发生后较医疗纠纷发生前，医务人员表现出明显的抑郁、焦虑、人际关系障碍，心理健康状况明显较差。即使医疗纠纷暴力事件已经解决完毕，事件对医务人员的影响也不会马上消除，医务人员有时会因为医疗纠纷暴力事件而失去自信，失去继续行医的动力，统称为适应障碍。该阶段视个体心理调适能力差异而有所不同，往往会持续3～8周。而无法完成自我心理调适的，从长远来看，医务人员可能会睡眠不足、食欲减退、精疲力竭，并经历事件在大脑中的闪回和侵入性记忆，可能持续数年甚至终生无法克服自己内心的障碍而放弃事业。斯科特提出医疗纠纷发生后，医务人员要经历“慌乱应对、自责反思、寻求帮助、接受调查、情感需求、走出阴影”6个阶段才能“复苏”。

在医疗纠纷暴力事件中，医务人员是弱势群体。而面对工作单位，医务人员同样是弱势群体。对于医务人员个体而言，这无疑是一场危机。而在危机应对中，势单力薄的个体尤其需要单位的鼎力支持。医务人员虽然是被侵害的个体，依据法律法规应以个人为主体维权，但毕竟事件是发生在工作岗位上履行职务的过程中，医疗机构不应任由其自我维权，而应给予充分的支持和协助。而且，在暴力事件发生后，医疗机构如何对待医务人员不应为一件独立的额外工作，而应被视为预防和控制医疗机构暴力和侵害的整体政策的一部分。

危机干预就是对处于困境或遭受挫折状态下的医务人员，通过给予关怀、支持及使用一定的心理治疗方法和行政应对措施予以干预的过程。这种支持干预包括事件发生当时为了解决暴力事件所做的应急处置，事件发生之后为了促进医务人员身心恢复所做的干预疏导，以及后续为了给未来的工作提供经验和教训而对暴力事件进行的行动评估。

院方应把暴力事件的预防工作落实在平时。通过培训，增强医务人员对于高风险人员的识别意识，了解掌握暴力事件中的依法应对和自我保护策略。同时做好人防、物防、技防等措施，全面维护正常诊疗秩序与良好工作环境，保障医务人员人身安全与人格尊严。

此外，该案还暴露了一个医院管理中的矛盾点。江凤林因为缺乏证据导致警方无法认定其被殴打，诊室内通常只有医患双方在场，医方其他工作人员碍于身份就算在场也无法起到充分的证明效力，而第三人也有可能出于各种因素而无法完全还原真相。因此，在诊室内安装视频监控是最为便捷的预防和解决方案。然而为了保障患者的隐私权和个人信息保护权，诊室内通常不允许安装视频监控。这就为医方的举证义务造成了极大的困难。事后查看当事医院的监控视频发现仅能看到走道内场景，但看不到诊室内情景。若能在不侵犯患者权利的情况下，安装有监控装备，也就不会再出现类似案件因为事实认定不清而导致的长时间拉锯了。

（二）“暴力不协商”与“真相换和解”

在本案中，违法行为人刘某白多次表示，其先后多次亲自或委托他人向江凤林表达歉意寻求和解，而江凤林始终拒绝接受道歉、拒绝协商解决。该案持续多年，他经受了很多来自各方的指责，工作、生活都受到很大影响，晋升无望，感到很痛苦，却无法获得江凤林的谅解。对此，江凤林说明原因在于“从始至终他（刘某白）都不肯承认错误，这也是事情会走到今天这一步的主要原因，如果最初他能够认识错误真诚道歉，我会选择原谅。而他是为了息事宁人才道歉。”而且，刘某白至今从未积极主动赔偿江凤林的损失。就连岳麓区法院已生效的民事判决他赔偿江凤林200元的眼镜损失，刘某白至今也未主动履行。因此，江凤林认为刘某白的道歉没有诚意，也绝非诚心。

该案对于江凤林而言，其所付出的成本过于巨大了。因此，越来越多的人希望他能够放下。这并非希望其去咽下败诉的苦果，并非希望让“医闹”得逞，并非希望去向司法不公妥协，而是发自内心地希望他能够回归自我，回归社会，回归生活。如果一个人死抱着仇恨不放，他的一生就成了仇恨的奴隶。这种精神上的持久加害，有时候并不亚于曾经受到的伤害。复仇者未必能获得“大仇得报”的“五分钟天堂”的快感，却严严实实地将自己的一生推进了装满仇恨的地狱。甚至有时候，加害者受到的伤害比受害者还要深刻持久。无休止的清算与惩罚所营造的只是一座新的“废墟”。对于本案江凤林而言，惩罚并不能让时光倒流、让伤害消失。对于刘某白而言，说谎并不能让良心释怀、让过失免责、让信任重筑。因此，医患关系最需要的并不是惩罚，而是和解。正如南非图图大主教所言，“没有宽恕就没有未来”“真正的宽恕要了结过去，了结全部的过去，使未来成为可能。”宽恕，既是对受害者的救赎，也是对加害者的救赎，不只是利他，也是最好的利己形式。宽容使人们坚韧，使他们在经历种种剥夺其人性的行径后能够生存下来并保持自己的人性。和解，并不意味着摒弃一切惩罚、宽恕一切过错、有罪不罚。对于重大过失，即使披露真相，也不能完全免责，可以根据具体情况决定是否减轻责任。而拒绝披露真相甚至故意伪造、掩盖真相、拒不承认、毫无悔意的，一旦定责，则从重处理。这里的和解，虽然其目的是在于医患关系的修复，但其条件必须是如实披露所有与纠纷相关的事实真相并为之抱歉悔过，即以真相换和解，且遵守适配原则。通过对过失细节的坦诚披露来换取对责任的宽恕。和解，既是对加害者的放下，也是对被侵害者的放下；既是对过去的放下，也是对未来的放下。诚然，这种宽恕与和解有时候难免会让人觉得它过于浪漫和天真，会质疑宽恕是否能够带来根本上的改善，还是会进一步纵容暴力、鼓励违法。实则不然。换个角度，至少我们可以确定的是，从既往的经验来看，惩罚与清算并未实现改善与和谐。没有宽恕，绝不会产生可以安放人心的宽容环境；没有宽恕，便无法修复双方长年累月的身心创伤；没有宽恕，将可能再次陷入漫长无期的冤冤相报。相比已经发生的过去，它更在乎可能的未来。没有宽恕，便没有未来。

（樊　荣）

参 考 文 献

［1］何承波．医生江凤林打官司：将维权进行到底［EB/OL］.（2020-01-17）［2021-12-31］．https：//new.qq.com/omn/20200117/20200117A0TCBM00.html.

［2］肖鹏．国内首例“医告官”重审案二审维持原判，当事医生：应对相关违法人员追责［EB/OL］.（2020-12-16）［2021-12-31］．https：//www.163.com/dy/article/FTVO3QQB053469M5.html.

［3］叶正松．全国首例“医告官”案最新进展：湖南省高院再次对该案立案审查！［EB/OL］.（2021-01-07）［2021-12-31］．https：//news.medlive.cn/all/info-news/show-175273_97.html.

［4］叶正松．医生被打后，维权有多难？全国首例“医告官”案再次峰回路转！［EB/OL］.（2021-06-22）［2021-12-31］．https：//news.medlive.cn/all/info-progress/show-179489_97.html.

［5］刘晗．想点大事：法律是种思维方式［M］．上海：上海交通大学出版社，2020.

［6］拉德布鲁赫．法学导论［M］．米健，朱琳，译．北京：中国大百科全书出版社，1997.

［7］罗翔．刑法学讲义［M］．昆明：云南人民出版社，2020.

［8］陈虎．法律相对论［M］．北京：北京大学出版社，2020.

［9］马艳燕．谈话讯问询问笔录的审核需注意哪些问题［N］．中国纪检监察报，2021-01-06.

［10］黄宗智．经验与理论：中国社会、经济与法律的实践历史研究［M］．北京：中国人民大学出版社，2007.

［11］陈虎．不激不随［M］．北京：中国政法大学出版社，2017.

［12］保罗·罗宾逊，莎拉·罗宾逊．海盗、囚徒与麻风病人：关于正义的十二堂课［M］．李立丰，译．北京：北京大学出版社，2018.

［13］林威光．行政执法中的非法取证行为规制研究［D］．广西大学，2021.

［14］张硕．行政诉讼非法证据排除规则适用的困境与出路：以218份裁判文书为样本［J］．行政法学研究，2018（6）：117-121.

［15］理查德·波斯纳．法律的经济分析［M］．蒋兆康，译．北京：中国大百科全书出版社，1997.

[16] 宋冰．程序、正义与现代化：外国法学家在华演讲录［M］．北京：中国政法大学出版社，1998．
[17] 樊荣．医院法律实务札记［M］．北京：北京大学医学出版社，2017．
[18] 王曼维，姚晓东，王岩．医疗纠纷对医师心理影响分析及应对策略［J］．湖南中医药大学学报，2013，33（10）：112-113．
[19] 张慧莉，陈晓星，蒲景环，等．对医疗纠纷医师心理应激的干预策略［J］．中国医院管理，2005，25（11）：43-44．
[20] 保罗·林斯利．医疗场所暴力防范［M］．王岳，吴炎斌，译．北京：中译出版社，2021．
[21] 樊荣．医疗纠纷中不可忽视的另一方：医务人员的心理危机与干预［J］．中国医学人文，2018，4（4）：16-20．
[22] 廖志林．当医者遭遇记者：医院传播战略之危机管理［M］．北京：军事医学出版社，2016．
[23] 戴志悦．解决医院暴力的关键在哪里？［N］．南方周末，2016-02-04．
[24] 樊荣，万晓君．医学需要"乌班图"精神：以四案例谈真相与和解［J］．中国医学人文，2021，7（2）：57-62．
[25] 德斯蒙德·图图．没有宽恕就没有未来［M］．江红，译．桂林：广西师范大学出版社，2014．
[26] SCOTT SD，HIRSCHINGER LE，COX KR，et al. The natural history of recovery for the health-care provider "second victim" after adverse patient events［J］. Qual Saf Health Care，2009，18：325-330.

外请医生发生医疗事故纠纷案

——外请医生的责任归属及转介就医问题

案情回顾

2000年2月28日，46岁的侯某被确诊为第四脑室脑胆脂瘤，必须行难度很大的开颅手术。为稳妥起见，3月1日他慕名来到北京求治于某部队医院的专家薛医生。3月2日侯某经薛医生介绍住进了北京某医院。当时薛医生对此解释为部队医院床位紧张，做手术要等很长时间，手术还可能由实习医生做，如果住进北京市某医院，他可以亲自主刀。

在侯某看来，只要薛医生为其主刀，在哪住院并不重要。然而，当时的北京某医院没有CT检查设备，没有备用发电设备，根本不具备进行脑颅手术的条件。3月11日14点至20点，侯某在北京某医院进行手术，薛医生作为特请专家来到手术室。术后，侯某一直昏迷不醒，直到次日早上医师上班查房时才发现侯某瞳孔开始扩散。院方紧急调用救护车，将侯某送到另一家大医院做CT检查：侯某大面积颅内出血，必须立即做开颅减压术。侯某被送回某医院后，院方临时请来麻醉师并通知薛医生为侯某做二次手术。

12日10时，手术开始。10时58分，就在医生将侯某的颅骨打开后，手术室的灯光全部熄灭，手术用的电动器械也停了下来。医院紧急联系供电局才得知是事故断电，一时无法恢复。情急之中，侯某的家属接受医院的提议，跳上医院的救护车上街去买发电机。12时15分，家属掏光身上的5000元钱还不够，最后押下一人在商店后，终于抬着发电机匆忙赶往医院。12时45分，就在发电机接线安装时，电也来了，手术继续进行到13时30分结束，医院同时下了病危通知书。术后，侯某只能靠一根插入腹部的导管来吸收脑积液，侯某昏迷5个月，由于北京某医院不具备相应的医疗条件，在家属的强烈要求下，由北京某医院出资，侯某被转到另外一所部队医院做了“脑积水分流术”，术后侯某意识恢复，但左侧肢体瘫痪并出现失语。

2001年1月11日，侯某的家人将北京某医院和薛医生告上法庭，要求赔偿各项损失200万元。经法院查明，2001年4月26日，北京某医院为现名，之前名称为另外一所医院，所以此案被告为北京某医院和薛医生。2002年9月，法院开庭审理此案。由于院长与法人均已变更，第一被告北京某医院认为应由更名前的医院对此事故负责，同时认为医院已经对突发停电采取了适当的补救措施。而第二被告薛医生代理人否认给侯某进行过手术，且认为即使薛医生确实做过手术，出现了医疗事故，依照有关规定，医疗事故的责任也应由医疗机构承担。

市法庭科学技术鉴定研究所经鉴定认为，北京某医院在此案中的行为延误了诊断及治疗，其医疗及医院管理行为存在明显过失与不当。侯某本人被鉴定为二级伤残。法院认为，医院在侯某第一次手术后出现的并发症未及时发现，延误了诊断和治疗；第二次手术突然停电，无疑会对手术的质量及效果带来不利影响，因此北京某医院的医疗行为及医院管理方面存在明显的过失与不当，故对侯某目前的不良后果应承担主要责任。2003年12月2日，法院对侯某开颅案做出一审判决：北京某医院赔偿侯某医疗费、护理费以及今后治疗费、伤残赔偿金等共计65万余元，但驳回了侯某对薛医生的诉讼请求。

综上所述，本案的事实要点如下：①患者侯某由薛医生介绍至北京某医院就医。②某医院实施本案脑外科手术时，没有CT检查仪器、备用发电设备等脑外科手术必要设备，实质上不具备进行脑颅手术的条件。③某医院“特请”薛医生进行手术的行为，并没有通知薛医生执业医院亦未取得其同意。④全案存在3次病情延误：一是第一次开颅手术后，没有及时发现患者的病情变化，导致患者出现颅内大面积出血的术后并发症；二是第二次手术（开颅减压手术）过程中出现事故断电，中断手术1小时47分钟；三是第二次术后患者昏迷5个月，北京某医院明知自己不具备医疗条件而不采取积极的救治措施，在患者强烈要求下才将患者转院进行第三次手术。⑤某医院在第二次手术停电过程中没有进行必要的医疗措施或恢复供电措施，仅通知家属，要求家属购买发电设备。

法律问题分析

（一）医院更名及法人代表变更后的侵权责任承担问题

在庭审中，北京某医院辩称，由于医院名称与法定代表人已变更，北京某医院不应对此次事故负责。应当说，这一答辩意见既不符合法律规定，又不符合法学原理。法人名称及法定代表人只是法人的两个构成要素，根据我国《民法典》第六十四条（案件发生时为《民法通则》第四十四条）之规定，其变更只是法人外观登记内容的变化，这种改变并不影响法人的实质，不代表更名前法人权利、义务的消灭，更名后的法人应当继续承担更名前法人的权利与义务，二者构成继受关系。原《合同法》第七十六条规定，合同生效后，当事人不得因姓名、名称的变更或者法定代表人、负责人、承办人的变动而不履行合同义务。该一规定被我国《民法典》第五百三十二条所完整继受。因此，某医院、法定代表人虽然经历过变更，但仍应由某医院承担相应的民事责任。

（二）相关主体之间的法律关系分析

1. 薛医生与某医院之间的法律关系分析　在本案中，薛医生来到某医院进行手术未事先得到其执业医院的同意，也没有接受其执业医院的指示和监督，因此薛医生不成立职务行为，在非多点执业的情况下擅自变更执业地点，属于超执业地点执业，构成行政违法。某部队医院与某医院之间不存在法律关系，在此仅需讨论外请医生薛医生与邀请医院（即北京某医院）之间的法律关系即可。

我国尚未将医疗服务合同单独列入有名合同的体系之内，医疗服务合同的法律性质在学界主要有雇佣合同、委托合同两种学说。日本通说将医疗合同解释为准委托契约，原因在于日本将委托契约的委托内容局限于“法律行为”的范畴内，而医疗行为属于事实行为，所以只能准用委托契约的规定。我国台湾地区法律不区分委托合同所处置事务为法律行为还是非法律行为，因此该地区通说认为医疗合同属于委托合同。德国及普通法系国家普遍认为医疗合同属于雇佣合同的一种，其原因在于德国民法上的委托契约仅限于无偿合同，而医疗合同通常是有偿的，与委任契约存在一定的差别，其强调医疗机构在完成相应诊疗行为时，需要征得患者同意，充分尊重患者的意志自由。

在国内法的语境下，医疗服务合同并非单纯的劳务提供关系，其中包含医患双方复杂的权利义务关系，因此不宜将医疗服务合同理解为雇佣合同，医疗服务合同本质上应当属于特殊的委托合同，其中涉及生命、身体等重要的法益和法律关系，包含特殊的说明义务、诊疗义务和其他义务等。基于此，本案中薛医生与某医院的关系应当是基于患者同意产生的“转委托”法律关系，即某医院经患者授权，将患者委托的医疗服务合同事项中“手术”等相关事项转委托给外请医生薛医生。

2. 患者与薛医生之间的法律关系　患者与薛医生之间是否存在合同法律关系，这是司法实务中的一个难点问题，也是薛医生是否应当承担法律责任的事实基础与法律基础。一般认为，基于合同的相对性，与患者形成诊疗服务关系的是患者选择前往的医疗服务机构（即邀请方医疗机构），而薛医生作为外请医生系接受邀请方的委托进行治疗，其合同相对人为邀请方。因此，会诊中涉及3个民事主体，分别构成2种不同的合同法律关系：一是患者与邀请方之间构成医疗服务合同关系（委托），二是邀请方与被邀请方之间的委托合同关系（转委托）。因此，本案中患者与薛医生之间并不存在直接的法律关系，患者难以通过合同路径要求被告薛医生承担赔偿责任。

从侵权的角度来看，侵权责任的构成不以双方存在合同关系为基础，原告患者将薛医生列为被告具有合理性，但其诉请是否能够得到法律支持则存在争议。根据我国原《合同法》第四百条（现《民法典》第九百二十三条）规定，经委托人同意的转委托，转委托的第三人应对其行为承担责任，受托人仅就第三人的选任及其对第三人的指示承担责任。根据此条法律规定，原告或有请求被告薛医生承担赔偿责任的请求权基础，但会诊关系属于特殊的“转委托”关系，依照《关于审理医疗损害责任纠纷案件适用法律若干问题的解释》第二十条的精神，应当由邀请机构承担赔偿责任。在案件做出判决时，施行的《民法通则》中并无由接受转委托的医师承担侵权赔偿责任的相关规定。更进一步说，医师行为属于职务行为，且医疗损害责任在我国法律语境下的责任承担主体为医疗机构，接受转委托的外请医师薛医生的人格被某医院所吸收，由某医院对外承担侵权责任。值得注意的是，亦有观点认为，医师“走穴”属于擅自外出执业的违法行为，基于其行为的违法性，因其诊疗行为出现过失导致患者人身损害的，“走穴”医生应当对其侵权行为承担民事责任。对于“走穴”医生是否应当承担侵权责任以及如何承担侵权责任，后文将进一步展开论述。

（三）停电的定性及相关主体义务

1. 停电的定性　根据《医疗事故处理条例》第三十三条的规定可知，因不可抗力造成不良后果的，不属于医疗事故。《民法通则》第一百五十三条（现为《民法典》第一百八十条）规定，不可抗力是指“不能预见、不能避免并不能克服的客观情况”。因此，不可抗力的形成需要具备3个方面的条件：第一，事发之前不可预见；第二，事发之时不能避免；第三，结果无法抗拒。

本案中的停电不能归入不可抗力的情形。首先，医院对于电力保障有着特殊的需求，即便本案中的停电情况属于事故断电，医院也应当对可能发生的停电情况有所预见，并制定应急处置的方案，确保在任何时候都应有措施应对。其次，医院手术间一般应当具备两套电路系统，且应当配备应急发电设备，更勿论该医院实施的是脑外科手术这种高风险医疗行为，停电事故的影响在事中应当能够通过备用发电等手段避免。最后，开颅手术因停电中断时间超过1.5小时，严重超过了医院断电应急处置的必要时间，其产生的严重结果并非无法抗拒。综上所述，该医院在断电事件中的不力处置构成《医疗事故处理条例》第二条规定的“过失”行为。作为本案当事人的医院，事前不准备发电机以应对停电的风险，即存在过失，事发后其自己不去想方设法采取紧急措施弥补自己的过失，反而让患者家属去购买发电机，更是不妥。

此外，讨论某医院能否适用不可抗力免责的前提在于，停电事件与患者损害之间存在因果关系。就此案而言，无论患者最终的损害结果是否由停电导致，不论停电事件对于患者损害具有多大程度的影响，医院在停电之后中断开颅手术超过1.5小时，对于病情危重的患者长时间未采取任何必要的医疗措施，间隔时间足以对患者造成严重损害，其延误患者救治的过失是不争的事实。

2. 停电时的相关主体义务

（1）医院的救助义务：虽然本案的停电事件不属于不可抗力，但由于此次停电事件的原因为事故断电，为某医院在当时的情况下基于其认识能力不能预见的偶然突发事件，因此，该停电事件在性质上可归类于“意外事件”。我国原《侵权责任法》第三章规定的免责事由包括：受害人故意（第二十七条）、第三人原因（第二十八条）、不可抗力（第二十九条）、正当防卫（第三十条）以及紧急避险（第三十一条），学理上还包括自助行为、受害人同意、执行职务、免责条款等。意外事件并不属于法定的免责事由，只要行为人的过失行为与损害结果之间存在因果关系，意外事件就不能成为行为人减免责任的事由，这在案件判决时有效的《民法通则》与现行的《民法典》中亦得到法律确认。因此，即便在停电的情况下，本案中某医院仍应当履行其对患者的诊疗义务，这种诊疗义务体现在2个方面：一是医疗机构在停电过程中应当采取必要的医疗措施，尽可能保证患者生命体征的平稳，在具备手术可能性的情况下继续进行手术，尽可能减少手术风险，否则将产生医疗技术损害责任；二是医疗机构及其医务人员在诊疗活动中对患者有安全保障义务，某医院应当尽快采取措施恢复供电，缩小停电事故对手术带来的不良影响。因医疗机构或其工作人员在设施设备、服务管理等方面的过失，造成患者损害的，符合原《侵权责任法》第三十七条规定（现《民法典》第一千一百九十八条）的违反安全保障义务的侵权责任，同时符合原《侵权责任法》第五十四条（现《民法典》第一千二百一十八条）的规定，构成医疗管理损害责任，患者既可以基于前者请求医疗机构承担侵权责任，也可以基于后者请求医疗机构承担侵权责任。

（2）家属的救助义务：依照《民法典》第一千零五十九条、第一千零六十七条、第一千零七十四条、第一千零七十五条等婚姻家庭编条款规定（案件发生时分别为1980年版《中华人民共和国婚姻法》第十四条、第十五条等，以下简称《婚姻法》），家庭成员之间具有扶养义务，包括长辈亲属对晚辈亲属的抚养、晚辈亲属对长辈亲属的赡养和平辈亲属间的扶养。一定亲属关系范围内的抚养关系，主要指特定亲属之间根据法律的明确规定而存在的经济上相互供养、生活上相互扶助照顾的权利义务关系。此外，根据《民法典》第一千零四十二条（原《婚姻法》第三条）的规定，禁止家庭成员间遗弃；根据《中华人民共和国刑法》第二百六十一条的规定，对于患病者具有抚养义务而拒绝抚养，情节恶劣的，构成遗弃罪，可处以5年以下有期徒刑、拘役或者管制。

在本案中，当患者侯某因停电中断手术处于生命危急之时，家属购买发动机之行为可以被抚养义务中的“生活上相互扶助照顾”的义务所涵盖，即家属有购买发动机之义务。该义务并不会因为存在第三人责任而免除，如在交通事故等典型的第三人侵权中，亲属也不能因侵权人不承担责任放弃诊疗。如因家属拒绝履行救助义务，导致患者死亡等严重后果，则可能产生民法上的侵权责任或构成刑法上的遗弃罪。同时，这并不意味着某医院可以将其处置诊疗过程中意外事件的义务转嫁给患者家属，某医院亦应采取充分措施，尽快恢复供电，尽可能保证在停电过程中患者的生命安全和身体健康。解决供电问题实质上是本案某医院诊疗义务中的附属义务之一，患者家属购买发电机产生的相关费用应当由某医院承担。

（四）医疗事故的民事责任承担

1. *外请医师的法律责任*　某医院外请的薛医生不应对此次医疗事故对外负责，患者及其家属也不能直接向其追究民事责任。本案应当将民事责任分为2个层次：一是对患者进行侵权赔偿的外部法律责任，医疗机构（即某医院）应为责任主体；二是赔偿后的医院与医生间的内部责任分担。原《民法通则》第四十三条规定，“企业法人对它的法定代表人和其他工作人员的经营活动，承担民事责任”，《民法典》第六十二条将其修订为“法定代表人因执行职务造成他人损害的，由法人承担民事责任”。薛医生虽然不是某医院的“工作人员”，却是某医院“特请”来的专家，其诊疗行为属于接受转委托的职务行为，执行了医院的指示，因此该医疗行为导致的医疗事故，应由某医院承担民事责任。如果薛医生在医疗行为中存在过错，某医院在对外承担民事责任后，可以依照聘请合同或者转委托法律关系追究薛医生的相关法律责任，即行使追偿权。

医疗损害责任作为《民法典》侵权责任编特殊规定的一类侵权类型，依照《民法典》第一千二百一十八条（原《侵权责任法》第五十四条）的规定，患者在诊疗过程中受到损害，不论是医疗机构的过错还是其医务人员的过错，都应当由医疗机构承担赔偿责任。从法理上看，这种责任承担方式一般被认为是替代责任，薛医生作为某医院特请来的专家，与某医院之间存在聘请合同关系，应视为某医院的“工作人员”，其医疗行为导致的医疗损害责任，应当由某医院承担民事赔偿责任。这种替代责任的归责方式实质上是《民法典》第一千一百九十一条（《侵权责任法》第三十四条）用人单位责任、劳务派遣责任、劳务用工单位责任的延伸。亦有观点认为，这种替代责任的本质是组织过失责任，即在系统化的医疗下，未达到应有的诊疗水平并非某一具体的医务人员的医疗行为，而是整个医疗系统出现了差错，应当以系统是否达到应有的医疗水平进行判断，这种归责思路不再受雇佣关系或报酬有无的限制，可以有效发挥组织过错责任在保护患者安全上的机能。在内部责任分担上，某医院对外承担民事责任后，如果薛医生在医疗行为中存在过错，可以依照合同约定追究其责任。即便二者之间没有签订书面合同，某医院也可以根据公平原则要求薛医生依照其过错程度适当承担责任。

2. *医院赔偿后的追偿权基础分析* 本次医疗事故中某医院主要存在3项过错：一是术后护理不当，延误患者救治。本案患者第一次手术为颅内肿瘤手术，患者昏迷期间随时有可能发生病情变化，依照颅内肿瘤切除术后护理的要求，应当密切关注患者是否发生“颅内出血”这一危险并发症，根据2013年发布的《护理分级》标准（WS/T 431—2013）应当至少实施一级护理，即至少应当每小时巡视患者观察病情，测量生命体征并实施正确的治疗、给药措施，否则违反《民法典》第一千二百二十一条（原《侵权责任法》第五十七条）关于医疗机构诊疗义务的要求。但患者术后一直昏迷不醒，直到术后第二天医生查房才发现患者瞳孔放大，且由于院内缺少CT等必要仪器设备而无法及时进行医学诊断，经其他医院CT检查后才发现患者出现颅内出血并发症，严重延误了患者的术后并发症治疗；二是第二次手术过程中发生停电事故，医院未采取必要手段及时恢复供电，导致手术被迫中断1小时47分钟；三是第二次术后患者在某医院昏迷5个月未得到恰当的治疗，某医院明知自己没有相应的医疗处置条件却不及时为患者办理转院，再一次延误患者的治疗时机。3次延误治疗行为主要过失在于某医院，并无证据证明薛医生个人在诊疗过程中存在过错。因此，从这个角度考察，除非另有证据证明薛医生在诊疗过程中存在过错，否则患者及其家属也并不具备请求薛医生承担侵权责任的事实基础，医院也失去了向薛医生追偿的事实基础。

（五）本案的行政责任构成

对于医疗事故，医疗机构及其医务人员除应依法承担民事责任外，根据《医疗事故处理条例》第五十五条和第五十六条的规定，卫生行政部门还可根据医疗事故等级和情节对之给予行政处罚、行政处分或纪律处分，如对医疗机构的行政处罚有警告、责令限期停业整顿、吊销执业许可证，对医务人员的处罚有责令暂停执业活动6个月以上1年以下、吊销执业证书等。司法机关还可根据刑法关于医疗事故罪的规定追究负有责任的医务人员的刑事责任。

本案的争议焦点在于薛医生的法律责任问题。根据当时法律法规的有关规定，薛医生是否应被追究行政责任或刑事责任应根据《医疗事故处理条例》第五十五条的规定，视其在整个手术过程中是否有过失和过失的严重程度而定。如其没有过失或过失轻微，则不应追究其行政或刑事责任。案例距今时隔二十余年，现行的法律规定对医师违法外出“走穴”的行为已有进一步的细化规定，根据《医师外出会诊管理暂行规定》第二条规定，医师未经所在医疗机构批准，不得擅自外出会诊，否则将受到行政处分、纪律处分，或应承担原《执业医师法》第三十七条之法律责任（现《医师法》第六章的各类细化规定），包括警告或者责令暂停6个月以上1年以下执业活动、吊销执业证书、承担刑事责任等。

伦理与社会问题分析

（一）医生引导患者就医选择的适法性

医患双方的信息不对称普遍存在，且难以避免。医务工作者具备医学专业知识和临床操作技能，有权对患者的治疗方案提出建议，应当本着对患者生命健康负责的态度提出治疗建议。在执业医院不具备救治条件的情况下，应当将患者转诊引导至具备相应治疗条件的医疗机构，不应当为一己私利将患者推荐至不合规的医疗机构。本案中，患者及其家属一开始不了解某医院，主要寻求的是薛医生的医学技术帮助，双方之间存在较强的信任关系，假如没有薛医师的介绍，患者不会至少存在很大可能不会前往到某医院就诊做手术，否则患者完全可以直接前往某医院就诊。医生将患者介绍到不具备治疗条件的医院的行为有违职业道德，长此以往对于医患之间的信任产生严重负面影响。

随着生活水平的提高，人们越来越追求高水平的医疗服务，而我国医疗资源存在地域间、医院间的不平衡，医疗资源的合理流动及调配尤为重要，合法正规的院外会诊行为是一种医疗资源的共享，应当得到鼓励，而医生不合法的“走穴”行为应当得到严格控制和有效管理。从医疗行政管理的角度来说，应当加大医院对其执业医师的管理责任和医师对其医疗行为的管理责任。在这一点上，仅有职业道德规范远远不够，相关的院内制度规章及法律惩戒应当有所重视。

值得注意的是，违法“走穴”等违反职业道德却无法得到法律惩罚的情况在《医师外出会诊管理暂行规定》《医师法》等规范性文件颁布后将有所改变。《医师外出会诊管理暂行规定》第二条及第二十条禁止医师未经执业机构许可擅自外出会诊，并规定了相应的法律责任。《医师法》第二十三条将树立敬业精神和恪守职业道德作为医师进行执业活动应当履行的义务之一，并在第四十二条定期考核制度中增加了“职业道德”的考核要求。在责任条款上，《医师法》第五十八条创新地提出了“终身禁业”制度，即对于严重违反执业道德、医学伦理规范造成恶劣社会影响的执业医师，除被吊销执业证书或者责令停止非法执业活动外，还可能受到5年直至终身禁止从事医疗卫生服务或者医学临床研究的法律惩戒。此外，《医疗机构工作人员廉洁从业九项准则》进一步要求医师“服从诊疗需要，不牟利转介患者”。

（二）医院应急机制建设

医院是多方面综合运行的复杂系统，医院管理者在运营医院的过程中应当注意院内灾害脆弱性分析工作，尽可能避免可能存在的灾害风险，如本案发生的断电导致患者损害的事故在正规医院中通常能够得以避免。为建立健全医院应急管理体制，首先需要对医院灾害脆弱性进行系统性排查，发现可能存在的风险；其次需要建立相应的应急管理体系，包括但不限于应急管理组织、紧急事件管理制度、应急管理保障体系等，以尽可能规避医院运营过程中可能存在的风险；最后，在医院运营的过程中应当进行持续、系统的灾害脆弱性排查，持续进行应急方案的实施和不断完善，以确保医院运营安全的可持续性。

（三）患者就医偏好误区的纠正

本案“悲剧”在事实上的因果链起源有两个：一是薛医生违反职业道德，将患者推荐至不具备相应手术条件的医疗机构；二是患者偏听偏信，盲目“迷信”医生的引导，认为“只要是薛医生开刀，在哪儿住院都无所谓”，没有认识到医疗手术的特殊性。实际上，虽然手术医生的医术是患者选择的一个重要方面，但患者亦应认识到，医疗手术是一项“团队作战”的工作，除主刀医师外，还需要其他手术医师、手术护士的协助，术后需要整个医疗团队的及时监测和照护，更需要CT设备等医疗设备的支撑。离开了团队和设备协助的主刀医生，在面对突发事件时也是“巧妇难为无米之炊”。对此，根据我国《基本医疗卫生与健康促进法》第六章（健康促进）的相关规定，各级人民政府及医疗卫生机构等各类组织，应当加强对患者的健康宣教和医学知识普及，帮助患者建立科学、正确的健康观念和就诊选择思路，尽可能避免此类案件的再次发生。

结 语

本案距今已二十余年，案发时我国民法体系尚未完善，《侵权责任法》《医疗事故处理条例》《医师外出会诊管理暂行规定》《民法典》等医疗侵权领域重要的法律法规及规范性文件均未出台，在无法可依的情况下，患者的权益难以得到切实的保护。在现行法的体系下，该案已有明确的法律责任分配结果，即外部责任由医疗机构（某医院）承担，内部责任依照双方的协议等法律关系进行分担。本案暴露出的医德医风问题，在《医师法》《医疗机构工作人员廉洁从业九项准则》等法律和规范性文件颁布之后也有了进一步规范，严重违反职业道德造成恶劣影响的或可禁止医师执业，患者权益可以得到进一步的完满保护。

（刘炫麟　林　琳）

参 考 文 献

［1］艾尔肯．医疗损害赔偿研究［M］．北京：中国法制出版社，2005．

［2］陈龙业，王芳．医师外出会诊侵权责任的承担规则：《最高人民法院关于审理医疗损害责任纠纷案件适用法律若干问题的解释》第二十条的理解与适用［J］．山东法官培训学院学报，2019（3）：12-20．

［3］程啸．侵权责任法［M］．2版．北京：法律出版社，2015．

［4］吕丽华，陈美芬，孙倩，等．公立医院应急管理体系建设的实践与思考［J］．卫生经济研究，2021（10）：71-73．

［5］李君．医疗纠纷疑难案例评析［M］．北京：中国方正出版社，2007．

［6］刘炫麟．民法典编纂与医疗合同典型化［J］．法治研究，2019（3）：54-66．

［7］满洪杰．论院外会诊的医疗损害责任［J］．法学论坛，2019（3）：136-143．

［8］薛峰，戴怡婷．医师外出会诊的法律属性及民事责任研究［J］．广东社会科学，2009（6）：180-186．

［9］周江洪．典型合同与合同法分则的完善［J］．交大法学，2017（1）：84-89．

［10］郑吉喆．医务人员外出会诊法律责任探析［J］．中国卫生人才，2018（2）：49-52．

［11］朱岩．风险社会与现代侵权责任法体系［J］．法学研究，2009（5）：18-36．

［12］郑晓剑．《侵权责任法》第五十四条解释论之基础［J］．现代法学，2014（1）：179-190．

［13］史尚宽．债法各论（上）［M］．北京：中国政法大学出版社，2000．

北京首例医生被控医疗事故罪案

——实习医生“非法行医”的行政和刑事考量

案情回顾

患者陈某于2006年起因确诊肾衰竭后一直在北京某医院进行透析治疗。2011年6月22日，陈某因病情加重入住该院胃肠外科，被诊断为“继发性甲状旁腺功能亢进，甲状腺结节，慢性肾功能不全尿毒症期，维持性血液透析”。2天后，陈某接受了甲状旁腺全切除、双侧甲状腺部分切除术。手术病程记录曾记载：“手术过程顺利，出血少，术中检测血钙稳定，术后给予静脉补钙治疗。”3天后，因外科病床紧，陈某被转入肾内科继续后续治疗，病情较为稳定。6月29日凌晨1时50分，陈某突感颈部疼痛，病情突然加重，呼吸困难，于是呼叫医生前来查看。值班医生呼叫肠胃外科值班医生前往会诊。外科值班医生许某称，由于自己当时正在会诊，便通知实习医生张某（尚未取得执业医师证）前往会诊。实习医生张某前来检查之后，认为问题不大，指示采用镇痛片治疗。2时50分，陈某疼痛加剧，值班医生再次给外科打电话要求执业医师前来会诊。3时左右，许某依旧未前来，仍然由实习医生张某为陈某进行检查。实习医生看过患者后认为不排除颈部皮下出血的可能，于是联系B超室行颈部超声检查。3时50分，患者陈某在结束颈部B超检查回病房后，突发窒息。3时57分，执业医师许某终于赶到，并立即给陈某行床旁切开手术清除血肿。4时10分，麻醉科医生对患者进行旁气管插管，并启用呼吸机辅助患者呼吸，随后患者陈某被送入ICU。2011年8月14日，患者陈某因抢救无效死亡。

2012年6月28日，北京市某区医学会出具鉴定报告，认为医方对颈部血肿的判断和处理不及时是导致患者死亡的直接原因，该案构成一级甲等医疗事故，该医院承担完全责任。2012年8月28日，北京市医学会出具医疗事故技术鉴定书，认为医院在对患者诊治的过程中存在两项过失：一是让仅取得医师资格证没有取得执业医师证的人员独自急会诊，违反了《医院工作制度》关于会诊制度的有关规定；二是对患者颈部手术区域血肿压迫气管引发的窒息救治不力。因此，医院上述医疗过失与对患者最终死亡之间存在因果关系，是患者死亡的主要原因。与此同时，患者在术后第5天出现颈部手术区域血肿，属于罕见病例；且患者自身存在“慢性肾功能不全尿毒症晚期”等严重基础疾病，并持续多年进行血液透析治疗。这些因素也与患者的最终死亡有一定关系。就此，北京市医学会认为医方应当负主要责任[①]。

死亡患者家属向北京市某区法院提起医疗事故罪的刑事自诉，法院以被告人犯医疗事故罪证据不充分驳回起诉。患者家属又相继提起医疗合同纠纷之诉和医疗损害责任纠纷之诉，最终通过与院方达成协议，以调解方式结案。

法律问题分析

（一）实习医生张某独自参与紧急会诊是否构成非法行医

非法行医可以被展开为“主体+行为”的结构，即非法行医主体+擅自实施医疗行为，两者缺一不可。换言之，只有非法行医主体擅自实施了医疗行为，才能被认定为构成非法行医。

1. 非法行医的主体　在主体方面，非法行医中的行为主体应当为尚未取得行医主体资格的主体。主体既包括个人，又应当包括单位。

首先，根据原《执业医师法》第十四条的规定，未经医师注册取得执业证书，不得从事医师执业活动（现《医师法》第十三条第四款）。自然人个体只有在注册后获得医师执业证、乡村医师执业证等相应证书后，才可以从事医疗执业活动。

其次，根据《医疗机构管理条例（2022年版）》第二十三条，“任何单位或者个人，未取得《医疗机构执业许可证》或者未经备案，不得开展诊疗活动”，因此，医师还需要在取得执业许可证的医疗机构中进行执业活动才能被认定为合法行医。医师若要开展个体行医，根据原《执业医师法》第十九条（现《医师法》第二十条）的规定，也必须具备规定的执业年限并依法办理审批或者备案手续。

最后，根据原《执业医师法》第十四条（现《医师法》第十四条）的规定，“医师经注册后，可以在医疗、预防、保健机构中按照注册的执业地点、执业类别、执业范围执业，从事相应的医疗、预防、保健业务”，由此可见，医师原则上必须在注册的执业地点、执业类别和执业范围内实施医疗活动，如果需要进行变更，需要办理变更注册手续。不同的是，我国《医师法》第十八条第二款为执业医师提供了相应豁免变更注册的情形，即“医师从事下列活动的，可以不办理相关变更注册手续：（一）参加规范化培训、进修、对口支援、会诊、突发事件医疗救援、慈善或者其他公益性医疗、义诊；（二）承担国家任务或者参加任务或者参加政府组织的重要活动；（三）在医疗联合体内的医疗机构中执业”。因此，在上述情形中，医师超越执业限制进行执业时不构成非法

① 案情详可参见（2014）西民初字26023号、（2017）京0102民初30574号、（2016）京0102刑初245号。

行医的主体。总之，通常而言，只有取得相应的执业资格证书且在取得执业许可的医疗机构或者个人诊所实施与自身执业类别与执业范围相对应的医疗活动，才能被认定为合法的行医主体。

2. *实施了医疗行为* 在行为方面，非法主体必须同时实施了医疗行为，才能成为非法行医的适用对象。因此，对于医疗行为含义的界定是认定非法行医行为的首要因素。对于医疗行为的理解，学界存在诸多观点，众说纷纭，莫衷一是。

一般来说，医疗行为有广义和狭义的区分。广义的医疗行为指出于医疗目的所实施的行为，包括疾病的治疗与预防、生育的处置、按摩、针灸等符合医疗目的的行为。而狭义的医疗行为则指广义的医疗行为中，只能由医师根据医学知识与技能实施，否则便会对人体产生危险的行为。如果在认定非法行医时，采用广义的医疗行为概念，则打击范围会明显扩大，不仅会大大提高执法成本和司法成本，对人们的正常生活造成困扰，而且不利于健康产业的发展。从保持行政法和刑法的谦抑性角度考察，采用狭义的医疗行为定义对规制范围进行适当限缩，明确被非法行医所调整的医疗行为的边界，将成为更为适合的抉择。

首先，非法行医中的医疗行为应当是一种职业行为，即以此为业，有反复实施的意思。以此为业，并不意味着实施者只以实施医疗行为作为唯一的职业，也可以是将行医作为自己的副业或兼职。反复实施，也不需要不间断，只需要客观上存在反复实施的行为，或者至少主观上具有反复实施的意思即可。因此，生活中身边人因提供医疗建议和一些日常使用的药物，以及为了紧急救治而实施医疗救援行为，由于缺乏反复实施的意思，应当将其从非法行医中予以排除。

其次，非法行医也不需要行医者主观上具有营利目的，否则不足以维护正常的医疗秩序，对违法犯罪行为造成极大的放纵。

再次，医疗行为通常需要涉及疾病的治疗、预防和矫治，但并不要求所有的医疗行为都具有治疗目的，胎儿性别鉴定、人工终止妊娠、摘取人体器官、安乐死、尊严死和医疗美容等行为都应当被认定为医疗行为。

最后，应当纳入非法行医所处罚的医疗行为必然具有直接或者间接的健康风险性，因此，只能由执业医师进行实施。原因在于，禁止非法行医的正当性在于保护一般的国民的人身安全不受那些没有知识和技术的“庸医”滥诊滥疗。因此，单纯的量血压、测心率等简单检测行为，以及推拿、按摩等保健行为，都不应当或者不宜纳入非法行医的范畴。

在本案中，实施医疗活动的主体为已经通过考试取得医师资格但未取得执业资格的医学毕业生，其在法律地位上应当属于实习医生的范畴，并不具备独立的执业能力，亦不是完全合格的行医主体。但根据原《执业医师法》第九条（现《医师法》第九条）的规定，实习医生参与诊疗活动是成为一名合格执业医师的必经阶段，且实习医生的技能培养和提升也必须从实践中获得，其在特定情况下实施医疗行为能够得到法律支持。同时，虽然张某独自参与了急会诊，但他是在执业医师许某的指导下参与到具体的医疗活动中来的，并非完全基于自身的意志独立实施诊疗行为。所以本案中，实习医生张某不适合被认定为非法行医的主体。但由于违反了医疗卫生行政管理制度，仍有可能会受到一定的行政处罚。

（二）行政法上的非法行医与刑法上的非法行医的异同

在我国，非法行医行为同时受到了刑法和行政法的调整。在行政法上，对于非法行医的规定主要见于《执业医师法》（现《医师法》）、《医疗机构管理条例》和《乡村医生从业管理条例》等。而在刑法上，对于非法行医罪的规定主要见于《中华人民共和国刑法》（以下简称《刑法》）、《最高人民法院关于审理非法行医刑事案件具体应用法律若干问题的解释》（以下简称《非法行医司法解释》）以及《最高人民检察院、公安部关于印发〈最高人民检察院、公安部关于公安机关管辖的刑事案件立案追诉标准的规定（一）〉的通知》等。对比《行政法》和《刑法》中关于非法行医的具体规定，不难发现两者的规制范围存在诸多区别。具体而言，主要是两方面：一是主体，二是行为。

1. 主体　在主体方面，《刑法》中的非法行医主体的范围明显比行政法中更窄。根据我国《刑法》第三百三十六条第一款的规定，“未取得医生执业资格的人非法行医，情节严重的，处3年以下有期徒刑、拘役或者管制，并处或者单处罚金；严重损害就诊人身体健康的，处3年以上10年以下有期徒刑，并处罚金；造成就诊人死亡的，处10年以上有期徒刑，并处罚金”，因此，只有未取得医生执业资格的人，才是《刑法》中非法行医罪所规制的犯罪主体。而在行政法中，相对应的概念则是“执业医师资格”，两者并不完全相同，在具体法律适用中存在争议。

为了正本清源，最高人民法院通过司法解释对此进行了明确。《非法行医司法解释》第一条规定，“具有下列情形之一的，应认定为《刑法》第三百三十六条第一款规定的‘未取得医生执业资格的人非法行医’：（一）未取得或者以非法手段取得医师资格从事医疗活动的；（二）被依法吊销医师执业证书期间从事医疗活动的；（三）未取得乡村医生执业证书，从事乡村医疗活动的；（四）家庭接生员实施家庭接生以外的医疗行为的”。不难发现，尽管上述规定情形覆盖了相当比例的非法行医，但并不能包含法律实践中所能遇到的所有非法行医类型。因此，有必要对一些特殊情形进行明确。

首先，关于已取得医师资格但未进行执业注册的实习医师是否属于“非法行医”的问题。由于我国实行了资格考试与执业注册相分离的制度，实践中这一类行医主体是广泛存在的。我国原《执业医师法》没有规定，但《医师法》则弥补了这一缺漏，根据其第三十五条的规定，只要实习医生在执业医师监督、指导之下实施临床诊疗活动，即具有了合法性。那么，若这一类主体实施了非法行医行为，是否应当以《刑法》进行处罚？如前文所述，非法行医的目的是维护正常的医疗秩序，避免公民受到毫无知识技能的“庸医”侵害。对于已经通过考试取得医师资格的实习医生，其获得医师资格已经代表国家对其知识和身份的认可，其法益侵犯性相对较弱，用行政处罚即可实现其目的。如果仍然要以非法行医罪进行处罚，容易力度过重，不利于保持《刑法》的谦抑性。因此，已经通过考试取得医师资格但未取得执业资格的实习医师不应成为非法行医罪的适用对象。

其次，关于超出执业地点、执业类别和执业范围执业的认定问题，一般而言，除非经过注册或者存在原《执业医师法》（现《医师法》）所规定的特定情形，执业医师是不可以超出执业地点、执业类别和执业范围执业的。但是否这些情形都应纳入《刑法》范畴进行规制，显然不能混为一谈。如果执业医师超出执业地点进行执业，虽然属于行政违法，但是其医疗技术并不会因为地点的改变而发生变化，患者也不会因此遭受更大的健康风险。换言之，此时通过行政处罚已经可以达到制裁的目的，无须动用比之更为严厉的《刑法》进行处罚。但需要注意的是，执业医师超出执业类别和执业范围执业，则有所差别。有学者认为，由于医学专业划分非常精细，医生超出自身执业类别和执业范围实施医疗活动，与江湖游医没有本质区别，都大大提高了患者的健康风险，因而可以成为非法行医罪的犯罪主体。但事实上，并不能一概而论。医师的专业划分较为精细，不意味着医生对于其他领域的医学知识就一无所知。事实上，执业医师必然需要对各类医学知识，尤其是与自己执业类别相近的细分学科知识有所了解，否则单纯掌握单一领域的知识，不足以成为一名合格的医师。因此，除非注册执业范围与实际执业范围之间的差异过于悬殊，不宜简单认为其构成非法行医罪的对象。一般而言，如果违规超类别或者范围执业，且治疗疾病类别与注册执业类别和执业范围差异不是很大，使用行政处罚即可达到目的，若造成了较为严重后果，亦可通过医疗事故罪进行规制，实在没有必要通过非法行医罪进行制裁。

最后，关于单位非法行医的问题。根据《刑法》第三百三十六条第一款，非法行医罪的犯罪主体为“未取得医生执业资格的人”，因此非法行医罪属于自然人犯罪，单位并不能成为非法行医罪的犯罪主体。不过，修正之前的《非法行医司法解释》将未取得医疗机构执业许可证开办医疗机构的个人认定为非法行医罪的犯罪主体。所以，如果存在单位非法行医的问题，《刑法》只处罚自然人，而不会施加于单位。新修订的《非法行医司法解释》已经将这一规定彻底删除。因此，如果现在出现单位非法行医的问题，只需要行政处罚即可，而无须动用《刑法》进行制裁。

2. 行为　在行为方面，非法行医罪比起行政法上的非法行医也有严格的限缩。根据《刑法》第三百三十六条第一款，非法行医只有情节严重时，才可能成立非法行医罪。如果情节不严重，只需要使用行政处罚即可。具体而言，刑法将严重情节分为3类，即情节严重、严重损害就诊人身体健康和造成就诊人死亡。而《非法行医司法解释》则对这3类情节进行了具体规定。根据该司法解释，情节严重所指代的具体类型主要有5类：一是造成就诊人轻度残疾、器官组织损伤导致一般功能障碍的；二是造成甲类传染病传播、流行或者有传播流行危险的；三是使用假药、劣药或者不符合国家规定标准的卫生材料、医疗器械，足以严重危害人体健康的；四是非法行医被卫生行政部门处罚两次以后，再次非法行医的；五是其他情节严重的情形。严重损害就诊人身体健康的情形主要有2类：一是造成就诊人中度以上残疾、器官组织损伤导致严重功能障碍的；二是造成3名以上就诊人轻度残疾、器官组织损伤导致一般功能障碍的。而对于造成就诊人死亡这一情形，只有非法行医行为是造成就诊人死亡的直接、主要原因，才必须认定为这一加重情形。如果非法行医行为并非造成就诊人死亡的直接的主要的原因，既可以认定为成立“造成就诊人死亡”的加重犯，也可以认为成立“情节严重”的基本犯。

不过，单纯的列举并不能够完全划分出行政处罚与刑事制裁之间的边界，因此，有必要对“情节严重”这一标准进行实质性界定。由于非法行医罪应当为抽象危险犯，且保护的法益为个人的生命与身体健康，只有非法行医的行为本身会产生足以侵害人的生命、身体健康的抽象危险，才可以认定为“情节严重”，成立非法行医罪。否则，就不能认定为情节严重，只能进行行政处罚。

行政法与刑法中的非法行医虽然具有一些区别，但在实践中两者又是紧密联系的。首先，行政法上的非法行医与刑法上的非法行医罪存在一种递进关系，如果行政法上的非法行医同时符合刑法上规定的“非法行医情节严重”时，可以通过刑法施加更为严厉的处罚。同时，由于行政法上对于非法行医处罚种类与刑法上对于非法行医的处罚种类并不相同，处罚目的也存在一定的差异，两者并不完全排斥，存在同时适用的空间。其次，由于行政法上的非法行医与刑法上的非法行医罪存在紧密联系，两者之间需要相互配合，尤其是法律适用上的衔接。这主要体现在3个方面：

一是司法机关和行政机关案件的相互移送。我国《行政处罚法（2021修正）》第二十七条第一款规定：“违法行为涉嫌犯罪的，行政机关应当及时将案件移送刑事司法机关，依法追究刑事责任。对依法不需要追究刑事责任或者免于刑事处罚，但应当给予行政处罚的，司法机关应当及时将案件移送有关行政机关。”而《行政执法机关移送涉嫌犯罪案件的规定（2020修正）》中对行政执法机关与司法机关之间案件的移送做了更为详尽的说明。

二是证据的转化。我国《刑事诉讼法（2018修正）》（以下简称《刑事诉讼法》）第五十二条规定：“审判人员、检察人员、侦查人员必须依照法定程序，收集能够证实犯罪嫌疑人、被告人有罪或者无罪、犯罪情节轻重的各种证据。严禁刑讯逼供和以威胁、引诱、欺骗以及其他非法方法收集证据，不得强迫任何人证实自己有罪。必须保证一切与案件有关或者了解案情的公民，有客观地充分地提供证据的条件，除特殊情况外，可以吸收他们协助调查。”因此，刑事证据的收集认定权归属于刑事司法机关，行政执法机关则没有这一权限。在行政机关向刑事司法机关移送案件时，相关的证据必须经过刑事司法机关的审核认定才能被用于刑事追诉中。根据《最高人民法院关于适用〈中华人民共和国刑事诉讼法〉的解释（2021修正）》第七十五条的规定，“行政机关在行政执法和查办案件过程中收集的物证、书证、视听资料、电子数据等证据材料，经法庭查证属实，且收集程序符合有关法律、行政法规规定的，可以作为定案的根据”，只有行政机关收集的特定类别的证据才可能经过审查后被用于刑事诉讼中。结合《人民检察院刑事诉讼规则（2019修正）》第六十四条的规定，这些证据类别主要包括物证、书证、视听资料、电子数据、鉴定意见、勘验、检查笔录。可见，实物类证据和专业性言词证据是可以得到采用的。而证人证言、被害人陈述、被告人供述和辩解这几种言词证据，是被绝对排除的。

总之，行政法上的非法行医与刑法上的非法行医罪既存在诸多不同，又存在许多联系，在实践中，两者间需要紧密地协调与配合，才能共同维护好正常的医疗秩序。

（三）主体资格对因果关系的判定

根据《医学教育临床实践管理暂行规定》（以下简称《临床实践暂行规定》）的相关规定可知，广义上的实习医生主要包括2类：一是参加临床见习、临床实习、毕业实习等临床教学活动的医学生；二是参加临床实践活动的试用期医学毕业生[①]。而试用期医学毕业生又可以根据是否通过国家医师资格分为2类，已经取得医师资格但尚未注册取得医师执业证书的实习医生，以及尚未取得医师资格也没有取得医师执业证书的实习医生。在本案中，实习医师张某就属于已经取得医师资格但尚未注册取得医师执业证书的实习医生。需要指出的是，不同类型的实习医生的医学知识储备和临床经验差异较大，并不可一概而论。一般来说，已经取得医师资格但尚未注册取得医师执业证书的实习医生，其经验最接近于正式的执业医师，专业水平最高；参加临床教学活动的医学生，相对专业水平最低，临床经验最为缺乏。而对于尚未取得医师资格的实习医师，其相对专业水平则介于两者之间。因此，《临床实践暂行规定》对于这两类实习医生可从事的医疗活动的范围做出了区别性规定。对于医学生而言，《临床实践暂行规定》第十二条规定："医学上在临床带教老师的监督指导下，可以接触观察患者、询问患者病史、检查患者体征、查阅患者有关资料、参与分析讨论患者病情、书写病历及住院患者病程记录、填写各类检查和处置单、医嘱和处方，对患者实施有关诊疗操作、参加有关的手术。"而对于试用期医学毕业生，《临床实践暂行规定》第十三条规定："试用期医学毕业生在指导医师的监督、指导下，可以为患者提供相应的临床诊疗服务。"对比这两条规定不难看出，虽然无论是医学生还是试用期医学毕业生都不能单独从事诊疗活动，但在可以从事的诊疗活动的范围上，试用期医学毕业生是明显大于医学生的，可以非独立地从事各类诊疗活动，而医学生只能实施的较为简单的诊疗活动。

由于这三类实习医师的专业水平差距较大，因此在其单独实施医疗行为时，对患者造成的潜在健康影响也呈现出显著的差异化。对参与实习实践的医学生来说，即便是有专人指导，自身只需要实施具体操作，实践中也往往状况频发。而如果在缺乏专业指导的情况下实施医疗行为，很有可能对患者造成健康损害。因此，在缺乏特殊介入因素的情况下，可以认定这些医学生单独实施医疗行为与医疗损害存在因果关系。而试用期医学毕业生则与此不同。他们能够从医学院成功毕业，并且被医院所录用，其专业知识的掌握程度较一般医学生更强，尤其是已经取得医师资格但尚未通过注册获得执业医师证书的实习医生，实质上就是准执业医师。

我国原《执业医师法》第十三条（现《医师法》第十三条）规定，"国家实行医师执业注册制度。取得医师资格的，可以向所在地县级以上人民政府卫生行政部门申请注册。除有本法第十五条规定的情形外，受理申请的卫生行政部门应当自收到申请之日起30日内准予注册，并发给由国务院卫生行政部门统一印制的医师执业证书。医疗、预

① 由于"试用期"的表述非常容易产生误解，因此在新《医师法》中，已将试用期医学毕业生这一概念更正为"尚未取得医师执业证书、在医疗机构中参加医学专业工作实践的医学毕业生"，避免患者及其家属产生疑虑，有利于维护正常的医患关系。

防、保健机构可以为本机构中的医师集体办理注册手续。”由此可见，只有执业医师资格考试才是对医生专业技能最重要的检验环节，注册环节主要发挥的是行政许可的管理作用。因此，已经取得医师资格但尚未通过注册获得执业医师证书的实习医生在独立实施医疗行为时，对患者的潜在健康风险是较小的，如果不存在过错，不宜认定这一类实习医生的诊治行为与医疗损害有因果关系，这与尚未取得医师资格的人员从事医疗行为存在显著不同，否则就会造成打击面的不当扩张。

在本案中，实习医生张某已经取得医师资格，只是尚未通过注册正式成为执业医师。事实上，就在事发后的当年9月，他就正式取得了医师执业资格证书。这就说明，张某的医学知识和临床经验达到了医师的水平。本案中，患者在术后第5天出现颈部手术区域血肿，属于罕见病例。患者自身存在“慢性肾功能不全尿毒症晚期”等严重基础疾病，并持续多年进行血液透析治疗。这就导致张某在进行诊治时，即便有较为丰富的临床经验，也不一定能够及时准确地做出判断并为患者进行救治。因此，本案中，不能直接以参与救治者为实习医生而认定与医疗损害侵权存在因果关系，但是患者的权益应当受到充分的关注，并提供相应的救济和保护。

（四）《医师法》对实习医生权利的规定及适用

在2021年8月20日《医师法》颁布之前，实习医生作为广泛参与医疗活动的群体，仅有《临床实践暂行规定》这一部门规章进行调整和规范，并未在法律层面对他们的法律地位和权利义务进行明确。这导致2个方面的不足：一是由于《临床实践暂行规定》的效力等级较低，发生医疗损害时一般不会作为直接的法律依据，按照法律规定只能参照适用；二是《临床实践暂行规定》中“试用期医学毕业生”的表述很容易让患者及其家属产生误解，不利于诊疗活动的正常有序展开，也不利于医患之间的信任建立。本次新修订的《医师法》改变了这一现状。

我国《医师法》第三十五条规定：“参加临床教学实践的医学生和尚未取得医师执业证书、在医疗卫生机构中参加医学专业工作实践的医学毕业生，应当在执业医师监督、指导下参与临床诊疗活动。医疗卫生机构应当为有关医学生、医学毕业生参与临床诊疗活动提供必要的条件。”这一规定有2个亮点：一是从法律层面上明确了实习医生的法律地位和相应权利，有助于实习医生的权利保护；二是将“试用期医学毕业生”修改为“尚未取得医师执业证书、在医疗卫生机构中参加医学专业工作实践的医学毕业生”，修正后的表述能够打消患者疑虑，维护医患关系的和谐。这同时会对未来医学人才的培养产生巨大推动作用，能够使医学人才更好地为社会服务。

根据《医师法》的上述规定，虽然实习医生这一群体并非法律规定的医疗行为的主体，但在执业医师监督、指导下可以合法地开展临床诊疗活动。因此，实习医生的主要角色还是执行者，不能独自实施诊疗活动。根据《临床实践暂行规定》第十七条第一款，“医学生和试用期医学毕业生在临床带教教师和指导医师指导下参与医学教育临床实践活动，不承担医疗事故或医疗纠纷责任”，如果发生医疗损害，实习医生一般而言并不需要对此承担责任，其法律后果原则上应当由所在医疗机构承担。

第一，实习医生是在带教教师或者指导医师监督、指导下开展的医疗活动情形。根据《临床实践暂行规定》第十六条规定，“在医学教育临床实践过程中发生医疗事故或医疗纠纷，经鉴定，属于医方原因造成的，由临床教学基地和相关医疗机构承担责任。因临床带教教师和指导医师指导不当而导致的医疗事故或医疗纠纷，临床带教教师或指导医师承担相应责任。”可见，如果在医疗损害中医方不存在任何过错，则不必承担法律责任；如果在医疗损害中，医方存在过错，而损害来源于临床带教教师和指导医师的不当指导，那么应当由临床带教教师和指导医师承担责任，但最终是由医疗机构对外承担相应的侵权责任。

第二，实习医生在没有临床带教教师和指导医师时独立实施医疗活动的情形。根据《临床实践暂行规定》第十七条第二款：“医学生和试用期医学毕业生未经临床带教教师或者指导医师同意，擅自开展临床诊疗活动的，承担相应的责任。”此时，实习医生就应当根据其过错承担相应的责任。需要注意的是，在针对患者损害的侵权责任对外承担上，仍由医疗机构负责。医疗机构承担赔偿责任之后，可以进行内部的处罚甚至按照约定进行追偿，至于追偿的比例应当予以限制，以防止医疗机构逃避责任或者不当转移风险。尤其是从我国《民法典》第一千一百九十一条和第一千二百一十八条的规定考察，二者构成一般条款和特殊条款的关系，否认了医疗机构可以向有过错的医师追偿的权利，但并不影响其基于劳动合同关系行使用人单位的惩戒权，其中就包括奖金或者绩效的减损或者扣除等。

结 语

实习医生作为一个地位特殊且需要保护的群体，其合法权益应当得到重视和保护。除非实习医生在无人指导和监督的情况下独自实施医疗行为，一般不宜将其视作非法行医主体，实习医生也无须承担因医疗损害产生的法律责任。当前，尽管我国《医师法》已经通过法律的形式对实习医生的法律地位和相应权利进行了明确，但仍然缺乏详尽的规定，可操作性较弱，在适用时仍然需要参照《临床实践暂行规定》的具体条文。因此，一方面有必要对《临床实践暂行规定》进行进一步的完善，另一方面也要不断细化《医师法》的相关规定以提升其可操作性和法律适用性，以更好服务于医学人才的教学和培养，提升全社会的整体医疗服务水平，为人民的生命安全和身体健康保驾护航！

（刘炫麟 邢 钊）

参 考 文 献

[1] 于佳佳. 非法行医语境下医疗行为的目的解释［J］. 兰州学刊，2017（8）：112-123.

[2] 张明楷. 刑法学［M］. 5版. 北京：法律出版社，2016.

[3] 张道许. 非法行医案件中行政执法与刑事司法的衔接：兼评最高人民法院有关司法解释［J］. 行政法学研究，2010（2）：89-95.

医生劝阻老年人电梯内吸烟案

——维护社会公共利益和对公平责任原则的思考

案情回顾

2017年5月2日，郑州的杨医生因在电梯内劝阻段某吸烟，二人发生争执。10多分钟后，69岁的段某突发心脏病死亡。电梯间内监控视频显示：2017年5月2日9时24分03秒，段某在电梯间内吸烟，电梯亮灯键为一楼。杨医生9时24分07秒进入电梯后按了负一楼电梯键。2017年5月2日9时24分16秒，双方开始有语言交流。电梯到达一楼，电梯门开后杨医生按了开门键，段某未走出电梯。杨医生随后按了关门键，也未走出电梯。电梯到达负一楼，杨医生欲下电梯而走至电梯门中间，段某向前跟了一步，杨医生回头，二人继续在对话。杨医生走至电梯门外，段某在电梯门里，二人继续对话，此时能看出双方言语上有些许争执。杨医生重新进入电梯，按下一楼的按钮。2017年5月2日9时26分24秒，双方走出电梯。

单元门口监控视频显示：2017年5月2日9时28分40秒，双方走至单元门口，段某情绪相对较为激动，杨医生比较冷静。2017年5月2日9时29分06秒，双方走向物业办公室方向，至此时为止段某的香烟一直未熄灭。

物业办公室门口监控视频显示：2017年5月2日9时43分55秒，双方出现在物业办公室门口，仍然在进行言语上的交流，此时段某情绪较为激动。物业工作人员从办公室内出来，段某情绪更为激动，边说话边向杨医生靠近，被物业客服张主管往回拉了两三步；段某手指杨医生不停地说些什么并不断向杨医生移动，再次被张主管拉回。杨医生相对较为冷静，也在说些什么。2017年5月2日9时45分42秒，张主管转过身来劝杨医生，并将杨医生向着单元门口推去。此时，段某向着杨医生被劝离的方向走两步并不停地说着什么，物业工作人员闫先生站在段某对面，对其进行劝解。2017年5月2日9时45分54秒，杨医生被物业客服张主管劝离，段某仍然手指杨医生被劝离的方向，不停地说话。2017年5月2日9时46分05秒，张主管返回劝说段某，闫先生则向着杨医生的方向走去。2017年5月2日9时46分20秒，段某被张主管劝至物业办公室。2017年5月2日9时47分00秒，闫先生返回物业办公室。2017年5月2日9时48分56秒，闫先生边走出物业办公室边拨打电话。2017年5月2日9时52分50秒，杨医生进入物业办公室。120急救车到达物业办公室门口。急救中心出具的证明显示，急救人员到达时，段某意识丧失，经抢救病情无变化，心电图示全心停搏，宣布临床死亡。段某的妻子田某随后向河南省郑州市金水区人民法院提起诉讼，要求杨医生赔偿40余万元。

2017年9月4日，郑州市金水区法院做出一审判决，因段某在电梯内吸烟问题导致他与杨医生发生言语争执，在双方的争执被小区物业公司工作人员劝阻且杨医生离开后，段某猝死，该结果是杨医生未能预料到的，杨医生的行为与段某的死亡之间并无必然的因果关系，但段某确实在与杨医生发生言语争执后猝死，依照《民法典》第一千一百八十六条的规定，受害人和行为人对损害的发生都没有过错的，依照法律的规定由双方分担损失。根据公平原则，结合本案案情，该院酌定杨医生向田某补偿1.5万元。

田某不服郑州市金水区人民法院（2017）豫0105民初14525号民事判决，向河南省郑州市中级人民法院提起上诉。二审法院对案件进行审查，根据视频显示，案涉三段监控视频均只有影像，没有声音，事件发生过程中，段某情绪较为激动，并随着时间的推移情绪激动程度不断升级；杨医生在整个过程中，情绪相对比较冷静、克制；二人只有语言交流，无拉扯行为，无肢体冲突。此外，根据三段监控提供的信息，可判断杨医生与段某接触时长不足5分钟。因此，二审法院认为，确定杨医生应否承担侵权责任，关键是要分析杨医生对段某在电梯间吸烟进行劝阻与段某死亡的事实之间是否有因果关系、杨医生是否存在过错。具体分析如下：一是杨医生劝阻段某吸烟行为未超出必要限度，属于正当劝阻行为。在劝阻段某吸烟的过程中，杨医生保持理性，平和劝阻，双方之间也没有发生肢体冲突和拉扯行为，本案中也没有证据证明杨医生对段某进行过呵斥或有其他不当行为。二是杨医生劝阻段某吸烟行为本身不会造成段某死亡的结果。三是杨医生没有侵害段某生命权的故意或过失。综上所述，杨医生对段某在电梯间吸烟予以劝阻的行为与段某死亡结果不存在法律上的因果关系，杨医生不存在过错，不应承担侵权责任。田某关于杨医生存在过错，应承担一般侵权责任的上诉理由不能成立，法院不予支持。

适用《民法典》第一千一百八十六条的前提是行为与损害结果之间有法律上的因果关系，且受害人和行为人对损害的发生都没有过错。而本案中杨医生劝阻吸烟行为与段某死亡结果之间并无法律上的因果关系，因此，一审判决以段某确实在与杨医生发生言语争执后猝死为由，依照《民法典》第一千一百八十六条规定，适用公平原则判决杨医生补偿田某1.5万元，属于适用法律错误。

《最高人民法院关于适用〈民事诉讼法〉的解释》第三百二十三条规定："第二审人民法院应当围绕当事人的上诉请求进行审理。当事人没有提出请求的，不予审理，但一审判决违反法律禁止性规定，或者损害国家利益、社会公共利益、他人合法权益的除外。"本案一审判决做出后，杨医生未上诉，但一审判决适用法律错误，损害社会公共利益，依法应予改判，理由如下：保护生态环境、维护社会公共利益及公序良俗是《民法典》的基本原则，弘扬社会主义核心价值观是《民法典》的立法宗旨，司法裁判对保护生态环境、维护社会公共利益的行为应当依法予以支持和鼓励，以弘扬社会主义核心价值观。根据郑州市有关规定，市区各类公共交通工具、电梯间等公共场所禁止吸烟，公民有权制止在禁止吸烟的公共场所的吸烟者吸烟。该规定的目的是减少烟雾对环境和身体的侵害，保护公共环境，保障公民身体健康，促进文明、卫生城市建设，鼓励公民自觉制止不当吸烟行为，维护社会公共利益。在本案中，杨医生对段某在电梯内吸烟予以劝阻合法正当，是自觉维护社会公共秩序和公共利益的行为，一审判决判令杨医生分担损失，让正当行使劝阻吸烟权利的公民承担补偿责任，将会挫伤公民依法维护社会公共利益的积极性，既是对社会公共利益的损害，也与《民法典》的立法宗旨相悖，不利于促进社会文明，不利于引导公众共同创造良好的公共环境。因此，一审判决判令杨医生补偿田某1.5万元错误，二审法院依法予以纠正。

2018年1月23日，该案在郑州市中院二审公开宣判，法院撤销要求杨医生补偿死者家属1.5万元的民事判决；驳回田某的诉讼请求。

法律问题分析

本案发生后，在全国备受关注，不仅带来了不同声音的社会舆论，也引发了民法学者和民事诉讼法学者对该案判决的积极讨论，还被作为“大力弘扬社会主义核心价值观”的典型样本写入2018年最高人民法院工作报告。该案一审判决的法律依据是民法“公平责任原则”，而二审法院在被告未上诉的情况下，认为一审法院法律适用错误，故直接改判撤销一审判决，驳回田某全部诉讼请求，做出了不利于上诉人的改判行为，但获得了舆论的好评，鼓励了公民依法维护社会公共利益的积极性。因此，本文将从“公平责任原则的适用”“实体正义与程序正义”这两个突出的法律问题入手，进行案例讨论。

（一）公平责任原则的适用

在本案中，一审、二审法院对案件中基本事实、过错及因果关系的认定基本上是一致的，促使二审法院改判的原因在于一审法院错误地使用了“公平责任原则”。

1. 公平责任原则概述

（1）公平责任原则的渊源：公平责任原则源于民法公平原则，具有公平正义的精神，其原则性的表述主要体现在《民法典》第六条：“民事主体从事民事活动，应当遵循公平原则，合理确定各方的权利和义务”。此法条的内容体现了《民法典》追求社会公平、正义的理念，也体现了社会活动过程中对人的行为的基本要求。公平原则作为民法的基本原则之一，任何民事活动或民事案件的裁判都要遵循，是贯穿民事活动和裁判的指导理念和基础，但并非裁判规范，在存在具体法律规则时，法院不得径直援引本条作为裁判依据。

而公平责任则是可以在民事裁判中直接援引的法律规范，在民法典颁布之前，一般认为《民法通则》第一百三十二条以及《侵权责任法》第二十四条是我国民事法律对公平责任的具体规定。在最初侵权法领域并不存在公平责任，公平责任随社会发展应运而生，有学者由此认为公平责任是立法者以公平原则填补法律漏洞的体现，笔者认为，此种观点并无不妥。公平责任像是在公平原则理念之下孕育而生的“子概念”，旨在处理侵权纠纷中双方均无过错，但损失应进行分担的情形，是社会风险负担和均衡分担损失的一项特殊规则。

因此，公平责任原则不同于公平原则，公平原则是民法的基本原则，其在侵权责任领域的体现则以公平责任原则为载体，故两者是种属关系而非对等关系，两者在民法中的地位和适用范围上有很大差别。

（2）公平责任原则概念及构成要件:《民法典》第一千一百八十六条规定“受害人和行为人对损害的发生都没有过错的，依照法律的规定由双方分担损失。”本条是对公平责任原则的规定。公平责任原则指加害人和行为人都没有过错，在损害事实已经发生的情况下，以公平作为标准，根据实际情况和可能，由双方当事人公平地分担损失的侵权责任形态。公平责任元祖的适用范围既包括侵害财产权的侵权案件，又包括侵害人身权的侵权案件。

公平责任原则的构成要件为：①行为人造成了受害人的损害；②行为人和受害人对损害的发生都没有过错；③须有法律的特别规定。原《侵权责任法》第二十四条规定没有强调“依照法律的规定”，本条增加了这一内容，这说明不仅要符合本条规定的其他条件，而且还须有法律的具体规定才可以适用公平责任原则。例如，《民法典》第一千一百九十条和第一千二百五十四条规定，都是法律明文规定可以分担损失的规范。这也充分说明了本条规定的公平责任原则，不是一般性赔偿规则，而是要由法律专门规定才可以适用的规则。在具备以上3个要件后，就可以适用公平责任原则，双方当事人对损失按照公平的要求进行分担。

2. 我国关于公平责任原则法律适用的历史演进　公平责任原则可追溯至1987年1月1日起施行的《民法通则》，第一百三十二条规定“当事人对造成损害都没有过错的，可以根据实际情况，由当事人分担民事责任”。2010年7月1日起施行的《侵权责任法》第二十四条规定:“受害人和行为人对损害的发生都没有过错的，可以根据实际情况，由双方分担损失。”虽然没有在条文中直接表述“公平责任原则”，但事实上从文义解释可以得出从事实上已确立公平责任原则。

2021年1月1日起施行的《民法典》第一千一百八十六条规定:“受害人和行为人对损害的发生都没有过错的，依照法律的规定由双方分担损失”。《民法典》未将公平责任原则列为独立的归责原则，而是将其划为无过错责任的范畴。

3. 对《民法典》中公平责任原则的分析

（1）明确了公平责任是一种损失分担规则，而不是归责原则：公平责任的定位之争自古有之，究竟是归责原则的一种还是损失分担规则，一直是理论和实务界难以统一的分歧。从《民法典》对该条文的规定来看，已经对上述争议进行了回应，即公平责任是一种风险分担规则，并非侵权责任的归责原则。从文义来看，放弃《民法通则》中“由当事人分担民事责任”的表述而保留《侵权责任法》中“由双方分担损失”的表述。从体系编排来看，公平责任规定（第一千一百八十六条）放置于民法典侵权责任编第二章损害赔偿章节之中，未与过错责任和无过错责任一并放在侵权责任编第一章（一般规定），说明了该条文的功能和定位在于对损失进行赔偿，而不能作为一项原则统领全编。将公平责任定性为损失分担规则，而非归责原则，这意味着，公平责任既不是所有侵权案件都应适用的，也非只要受害人依据归责原则无法得到救济就必然性适用。从实践层面来看，在不属于危险责任的前提下，让无过错的行为人承担责任，不符合侵权法的基本理念，因此公平责任作为一种损失分担机制更为合理。

（2）公平责任的适用只能在法律规定的范围内：本次《民法典》对公平责任条文的最大修改即在于限制了公平责任适用的范围，必须“依照法律的规定”分担损失，这一修改为进一步明确公平分担损失原则的适用范围，统一裁判尺度，避免自由裁量尺度过宽等弊端无疑起到至关重要的作用。这意味着公平责任的适用法定化，在实践中法官适用公平责任必须依据法律的规定，而不能任意适用或根据案情自行决定。具体而言，所谓“依照法律的规定”，在《民法典》规定范围内主要包括：第一百八十二条关于紧急避险的规定，第一百八十三条关于见义勇为的规定，第一千一百九十条关于完全民事行为能力人失去控制的规定，第一千一百九十二条关于接受劳务方在提供劳务方因第三人行为遭受损害时承担补偿责任的规定以及第一千二百五十四条关于高空抛掷物的规定。当然，除《民法典》外，“法律的规定”还可以是其他法律根据实践需要做出相应规定。此外，对第一千一百八十六条中的“法律”应做狭义的解释，即仅限于全国人民代表大会及其常务委员会制定的规范性法律，对于行政法规、地方性法规抑或司法解释、部门规章均不得规定适用公平责任的情形。

（3）公平责任是一种社会法意义上的补偿：与归责原则不同，公平责任作为一种损失分担规则，不是实质上对行为人苛以传统意义上的民事责任，而是基于社会法意义上的对受害人的补偿。因此，停止侵害、排除妨害、返还财产、恢复原状、赔偿损失、赔礼道歉、消除影响及恢复名誉等民事责任承担方式，均不能用于公平责任。

4.《民法典》中公平责任原则的具体适用情形　与《侵权责任法》第二十四条相比，《民法典》第一千一百八十六条将“可以根据实际情况”变为了“依照法律的规定”，这里强调“依照法律规定”，限定了公平责任原则的适用情形。根据《民法典》的规定，公平责任原则的适用根据法律作为公平责任原则的适用依据。最高人民法院等机关的司法解释、部门规章、地方政府性规范文件等在内的具有法律效力的文件均不属于公平责任原则的适用情形。

《民法典》规定了五项侵权责任适用公平责任的情形，分别是：

（1）自然原因引起的紧急避险：《民法典》第一百八十二条第二款规定：“危险由自然原因引起的，紧急避险人不承担民事责任，可以给予适当补偿。”

（2）见义勇为受益人对受害人的补偿责任：《民法典》一百八十三条：“因保护他人民事权益使自己受到损害的，由侵权人承担民事责任，受益人可以给予适当补偿。没有侵权人、侵权人逃逸或者无力承担民事责任，受害人请求补偿的，受益人应当给予适当补偿。”

（3）完全民事行为能力人丧失意识侵权责任:《民法典》第一千一百九十条第一款规定，“完全民事行为能力人对自己的行为暂时没有意识或者失去控制造成他人损害有过错的，应当承担侵权责任；没有过错的，根据行为人的经济状况对受害人适当补偿。”。

（4）提供劳务方因第三方侵权，接受劳务方的补偿责任:《民法典》第一千一百九十二条第二款规定，“提供劳务期间，因第三人的行为造成提供劳务一方损害的，提供劳务一方有权请求第三人承担侵权责任，也有权请求接受劳务一方给予补偿。接受劳务一方补偿后，可以向第三人追偿。”

（5）不明抛掷物、坠落物致害，可能加害方的补偿责任:《民法典》第一千二百五十四条第一款规定，“禁止从建筑物中抛掷物品。从建筑物中抛掷物品或者从建筑物上坠落的物品造成他人损害的，由侵权人依法承担侵权责任；经调查难以确定具体侵权人的，除能够证明自己不是侵权人的外，由可能加害的建筑物使用人给予补偿。可能加害的建筑物使用人补偿后，有权向侵权人追偿。”

综上所述，公平责任原则是过错责任原则和无过错责任的补充条款，但绝非兜底条款，其适用应当秉持高度谨慎性。“电梯吸烟劝阻案”中一审法官将此案归于公平责任，二审法院指出一审法院法律适用的错误，进行了改判，维护了“见义勇为之人”的合法权益。判决从法治追求的公平正义角度出发，考虑公众的认同度、法治的价值、社会的影响等因素，体现了良好的社会道德风尚。

（二）实体正义与程序正义

“电梯吸烟劝阻案”在实体法方面，二审法院的改判赢得了社会上的一致好评；但从程序法角度，学者却有着截然不同的观点，并展开了积极的讨论，其核心议题是：在只有原告提起上诉而被告并未提起上诉的情况下，二审法院做出比一审判决对上诉人更不利的判决，是否违背当事人的处分权，是否超越了上诉人的请求范围，是否违法程序规定，由此引发了实体正义与程序正义的讨论。

1\. 实体正义与程序正义概述　程序正义指裁判过程的公平和法律程序的正义，即“看得见的正义”，是英美法系国家的一种法律文化传统和观念。程序正义更强调的是执法、司法过程中行为的合法性，而不能单独追求“正确”的正义结果而牺牲过程，英美传统法律理论认为不具有程序正义的“正义”结果是“毒树之果”。可见程序正义在审判中具有十分关键的作用。

（1）实体正义的概念：所谓实体正义，即案件通过刑事诉讼过程而实现的结果上实体公正和结果正义。实体正义是我国历来司法系统和公民们追求的结果，是自古以来人们认同的善有善报、恶有恶报意识，是最具有正当性和大众认可度的司法活动结果。通俗地说，就是案件真相大白，正义得以伸张，切合传统思维。程序正义排除程序本身内在的正义价值，其追求的目标亦是结果正义、实体正义。实体正义的法治内涵亦包含3个方面：一是实体适用的法律具有公正性。在案件的结果呈现时，适用的法律必须是符合合情合理合法的。二是实体结果的正确呈现，要有理有据，是通过程序正义取得的实体结果。三是司法行为得以真正落实，谁得到赔偿，谁遭受处罚，谁付出代价，法律的公信力得以保障。这3个方面围绕实体正义，从判决适用法律的公正性、结果呈现的正确性和司法的执行力3个方面给予具体指向，只有充分满足了这三点，才能保证实体正义的正当性和公正性。实体正义中的实体，在法治理念下，不应只是案件的过程大白于天下，还应包含判决取得认同、执法得以执行，充分保证实体正义无论是在主体、客体还是载体上都充分做到正当性。主体是执法得以执行，客体是案件结果得以真实呈现，载体良法得以诠释和运用。

（2）程序正义的概念：所谓程序正义，即案件在实现正确和公平的过程中，审查过程和裁判者要完全公正、合理、合法，裁判过程和执行程序要得到人们的普遍认可，保障双方合法权利。程序正义的中心思想源于法律格言“正义不仅应得到实现，而且要以人们看得见的方式加以实现”。通俗地讲，程序正义的法治内涵主要包含三方面。一是规定程序的法律必须是良法，必须充分保障公民的合法权益，规制和约束执法者的权力，在双方对立面以中立的形式为双方提供合理而公正的执法权和人身权，保证程序合理合法公正。二是法律必须保证司法行为依照第一层面的要求，合规推进并受到有效监督。三是司法活动必须在实践中按照程序推进，即程序过程通过法律确立。这三方面围绕程序正义，从法律的公正性、程序的约束性和程序的操作性3个方面给予具体指向。只有满足了这3个方面的要求，才能确保程序正义的实现，保证最优化地接近实体正义，实现真正的正义。程序是司法行为中系列动作的执行过程的描述，简而言之，程序指身份合法的人，在合法的时间和地点，通过合法的方式，按照法律允许的流程，实现目标。法律程序是用于实现某种目的的具体工具和手段，程序的正当性也只有在法律程序形成良好结果的能力中得到体现。法律正义的实质是公正公平地对待实体性权利的享有者，具体可以通过构建完善的法律程序来保障公民的合法权利。

2. 实体正义与程序正义的权衡　实体正义与程序正义的关系是辩证统一的，两者可能发生冲突，但也应在个案中寻找平衡。首先，不管是程序正义还是实体正义，都具有公正性的内涵，两者相互统一相互依存。如果脱离了实体正义，那么程序正义本身就具备了不正当性，有待进一步考究其程序的合理性。而实体正义要得以实现，也要充分切合程序正义的推进，如果程序正义未能有效实现，缺省或者添加多变因素，那么实体正义哪怕实现了结果正确，也难以达到公民的认可，无法取得公民的信任。其次，两者都承担了促进司法公正、提高司法公信力的社会责任。每一次的程序正义和实体正义，都在建立公民对法治的信赖和尊重，只有两者真正相互依存，相互促进，才能真正地推进法治社会进程，更为有效地实现法治的政治目的和社会目标。

因此，在社会主义法治化建设的如今，当程序正义和实体公正发生冲突时，应根据具体案情辩证思考，既不可一味地牺牲程序价值来实现实体利益，又没有必要刻意地将程序正义打造成实体公正的上位价值。程序正义最大化地保障每个公民的权利，最优化地实现实体正义；实体正义最准确、最权威地实现公民对正义的追求，最有效的提高法治的公信力，为程序正义的预制流程提供更为切合实际的指向。只有两者互为依存，相互统一和促进，才能实现真正的社会主义法治社会。

通常，按照民事诉讼法相关规定，在只有一方上诉的情况下，二审法院不会重新做出对上诉方不利的判决。但在此案中，案件事实涉及社会公共利益，并且一审法院在上诉方有过错而被上诉方没有过错的情况下适用公平原则进行裁判，在法律适用方面确有错误，因此，二审法院依职权重新改判，并不违反程序规定。

伦理与社会问题分析

（一）遵守公民道德规范，维护良好公共秩序

良好公共秩序的维护离不开公民基本道德规范的遵守。中共中央颁布的《公民道德建设实施纲要》中将“爱国守法”作为社会主义的公民所必须共同遵守的最重要的行为准则之一，即要求“公民应培养高尚的爱国主义精神，自觉地学法、懂法、用法、守法和护法”。道德与法律是相互联系、相辅相成、相互推动的。道德与法律均是社会规范的一种，但有些不宜由法律调整的，或本应由法律调整但因立法的滞后而尚“无法可依”的，道德调整就起了补充作用。本案中的劝阻吸烟行为亦是如此。

“电梯吸烟劝阻案”发生的源头是七旬老人在电梯内吸烟，杨医生进行善意劝阻的行为是为了督促老年人遵守基本的道德规范，应予支持和鼓励。根据郑州市有关规定，市区各类公共交通工具、电梯间等公共场所禁止吸烟，公民有权制止在禁止吸烟的公共场所的吸烟者吸烟。该规定的目的是减少烟雾对环境和身体的侵害，保护公共环境，保障公民身体健康，促进文明、卫生城市建设，鼓励公民自觉制止不当吸烟行为，维护社会公共利益。在本案中，杨医生对段某在电梯内吸烟予以劝阻合法正当，是自觉维护社会公共秩序和公共利益的行为，有利于促进社会文明，引导公众共同创造良好的公共环境。

“守法”是公民道德最低层次的要求。公民应当维护法律确定的最基本的政治秩序和社会秩序，尽法律所规定的一个公民应尽的义务，约束自己的行为，共同维护良好的社会秩序，建设美好的社会主义国家。

（二）公正裁判树立行为规则，引领良好社会风尚

法的作用之一是激励，即通过法律的实施，对公众的行为产生影响。对法律的正确应用，可以惩恶扬善，鼓励人们见义勇为，但如果判决偏离民众对公平公正的理解，就可能对公众的行为形成错误的引导，破坏良好的社会风气。

过去一段时间，出现过偏离社会主流价值观的判决案例，有法院以“公平原则”为理由，要求在案件中无过错的当事人承担一定的赔偿责任，这对社会风气产生了严重的负面影响。例如，著名的“南京彭宇案”，一审中尽管法院认定双方在事故中均无过错，但仍判决彭宇承担受害人损失的40%，补偿4.5万多元。尽管此案的事实是彭宇确实与

老人相撞了，而且双方在二审开庭前和解，但因为法院没有对案件事实及时澄清，和解协议还要求双方不得在媒体上披露相关信息；加上法官在一审判决中对原、被告相撞事实认定的推理分析偏离了主流价值观，彭宇案产生了极大的负面影响，使公众对见义勇为产生了疑虑，担心见义勇为反而惹祸上身。

正是这样的社会背景，医生劝阻吸烟案引起了舆论的高度关注。如果该案件的判决，仍然延续“我弱我有理”“死者为大”的“和稀泥”思路，要求没有过错的当事人承担赔偿责任，即便是非常少的数额，也将对良好社会风气的再次打击。所幸的是，该案一审判决被二审撤销，并改判劝阻吸烟的行为人无责，获得了社会上的一致好评。该判决符合常识，符合民众对正义的普遍认知，肯定和鼓励了维护社会公共利益的行为。

公平正义是法治的生命线，是司法的灵魂，是人民群众感知法治建设的一把尺子。让人民群众在每一个案子感受到公平正义，才能树立起正确的行为规范，引领良好的社会风尚。

（三）司法判决与社会舆论

在电梯吸烟劝阻案二审公开宣判后，大数据舆情系统监测发现，2018年1月23—24日，事件全网信息量27 531条，其中微博23 650条，占比85.9%；新闻报道1113篇，占比4.04%；网站消息1069条，占比3.88%；客户端信息663条，占比2.41%。此外，相关信息还在论坛、微信、博客、视频等网络平台中传播，外媒也刊发了5篇报道。由此可见，随着以互联网与手机为代表的新媒体出现之后，人们更加愿意通过这些媒体平台来发表自己的意见与观点，对于社会舆论的形成与发展具有积极的推动力。

司法判决本身就具有社会行为导向性，无论是规则、禁令，还是判决，内含的价值取向与不利后果都会对人类的行为产生深刻影响。随着信息时代的不断演进发展，社会舆论的快速传播以及裁判文书的上网等都在加剧司法判决的社会影响。以本案为例，公共舆论热心关切的话题往往与人们的现实利益、社会关系、社会观念、社会处境相关，社会公众很容易将自己经常在公共场所“被吸烟”而忍气吞声的遭遇联系起来，从而在公众心态上一致倾向敢于劝阻吸烟者。若被吸烟者在见义勇为后却被判定给予赔偿，会使越来越多的公众在面对此类情况时不敢发声、不敢坚决维护自己的权益。旁观者越多，每个人感觉自己应该挺身而出的责任就越会减弱，又因为多数人袖手旁观，每个人都觉得其道德可受谴责性就减弱，由此形成“事不关己、高高挂起”的看客现象。

在司法活动中，社会舆论是一把双刃剑。一方面，社会舆论会对司法产生监督作用，促使办案人员更加严谨和自律，积极推动审判活动的进行；另一方面，社会舆论又可能给审判人员带来多方面的压力，法官的独立审判权受到影响，无法实现公平公正的司法价值目标。因此，司法机关要自觉接受公众监督，又要坚守法治立场，严格遵照以法律为准绳、以事实为依据的审判原则，对舆论传播进行必要限制，运用辩证的眼光来对待社会舆论，避免受到舆论影响而做出不合法的审判。

结 语

每一起社会高度关注的热点案件，都是一堂全民共享的法治公开课。本案提醒公众，遵守法律法规和社会公序良俗，是每个公民的义务，维护社会公共秩序和社会公共利益，是每个公民的责任，对这种合法正当行为，人民法院依法予以支持和保护，司法审判永远是社会正能量的守护者。最高人民法院将“医生电梯内劝阻吸烟案”写入工作报告，周强院长在报告中说：“让维护法律和公共利益的行为受到鼓励，让见义勇为者敢为，以公正判决树立行为准则，引领社会风尚。”党的十八大以来，我国进入了社会主义法治建设的新时代，司法质量、效率和公信力大幅提升，人民群众对司法领域公平正义的获得感明显增强，加强党对全面依法治国的集中统一领导，坚持以全面依法治国新理念、新思想、新战略为指导，坚定不移走中国特色社会主义法治道路，更好发挥法治固根本、稳预期、利长远的保障作用。

（赵 双 陈 伟）

参 考 文 献

［1］顾觐皓．选择与重组：“司法个案”在热媒介中的传播影响分析：以河南“电梯劝烟案”二审报道为例［J］．新媒体研究，2018，4（10）：104-105.

［2］廖永安，王聪．法院如何执行公共政策：一种实用主义与程序理性有机结合的裁判进路：以“电梯内劝阻吸烟案”为切入点［J］．政治与法律，2019（12）：2-13.

［3］刘哲玮．劝阻吸烟案二审判决的诉讼技术分析 | 程序完全正义［EB/OL］．［2018-01-25］．http：//blog.sina.com.cn/s/blog_74f19b690102xhy0.html.

［4］苏凯．程序正义和实体正义的法治内涵分析［J］．法制与社会，2019（2）：3-4.

［5］辛省志．正义不能“和稀泥”［J］．浙江人大，2018（4）：72.

［6］张凤娟．从电梯劝烟猝死案论公平责任原则之完善［J］．喀什大学学报，2019，40（1）：41-46.

［7］张家勇．也论“电梯劝阻吸烟案”的法律适用［J］．法治研究，2018（2）：30-38.

［8］刘雅璠．论公平责任的价值理念与适用规则［EB/OL］．［2020-08-22］．https：//bj1zy.chinacourt.gov.cn/article/detail/2020/08/id/5420638.shtml.

第七部分

公正解决医疗纠纷的法律和伦理问题

患者住院期间自杀案

——安全保障义务的边界与自杀责任的归属

案情回顾

根据相关判决书[①]，2009年3月6日，患者王某兰至北京某医院就诊，诊断为右肺腺癌、胸膜转移。2009年3月20日，王某兰住院治疗。2009年4月3日19时许，王某兰在医院门口的天桥上跳桥自杀，后经抢救无效死亡。经北京市公安局通州分局刑侦支队调查，该人死亡不属于刑事案件。

在整个治疗期间包括自杀当日，患者没有任何异常表现。事发当日，患者丈夫前往医院，直至下午离开，也未发现患者有任何异常表现。王某兰的嫂子对其进行护理。王某兰出医院大门时，身着病号服裤子、及膝黑色大衣，医院门卫未在门口值班，而是在值班室内，值班室开着灯，医院门口有“住院患者请勿外出”的警示标语。

2009年4月3日20时40分，王某兰丈夫在公安机关对其所作的询问笔录中称：“今天19时45分，我接到我妻子给我发来的短信，内容是：‘铁柱，我实在是忍受不了以后漫长的痛苦，我以后不陪你了，对不起。尖，记住妈妈永远爱你。’铁柱是我的小名，尖是我女儿郭某新的小名。”

通过医院视频显示，患者王某兰19时41分离开医院，19时45分给家人发短信告别，19时48分公安机关接到报案。

患者家属将该医院诉至法院，认为患者因患胸腔积液在该医院治疗，后经诊断为肺癌晚期，在医院医务人员告知其病情后，患者就一直表现出严重的抵触治疗的情绪和行为。2009年4月3日19时30分左右，在无医护人员询问的情况下，患者独自一人穿着病号服走出医院并在医院门前的过街天桥上坠落身亡。家属认为，王某兰死亡的主观原因虽然是她自身造成的，但在客观上，医院作为具备三甲资质的专业医院，没有尽到应尽的护理义务，疏于管理，任由患者自由出入医院。在发现患者失踪后，医院也没有采取

---

① 北京市第二中级人民法院〔2009〕二中民终字第23137号民事判决书，北京市通州区人民法院〔2009〕通民初字第7618号民事判决书。

任何有效的措施寻找或及时告知患者家属，进而延误了阻止王某兰死亡的最佳时机。医院根本没有尽到作为专业医院的合理看护和日常注意义务，否则王某兰不具备能够自己走出医院并从天桥上坠落身亡的客观条件。因此，家属认为王某兰的死亡在客观上与医院的重大过失有直接因果关系，应承担民事赔偿责任。

医院辩称，患者入院当时，医院就明确以书面形式告知患者及家属，住院患者不得随便外出。王某兰入院后，我院确定其护理等级为三级，其在治疗期间病情平稳，无任何异常表现。患者的死亡系自杀，是行为人主观自由意志自主选择的结果，应由其自行承担责任。医院已经尽到诊疗义务范围内的注意义务和管理职责，王某兰选择自杀结束生命与医院诊疗合同义务没有事实和法律上的因果关系。

一审法院审理认为，从事住宿、餐饮、娱乐等经营活动或者其他社会活动的自然人、法人其他组织，未尽合理限度内的安全保障义务致使他人遭受人身损害，赔偿权利人请求其承担相应赔偿责任的，人民法院应予支持。死者王某兰在医院住院治疗期间，医院作为医疗机构应对院内的住院患者实行相应的管理查房制度，对住院患者外出应履行相应的管理义务，现因其对住院患者管理工作中存在瑕疵，未尽合理限度内的安全保障义务，故应对王某兰的死亡承担相应的赔偿责任。但王某兰是自杀，她也应负相应责任。综合本案情况，医院应负次要责任即20%的责任，王某兰应负主要责任即80%的责任。

医院不服一审判决，提起上诉。

二审法院认为，王某兰作为一个年仅41岁的肺癌晚期患者，在面对癌症带来的巨大痛苦和绝望时，选择用结束自己生命的方式来避免忍受漫长的痛苦。对此，本院表示理解和遗憾。

就本案而言，从王某兰离开医院之前支开陪护自己的嫂子、穿深色长款大衣、自杀前给丈夫发诀别短信的情节来看，其自杀行为是经过深思熟虑后有计划的行为，其在从离开病房到跳下天桥的过程中本人状态是沉着、理性的。本院认为在此种情形下，医院看护人员及其嫂子难以预见并采取措施防止其自杀。

医院作为王某兰的治疗医院，具有对患者进行疾病诊断和治疗及合理限度内的安全保障义务。医院是否在合理限度内尽到了对患者的安全保障义务是本案的核查重点。根据本案证据显示，该医院的门口标识有“住院患者请勿外出”的字样；在医院住院患者须知上第二条写明：“不随便出医院大门，若有特殊情况需外出，须向病房主管医师及护士长请假，并办理相关手续，未经同意私自外出，或请假逾期不归，医院将按患者主动出院办理，且一切后果由患者自负”，且该须知患者家属签字确认；根据公安机关询问当事人的笔录可以看出，医院履行了病房管理和查房职责。在患者自杀的时间段属于晚饭后患者自由活动时间，患者不在病房内并不属于异常情况。因为天桥离医院很近，王某兰离开病房到自杀的时间很短；王某兰身着病号裤装，上身穿有深色长款大衣覆盖，加上当时王某兰走出医院大门时已是北京晚春时节的19时40分，天色较为昏暗。在此种情况下，要求医院的门卫发现王某兰是患者并加以劝阻，对医院来说过于苛刻。另外，王某兰并不是传染科患者或精神病患者，医院即使发现王某兰私自出院并加以劝阻，在劝阻无效的情况下，也无权对王海兰的人身自由加以强行限制。再者，王某兰选择自杀的场所是医院外，医院对于医院外地域的控制力极弱。

结合以上情形，该医院尽到了一个善良管理人的合理限度内的安全保障义务，对于王某兰的死亡没有责任，不应承担任何责任。

法律问题分析

就本案而言，原、被告双方争议的焦点在于医疗机构是否充分履行安全保障义务。如果医疗机构未尽充分安全保障义务，存在过错，与患者死亡存在因果关系，则应承担相应的民事赔偿责任。

（一）安全保障义务概述

根据一般安全注意义务的要求，如果从事交易或社会活动可能造成他人损害，应该对他人的利益尽到合理的注意，采取必要的安全措施以防止这种损害的发生。若违反此项一般安全注意义务要求，导致损害结果发生，虽无法律明确规定的作为义务或者合同约定的作为义务，安全注意义务人仍应当为自己的不作为行为导致这种损害的发生而承担责任。

典型的大陆法系国家的法律对安全保障义务都没有做出一般性规定，而是通过判例来确立，其适用领域较为广泛。但各国判例确立的规则存在较大差异，主要是因为各国侵权法和合同法调整的范围不同、侵权损害赔偿和违约损害赔偿在请求时效、赔偿范围等方面均有不同。

我国《民法典》在一千一百九十八条规定了关于安全保障的义务，按照该条规定，宾馆、商场、银行、车站、机场、体育场馆、娱乐场所等经营场所、公共场所的经营者、管理者或者群众性活动的组织者，未尽到安全保障义务，造成他人损害的，应当承担侵权责任。因第三人的行为造成他人损害的，由第三人承担侵权责任；经营者、管理者或者组织者未尽到安全保障义务的，承担相应的补充责任。经营者、管理者或者组织者承担补充责任后，可以向第三人追偿。

（二）安全保障义务人与保护对象范围

按照《民法典》的规定，安全保障义务人的范围包括经营场所、公共场所的经营者、管理者或群众性活动的组织者。另外，根据《基本医疗卫生与健康促进法》第四十六条，医疗卫生机构执业场所是提供医疗卫生服务的公共场所。医疗卫生机构作为此类公共场所的管理者是安全保障义务人。实践中，当医疗卫生机构在院外开展义诊、宣传、健教、讲座、病友会等群众性活动时，医疗卫生机构作为活动组织者也是活动的安全保障义务人。此类主体的共同特点是对该场所具有实际控制能力，且不以交易关系为必要。

安全保障义务的保护对象存在一定争议。有人认为应指进入经营场所、公共场所或者参加活动的人；有人认为应指合法进入经营场所、公共场所或者参加活动的人；有人认为不作明确规定。特别是对于非法进入者，经营者、管理者是否对他们具有安全保障义务，存在较大争议。对于医疗机构而言，其安全保障义务的对象不仅限于患者，还包括陪同患者就医的人员、住院患者的陪护人员、探视人员以及其他正常理由进入医疗机构的人员。

就本案而言，王某兰属于医院住院患者，其在院内为医院安全保障义务的保护对象，但当其离开医院则不属于安全保障义务的保护对象。

（三）安全保障义务分类

根据安全保障义务内容的不同，可以将安全保障义务分为2类：一是防止他人遭受义务人侵害的安全保障义务；二是防止他人遭受第三人侵害的安全保障义务。

另外，由于医疗机构的场所特殊性，面对的不仅包括健康人，还有身患各种疾病的患者，因此其安全保障义务也有其特殊性，可据此分为一般安全保障义务和特殊安全保障义务。

1. 一般安全保障义务　医疗机构的一般安全保障义务大致可以分为2种类型。

（1）硬件安全保障义务：指医疗机构的建筑、公共设施、设备等有形实物，应符合国家相关标准规范，保证各种设施设备均处于良好的运行状态，以保障院内人员的人身、财产安全，也可称为有形安全保障义务或配置安全保障义务。其核心在于是否按照国家相关标准规范配置相应的有形实体。这些有形实体包括医疗机构的屋顶阳台、门窗护栏、楼梯电梯、安全通道、地面墙面、路面坡道、供电排水、灯光照明等各个方面的建筑、公共设施、设备。

（2）软件安全保障义务：指医疗机构在运行过程中应严格遵守各项法律法规，规范安全管理，充分风险告知，落实安全警示，规范指导说明，定期隐患排查，及时排除危险，确保院内人员安全，也可成为无形安全保障义务或管理安全保障义务。

按照与医疗机构软件安全保障义务相关的法律法规，此类义务内容涉及：①严格遵守管理规范，防止损害发生，如消防安全管理、用电安全管理、停车管理等。②针对可能存在的风险进行告知，如住院须知中告知个人贵重物品保管、用电安全管理、探视时间管理、禁止擅自离院管理等。③针对风险区域、风险范围、风险内容、风险设备等进行警示，如放射检查辐射警示、地面清洁小心地滑绕行警示等。④对于存在一定风险的设备设施，应规范进行指导说明公示，以便于他人正确使用，防止使用不当造成的风险，如开水炉应注明先放置容器，再解除锁定，最后按热水键。⑤定期排查，及时发现并评估安全隐患，如设备定期保养、设施安全巡查等。⑥及时维修、清理、改善安全隐患，立即制止危险行为，消除危险，积极救治，如及时加固楼顶标牌防止大风刮落、立即制止不法行为、及时救助报警等。

2. 特殊安全保障义务　医疗机构的特殊安全保障义务指医疗机构和其他经营场所、

公共场所相比，医疗机构对于特殊患者的安全保障义务。医疗机构应根据患者病情的轻重缓急，来承担相应的安全保障义务。此处的安全保障义务应与诊疗义务相区别，主要是指诊疗活动外，对患者人身、财产等方面的安全保障义务。保护对象主要包括无民事行为能力人或限制民事行为能力人、行动不便的老年人、残疾人、传染病患者、精神障碍患者等。

在本案中，医疗机构对于防止患者自杀意外事件的安全保障义务，在硬件方面体现在病房窗口装有限位器、窗台高度符合国家标准、楼顶通道常规锁闭等；在软件方面体现在门口标识有“住院患者请勿外出”的字样、在住院患者须知上第二条写明：“不随便出医院大门，若有特殊情况需外出，须向病房主管医生及护士长请假，并办理相关手续，未经同意私自外出，或请假逾期不归，医院将按患者主动出院办理，且一切后果由患者自负。”且该须知患者家属签字确认、要求患者家属陪护、并严格履行了病房管理、医师查房以及按照护理等级进行护理巡视的职责等。

（四）违反安全保障义务的举证责任

关于违反安全保障义务的举证责任分配，存在一定的争议。有观点认为，违反安全保障义务侵权行为责任应选用过错推定原则，侵权人应就其主观上无过错、未违反安全保障义务负担提供证据的举证责任，否则推定存在过错。也有学者认为应以安全保障义务的违反来判定过错，其证明责任应由受害者负担。

既然违反安全保障义务可以按照侵权责任或违约责任追责，则按照相关举证理论和实务，多数意见主张违反安全保障义务的侵权责任应由受害者提供证据证明安全保障义务人具有过错。若法规、法律没有明确规定，就不可以采用过错推定的方式进行责任认定。然而，司法实践中这一多数意见并没有完全得以体现，不少案件中法院对于医疗机构是否履行安全保障义务仍然采取举证责任倒置，即由医方负担提出证据责任，若医方不能证明其已经履行医疗安全保障义务，则推定医方具有过错。例如，患者在医院不慎跌倒时，医疗机构往往会立即到达现场查看是否存在积水等风险并拍照，以及调取监控视频查看事件全过程并留取证据。采取过错推定和举证责任倒置符合医患双方举证能力失衡之客观事实，但也可能导致医疗机构安全保障义务的过度扩张，致使医疗机构承担过重的注意义务和举证责任，有损司法公正。因此，应主要适用过错责任原则，特殊情况下适用过错推定责任原则分配举证责任。

（五）违反安全保障义务侵权责任构成要件

安全保障义务主体有2种责任类型：义务人因违反安全保障义务而直接致使他人遭受损害应承担的直接责任；义务人未尽安全保障义务而是被保护人遭受第三人侵害应承担相应的补充责任。

1. *直接责任*　医疗机构违反安全保障义务直接致使他人遭受损害构成侵权责任，该责任为过错责任，应符合3个构成要件，即医疗机构存在过错、患者存在损害结果以及过错行为与损害结果之间存在因果关系。3个构成要件缺一不可。

对于3个构成要件而言，相对较为困难的则为过错的认定。现代民法以违反注意义务作为判断有无过错的标准。因此，安全保障义务范围，就成为判断过错的客观依据。

2. 补充责任　因第三人的加害行为而产生损害，安全保障义务人未尽安全保障义务所应承担的责任即为补充责任。安全保障义务主题虽有过错但其与第三人没有任何形式的共同意思联络，即不具有共同的主观过错，且一种积极的加害行为与一种消极的不作为行为并非直接结合对受害人产生损害，故两者不能承担共同侵权的连带责任，而是补充责任。

其三个构成要件是：第一，第三人加害行为是损害结果发生的直接原因；第二，安全保障义务主题未采取防范或者制止第三人的加害行为或者防止损害后果进一步扩大的必要措施，未尽安全保障义务；第三，安全保障义务主体未尽安全保障义务，客观上为损害的发生或扩大提供了便利和条件，因此，未尽安全保障义务与损害结果发生之间建立了间接因果关系。

补充责任是对直接责任人的补充。先由第三人承担侵权责任，在无法找到第三人或者第三人没有能力全部承担赔偿责任时，才有安全保障义务主体承担侵权责任。如果第三人已经全部承担侵权责任，则安全保障义务主体不再承担侵权责任。而且，补充责任是有限定的，即使第三人没有承担的侵权责任，安全保障义务主体也并非应完全承担。而是在预期安全保障能力和过错程度范围内承担相匹配的补充赔偿责任。

在本案中，患者自行离开医院至院外天桥跳桥自杀，医疗机构对于其缺乏控制能力，不存在安全保障义务。患方家属认为医疗机构未及时发现和阻止患者离院违反了安全保障义务，但实际上该因素并不能够直接导致患者死亡。依据上述责任类型划分，患者家属向医疗机构追究的并非直接责任而是补充责任。在患者死亡这一损害结果问题上，显然患者明知病房管理规定不允许擅自外出、理应见到大门警示“住院患者请勿外出”、支开陪护家属、穿着大衣遮盖病号服、向家属发送告别短信、自行至院外天桥跳桥等一系列积极追求死亡结果的心态和行为才是患者死亡结果的最核心因素。此时，患者本人就是积极加害其生命的第三人，而家属认为医疗机构的不作为本质上是为患者自杀提供了条件而追究补充责任。因此，其责任认定的核心就在于医疗机构的不作为是否超出了合理安全保障义务的标准范畴，即是否违反了注意义务，是否存在过错。

（六）安全保障义务衡量标准

安全保障义务主体履行安全保障义务，能够给职责范围内的保护对象提供最大限度的人身及财产安全保护。但安全保障义务不是无边界的，并不是任何人在安全保障义务主体职责范围内由于任何原因出现任何损害结果，安全保障义务主体都要承担责任，只有在未尽合理限度范围内的安全保障义务致使他人遭受人身损害将承担相应赔偿责任。实践中，应从4个方面综合确定安全保障义务的合理限度范围，作为衡量标准。

1. 法定标准　如果法律法规对于安全保障义务有直接规定的，应当以法律法规的规定内容作为判断的标准和依据。

2. 行业标准　在法律法规没有明确规定的情况下，安全保障义务应当达到与同行业专业管理能力相匹配所应当达到的通常注意义务。

对于医疗机构而言，行业标准可以参考《民法典》第一千二百二十一条中所指的“与当时的医疗水平相应”标准，同时也应结合当地的医院管理能力、医院和医务人员的资质、患者病情的紧急程度、患者个体差异、患者所在医院病区的具体管理措施、陪护人员配备等因素综合考虑。

3. 合同标准　如果合同约定一方负有对另一方的安全保障义务，则合同约定的标准也是判断安全保障义务的一种依据。即以法定义务为一般，以合同义务为补充，更有利于保护对象的人身和财产方面合法权益。

患方到医方就诊即与医方形成医疗契约关系，医方除应履行诊断治疗义务外，还应该对患方承担保密、说明、安全保障等附随义务，其中安全保障义务表现为医疗机构基于患者的信赖和期待，采取适当措施保障患者人身、财产安全，避免患者的权益受到医疗机构及第三人的侵害。

4. 善良管理人标准　善良管理人的标准确定，即一个诚实信用的管理人应当达到的注意程度。善良管理人不是主观标准，而是客观上的标准。善良管理人的标准是一种事前判断，只有当时的客观条件才能推断出义务人所应当预料并及时防止的危险，因此才能推断出当时应当履行安全保障义务的程度。若没有法律法规、行业共识及合同约定，则可以按照善良管理人的标准确定。

在本案中，患者家属重点针对医疗机构未尽护理义务及未能阻止患者进出医院而质疑。但实际上，医疗机构门口有警示标识，住院患者须知有经家属签字确认的风险告知，履行了法律法规规定的病房管理、医师查房和护理巡视职责。患者自杀的时间段属于晚饭后患者自由活动时间，患者不在病房内并不属于异常情况。天桥距离医院很近，患者离开病房到自杀的时间很短；患者身着深色长款大衣覆盖病号裤装，加上当时患者走出医院大门时已是北京晚春时节的19时40分，天色较为昏暗。在此种情况下，要求医院的门卫发现其是患者并加以劝阻，对医院来说过于苛刻。而且，患者并不是传染科患者或精神病患者，医院即使发现患者私自出院并加以劝阻无效的情况下，也无权对其人身自由加以强行限制。再者，患者选择自杀的场所是医院外，医院对于医院外地域的控制力极弱。因此，结合以上情形，医院尽到了一个善良管理人的合理限度内的安全保障义务，不存在过错，不应对于该患者的死亡承担责任。

伦理与社会问题分析

在本案中，另外一个突出的争议问题是自杀的行为属性与责任承担问题。自杀是行为人自行选择结束其生命，那医疗机构是否应为患者自杀承担责任，谁应为自杀担责呢？

（一）生命的价值

生命权表面上属于个人利益，但在抽象上与公共利益有很大关系。因此，故意杀人，不仅侵犯了生命权，还侵犯了作为人类整体的利益。基于生命神圣的观念，自杀是一种违法行为。自杀是自然人对自身生命价值的否定。

我国自古以来的儒家文化是肯定生命价值的，但在生命与道德之间进行权衡时更主张道德和仁义。在东西方的宗教中也都有一定程度的肯定为信仰而奉献生命的价值。但佛洛依德认为，自杀不是人的本能，内在心灵的冲突才是自杀的原因。随着时代发展，反对自杀的声音逐步提升。13世纪哲学家阿奎纳认为自杀违背自然倾向，有害于社会。培根认为，自杀是畏惧的表现，而人总应有所作为，有生命就有希望。康德认为，自杀是将结束生命作为解脱痛苦的手段，而非将人作为目的本身加以尊重。

进入近现代，自杀再次与生命的价值相提并论。生命的长度和质量之间什么更重要？如果面对毫无质量的生命，那么延长生命的长度又有什么价值？有人说，生命的价值在于自由，没有生命就没有自由。如果生命的价值在尊严，那么如果生命没有了尊严，那么人们至少希望能够保持死亡的尊严。

（二）死亡的权利

1976年，美国新泽西州最高法院在“昆兰案”所做出的划时代的判决，开启了关于死亡权的讨论。对于死亡权的最初理解是，应该允许一个罹患绝症的人自杀或协助他自杀或容许他拒绝延长生命的治疗，否则他所罹患的疾病只会延长其痛苦。

因此，有学者据此认为死亡权是人与生俱来的固有权利。自杀虽然可能具有个体自身认为的合理性，但这种自认为的合理性不能够被赋予权利。如果权利的伸张成为个人主观欲望的一种表达方式，那么权利就会失去其正当性。必须将权利从公平、正义的角度去审视评价，必须将权利获得社会公众的一致同意，而不能仅是个人主义的表现，否则会危害社会。如果死亡是合法权利，那么协助死亡就势必获得合法性，就不具备刑法的可罚性了。事实上，正是因为死亡本身的复杂性，难以承认该权利，基于此，至今许多国家也均未承认安乐死的合法性。毕竟，当一项权利的创设与生命法益相冲突时，便无法简单以个人的价值观进行判断和取舍，否则就会与更加符合社会公序良俗的“尊重生命”相抵触。而且基于权利义务对等原则，如果承认死亡是一种权利，则将会强加给他人一项义务，即至少不去阻碍自杀者，这将会进一步致使救助自杀成为侵犯他人权利的违法行为。

针对此案件，法院的判决虽然没有判定医院负有赔偿责任，但对医院也做出了相应的建议。判决建议今后要加强对癌症患者的特别管理；要特别注意对癌症患者进行病理治疗的同时，也对他们进行心理治疗和关怀，鼓励他们能够鼓起勇气去面对不可避免的痛苦，并用乐观积极的心态配合治疗与癌症作斗争，享受生命以及和亲人在一起的时间。这些建议医疗机构在实践中也应该给予更多的关注。

（樊　荣　纪　磊　尹竹清）

参考文献

[1] 最高人民法院民法典贯彻实施工作领导小组. 中华人民共和国民法典侵权责任编理解与适用［M］. 北京：人民法院出版社，2020.

[2] 中国审判理论研究会民事审判理论专业委员会. 民法典侵权责任编条文理解与司法适用［M］. 北京：法律出版社，2020.

[3] 刘鑫，陈伟，张宝珠. 民法典时代医疗活动实务指南［M］. 北京：国家行政管理出版社，2021.

[4]《最高人民法院司法解释小文库》编选组. 人身损害赔偿司法解释［M］. 北京：人民法院出版社，2006.

[5] 最高人民法院民事审判第一庭. 最高人民法院人身损害赔偿司法解释的理解与适用［M］. 北京：人民法院出版社，2015.

[6] 最高人民法院民法典贯彻实施工作领导小组. 中华人民共和国民法典人格权编理解与适用［M］. 北京：人民法院出版社，2020.

[7] 刘小璇. 论公共场所管理人的安全保障义务［J］. 法学杂志，2019，40（8）：124-133.

[8] 王博今. 安全保障义务人的补充责任研究［D］. 华东政法大学，2019.

[9] 王阳，李欣慧. 关于医疗机构安全保障义务的几点思考［J］. 中国医院，2016，20（5）：49-51.

[10] 于海旭. 论医疗机构的安全保障义务［J］. 北京化工大学学报（社会科学版），2013（4）：26-31.

[11] 刘炫麟. 儿童跌伤与医疗机构的安全保障义务［J］. 伤害医学（电子版），2017，6（3）：4-8.

[12] 何珍奇. 论安全保障义务人的补充责任［D］. 西南政法大学，2017.

[13] 岳远雷，陈绍辉.《中华人民共和国民法典》背景下医疗机构的安全保障义务及其认定［J］. 医学与社会，2022，35（1）：139-144.

[14] 刘兴伟. 安全保障义务不是维权“万金油”［J］. 当代工人，2021（22）：25.

[15] 刘召成. 安全保障义务的扩展适用与违法性判断标准的发展［J］. 法学，2014（5）：69-79.

[16] 刘瑞爽. 从一起案例看人身损害案件中医院的安全保障义务［J］. 中国卫生法制，2011，19（3）：52-55.

[17] 王传巍. 论安全保障义务［D］. 华东政法大学，2010.

[18] 万利娟. 论安全保障义务的合理限度［D］. 西南科技大学，2015.

[19] 余怀生. 医疗机构安全保障义务之探讨［J］. 中国卫生人才，2014（4）：52-54.

[20] 谢延平，徐青松. 浅议医院的安全保障义务［J］. 中国医学伦理学，2012，25（1）：75-77.

[21] 郭雅楠，杨洁. 医院安全保障义务的合理限度范围［J］. 山西青年，2018（7）：43-44.

[22] 陈志华. 医院的安全保障义务：利益平衡与替人受过［J］. 中国医药指南，2007（8）：25-27.

[23] 罗翔. 刑法学讲义［M］. 昆明：云南人民出版社，2020.

[24] 黄丁全. 医疗 法律与生命伦理［M］. 北京：法律出版社，2010.

[25] 罗纳德·德沃金. 生命的自主权：堕胎、安乐死与个人自由的论辩［M］. 郭贞玲，陈雅汝，译. 北京：中国政法大学出版社，2013.

[26] 波伊曼. 解构死亡［M］. 魏德骥，译. 台北：桂冠图书公司，1997.

[27] 桑德尔. 公正：该如何做是好［M］. 朱慧玲，译. 北京：中信出版社，2012.

[28] 苏力. 是非与曲直：个案中的法理［M］. 北京：北京大学出版社，2019.

[29] 保罗·罗宾逊，莎拉·罗宾逊. 海盗、囚徒与麻风病人：关于正义的十二堂课［M］. 李立丰，译. 北京：北京大学出版社，2018.

[30] 吕建高．死亡权基础的法哲学疏释［J］．江苏行政学院学报，2010（3）：124-129.
[31] 尚德贤．自杀的可谴责性及参与自杀行为的可罚性研究［J］．黑龙江省政法管理干部学院学报，2021（3）：38-43.
[32] 李安东．论自杀参与行为的刑法规制［D］．华东政法大学，2021.

号贩子逃跑摔伤索赔案

——公序良俗原则在司法裁判中的体现

案情回顾

2019年6月27日上午，北京市某医院的保安杨先生在执勤时接到中控室通知，发现门诊楼附近有“号贩子”活动，便前往查看。在人群中，杨先生认出了曾多次在医院倒号被自己抓过的韩某。此时，韩某也发现保安盯上了自己，因为心虚撒腿便跑。杨先生则在后面紧追不舍。穿着凉鞋又急于逃跑的韩某在路上摔倒了2次，最终被保安拦下。在两人身体接触过程中，韩某摔在地上，踝关节和胫腓骨骨折，后经手术治疗构成十级伤残。经过公安机关调查，并未追究保安杨先生的刑事责任。随后，韩某提起诉讼，向医院和保安公司索赔医疗费、残疾赔偿金、误工费、精神抚慰金等共计38万余元。

一审法院认定事实：2018年11月14日，北京市卫生健康委员会及首都综治办、北京市公安局、北京市高级人民法院、北京市高级人民检察院等多部门联合发布《北京市集中整治“号贩子”和“网络医托”专项行动工作方案》的通知，通知部署方案，参与联合整治。本案原告在本次纠纷发生前曾因倒号行为被行政处罚，事发当日进入医院门诊大厅即被监控发现，杨某作为执勤保安，接到中控室的命令前去了解情况是履行职务的行为。正常就诊的患者面对保安巡查理应予以配合。而原告突然全力奔逃，其步态紊乱且连续跌倒2次，在保安对其阻拦盘问时仍不予配合等种种情况，显然有别于普通患者。原告称当时为“自己买药”，但未出示挂号单据，不符合常理，因此其入院就医的陈述法院未予采信。

复阅原告当日X线片，可见其左胫骨下段、腓骨上段发生骨折，踝关节亦骨折。从伤病成因机制分析，胫腓骨同时骨折，且骨折部位不在同一水平面，排除受到暴力踢踹导致，应属于螺旋形骨折。螺旋形骨折属于肢体过度外旋，从而引发骨折情形。

目击证人陈某看到“保安用双手把浅衣男子往地上按，浅衣男子侧身倒在了地上。保安也跟着往地上趴了一下，但没有倒地”。事发时，保安员仅采取上臂阻拦原告的动作，其目的仅是控制原告，并无踢打的行为。原告前期快速奔跑且跌倒受伤，体力消耗大，自控力下降，在挣脱过程中上身不稳，旋转过度发生螺旋形骨折的损伤。原告称杨某将其抱起腾空后，导致其向左侧倒地受伤的陈述本院不予采纳。

一审法院认定，虽然原告受伤后因治疗骨折产生一定医疗费用，并因踝关节骨折被评定为十级伤残，但导致其受伤的根本原因是抗拒保安员依职权对其盘查所致。如保安员采取合理措施仍需承担赔偿责任，则会让负有维护院区秩序的执勤人员在工作中无所适从，对妨害医疗秩序的行为不敢管、不愿管，从而不利于提高就诊效率，不利于良好就医环境的建立，最终损害就医患者的根本利益。因此，保安杨某根据上级指挥，对可疑人员进行查证和控制，处置得当，应当予以肯定。被告的行为并无过错，不应对原告损害后果承担责任。原告的诉讼请求缺乏法律依据，本院不予支持。综上所述，依据《民法典》第一千一百六十五条、《民事诉讼法》第六十四条及《最高人民法院关于适用〈民法典〉时间效力的若干规定》第一条第二款规定，判决驳回原告韩某的诉讼请求。

韩某不服北京市西城区人民法院（2020）京0102民初23204号民事判决，向北京市第二中级人民法院提起上诉。二中院于2021年6月15日立案后，依法组成合议庭进行了审理。

二审法院经审理认为：行为人因过错侵害他人民事权益，应当承担侵权责任。现韩某上诉主张因杨某的侵权行为导致其摔伤并致残，杨某存在过错，应承担赔偿责任，安铁安保及北京市某医院未尽到管理责任，应共同承担赔偿责任。对此本院认为，韩某要求杨某承担侵权赔偿责任，应举证证明杨某存在侵权行为且造成其摔伤后果。而依据本案查明的事实，在发生本案纠纷前，韩某曾因倒号行为被行政处罚，事发当日韩某在北京市某医院门诊大厅被发现，杨某接到中控室的命令去了解情况。韩某虽辩称其系正常挂号就诊，但其并未对此提交充分证据予以佐证，亦未提交事发当日的挂号单据。且正常就诊患者面对保安巡查时应当予以配合，但韩某见到杨某后，全力奔逃并连续跌倒，在杨某对其进行阻拦及询问时仍不配合，该行为明显不符合常理，本院审理过程中，韩某亦未对此做出合理解释，故本院对其所称事发当日去医院正常就诊的说法难以采信。而杨某作为北京市某医院的保安，在接到命令后进行巡查，该行为系正常履行工作职责。现韩某上诉主张依据公安机关对目击证人陈某的询问笔录可以证实其所受损害系因杨某的侵权行为所致，但依据现有证据及查明的事实，杨某仅采取上臂阻拦韩某的动作，并无踢打行为，从合理性而言，该行为亦在控制韩某的合理范围之内。且韩某在快速奔跑过程中，自控力下降而跌倒受伤，从其骨折的成因机制分析来看，亦系其在挣脱过程中身体不稳、旋转过度而发生骨折损伤，并非因受到暴力踢踹而造成骨折，故对于韩某上诉所称其系因杨某的抱摔而骨折的说法，本院不予采纳。综上所述，韩某受伤致残的原因系其抗拒保安依职权盘查所致，杨某作为医院保安依据工作职责维护院区秩序，其在履行职务过程中对可疑人员进行控制和盘问并不存在过错，韩某要求杨某承担侵权责任的依据不足，一审法院对韩某要求杨某赔偿损失的诉讼请求不予支持并无不当，本院二审予以维持。关于韩某要求保安公司及北京市某医院共同承担赔偿责任一节，因其并未提交充分证据证明保安公司及北京市某医院存在过错，本院对韩某的前述上诉主张不予支持。

综上所述，韩某上诉请求不能成立，应予驳回；一审判决认定事实清楚，适用法律正确，应予维持。依照《民事诉讼法》第一百七十条第一款第一项规定，判决如下：驳回上诉，维持原判。

相关法条:《民法典》第一千一百六十五条第一款：行为人因过错侵害他人民事权益造成损害的，应当承担侵权责任。

《最高人民法院关于适用〈民法典〉时间效力的若干规定》第一条：民法典施行后的法律事实引起的民事纠纷案件，适用民法典的规定。民法典施行前的法律事实引起的民事纠纷案件，适用当时的法律、司法解释的规定，但是法律、司法解释另有规定的除外。民法典施行前的法律事实持续至民法典施行后，该法律事实引起的民事纠纷案件，适用民法典的规定，但法律、司法解释另有规定的除外。

法律问题分析

此案件是一例弘扬社会主义核心价值观的典型案例，同时也是审判者将民法公序良俗基本原则准确适用于司法裁判的优秀判例。本文将从民事侵权责任认定、公序良俗基本原则的法律适用及社会主义核心价值观典型案例的社会意义等角度进行案例剖析和阐释。

纵观整个案件，原告的诉讼逻辑为:“你不追，我不跑；我不跑，就不摔，就不会受伤”，法官认定的事实为“你不违法，别人就不会追你、不会抓你”。归根结底，原告的非法行为是损害事件发生的根本原因，因此按照侵权案件归责原则，法院最终没有认定被告承担侵权责任。同时考虑原告的非法行为明显违反公共秩序，践踏社会公平正义，判令违法者因违法行为导致的损害获得救济，明显违背民事法律公序良俗的基本原则，故两级人民法院均驳回了原告的诉讼请求。

（一）民事侵权行为的认定

1. 民事侵权行为构成要件及归责原则　民事侵权行为指行为人侵害他人财产和其他合法权益依法应承担民事责任的行为，民事侵权责任构成要同时具备如下4个要件：侵权行为的存在、损害后果的存在、因果关系及行为人主观上的过错。

在侵权法上有一个基本理论，即受害人必须对他所遭受的损害承担责任，除非是有特殊的事由、特殊的规定，这个特殊事由就是“侵权责任的归责原则、归责事由”。归责原则是确定行为人民事责任的理由、标准或根据。归责原则是由社会经济生活条件为基础的法律上用以确定行为人责任的指导思想的具体体现。在我国侵权法上，侵权责任的归责原则分为过错责任原则、无过错责任原则和公平责任原则三种，其中过错责任原则为一般归责原则，即在一般情况下我国的侵权诉讼遵循的是有过错才赔偿。至于其他的过错推断、无过错责任原则、公平责任补偿等都是例外，要求要有法律规定。所以，遭受损害的人在主张他人承担责任时，必须要举证被主张者的行为存在过错。

2. 法院对于侵权行为的认定 本案是一个特殊主体主张生命权、身体权、健康权被侵害的纠纷案件，原告认为被告的行为侵犯了其以上民事权益故而应予赔偿，但法院最终从以下3点认定驳回了原告的侵权诉求：一是原告存在违法行为是前提；二是被告行为是正常履职，不存在错过；三是被告履职行为与原告损害事实无因果关系。

原告存在违法行为是前提。本案原告韩某曾经在医院倒卖挂号的号源，被保安抓住并移送公安机关，最终给予行政处罚，属于已经登记在册屡次作案的“号贩子”。根据北京市卫健委、市公安局打击号贩子、网络医托的统一方案部署，凡因为现场倒卖挂号资源被处理的，均被录入公安系统共享大数据，一旦再次入院就会被系统识别并提示医院安保部门注意。事发当日，从监控画面反映的情况看韩某没有现场挂号，也没有预约挂号，而是在挂号机前其他患者身后徘徊很久，后又到候诊区域来回踱步，举动明显异于正常就诊患者。在见到保安后，原告全力奔逃并连续跌倒，后被保安阻拦询问时仍不予配合，这一系列的行为明显不符合常理。且当时距离原告上一次被公安机关行政拘留仅10天时间。因此，法院对于原告提出当日至医院就诊的主张未予采信，而认为原告再次倒卖号源的可能性大，这也是法院进一步认定被告行为是否存在过错的基础。

被告行为是正常履职，不存在过错。2018年11月14日，北京市卫生健康委员会及首都综治办、北京市公安局、北京市高级人民法院、北京市高级人民检察院等多部门联合发布《北京市集中整治“号贩子”和“网络医托”专项行动工作方案》的通知，通知部署方案，参与联合整治。本案原告在本次纠纷发生前曾因倒号行为被行政处罚，事发当日进入医院门诊大厅即被监控发现，杨某作为执勤保安，接到中控室的命令前去了解情况是履行职务的行为。另外，对于履行职务过程中原告产生的损害后果，法院结合监控录像、证人证言及公安机关的不予立案通知书，最终认定不存在过度行为。

无因果关系。经医学审查，结合原告的骨折类型，证明损害后果系躲避盘查逃跑所致，与被告履职行为无直接因果关系。基于以上3点，法院无法认定侵权损害事实成立。

（二）公序良俗基本原则的适用

1. 公序良俗原则概述

（1）公序与良俗的含义：首先从字义理解，“公序”即公共秩序，“良俗”即善良风俗。该原则的出现，最初是为了解决私法自治被滥用的问题。虽然“公共秩序”在不同的部门法中会推导出不同的含义，但从民法的角度来看，公共秩序是整个社会发展中所遵从的一般秩序，以整个社会的价值取向为基础，代表的是一般利益追求，目的在于维护整个社会的一般规范和守则。史尚宽先生认为：“公共秩序为国家社会存在发展所必要的一般秩序，不独宪法之国家根本组织，而且个人言论、出版、信仰、营业自治、私有财产、继承制度与私有财产等均属于公共秩序的范畴。”

而“善良风俗”则带有更多的道德印迹，目的在于保护个体以及家庭在社会活动中的一般利益。从社会学的角度上看，传统、风俗有许多分类，而民法上用“良”以修饰，体现了价值判断标准。但善良风俗并不等同于道德，如德国学者梅迪库斯所言：“善良风俗是从道德秩序中剪裁下来、在很大程度上被烙上法律印记的那部分，法律绝非推崇某种崇高的伦理的标准。”“良俗”更具有普适性，是最为一般的社会道德观念。同样实务界对于“良俗”的适用应当尤为谨慎，过窄的范围限制会导致不公正，而过宽的适用会模糊道德与法律之间的界限。

（2）公序与良俗的关系：史尚宽先生指出，“公共秩序与善良风俗大部分同其范围，而且有时明为区别，亦甚困难。唯一者自外部的社会秩序方面言之，一者自内部的道德观念言之，同系以社会国家健全的发展为目标，而使障害此发展之一切法律行为悉为无效。然善良风俗与公共秩序亦非完全一致，有不违反善良风俗而违反公共秩序者，亦有不违反公共秩序而违背善良风俗者。”尊重善良风俗，符合国家社会的一般利益，而维护公共秩序，同样不悖于社会的一般道德观念。因而可以看出，其二者不仅在范围上大致相同，而且在理论上亦无大差异。日本的有关学说对公共秩序与善良风俗不做区分，而以“社会的妥当性”一语替代。

（3）公序良俗原则历史追溯：一般认为，公序良俗原则始于罗马法，是公共秩序与善良风俗的简称。其中，公共秩序侧重于强调“规范性”，即包括政策、措施等在内的各种社会规则与制度，而善良风俗更加强调“伦理性”，主要包括职业伦理、家庭美德及风俗习惯等道德观念。

1804年《法国民法典》中规定了公序良俗原则，随后德国、日本的法典中也对公序良俗原则做出了规定，最终这一原则被广泛应用于大陆法系的绝大多数国家和地区。李双元教授表示，在坚持社会本位的现代民法中，公序良俗原则已成为支配整个法秩序的价值理念，是大陆法各国普遍认可的基本原则。

随着各国之间交流的增多，人们越来越重视法律在治国理政中的重要作用。公序良俗原则也在英美法系国家传播开来。英美法系国家将公序良俗原则规定于本国的法律之中，或运用于具体的司法案件审判之中。但在英美法系国家中，公序良俗原则换了一个名字——公共政策。虽然名称有别，但二者的内涵和本质却是一致的，即都是为了限制私权利的滥用。

（4）公序良俗原则在我国法律中的体现：在我国《民法典》施行之前，虽然在原《民法通则》和原《合同法》的法律原则部分规定了涉及“公共利益”或“国家利益”的内容，但这些内容与真正意义上的公序良俗原则有出入。因此，在《民法典》之前，我国的正式单行法律文本中并未出现过公序良俗这一概念，而原《民法通则》第七条所规定的“民事活动应当尊重社会公德，不损害社会公共利益、扰乱社会经济秩序”则被视为公序良俗原则在民法中的体现。《民法典》在编纂过程中正式采用了“公序良俗”一词，这才替代了社会公德、社会公共利益这一说法。

对于公序良俗原则的概念，各国专家学者尚未达成共识。因为公序良俗原则内涵和外延的弹性很大，难以界定出公序良俗原则的边界。有学者认为，公序良俗原则指国家社会的一般利益与一般道德，它主要体现在一国现行法秩序之中，同时包括整个法秩序的价值理念与规范原则。

2.《民法典》对于公序良俗原则的适用

（1）公序良俗原则的规范构造：2014年，全国人大常委会在对《民法通则》《婚姻法》姓名权条款的立法解释中，首次明确提出了“不违反公序良俗”。2017年《民法总则》直接以部门法律规范的形式将公序良俗作为一项民法基本原则确定下来。2020年通过的《民法典》延续了这一制度设计，在将其确认为基本法律原则的同时，又在各个章节中进一步丰富了公序良俗的具体规定。至此，公序良俗的规范结构在民事法律体系中得以初步建立起来。

从条文构成上来看，《民法典》中既包含对公序良俗的原则性规定，也有对这一原则的规则化塑造。法律原则与具体规定共同构成了《民法典》中公序良俗的规范结构。具体而言，作为民法基本原则的公序良俗主要规定在总则编“基本规定”部分，分别规定了民事活动应遵守公序良俗原则（第八条），以及公序良俗在民事纠纷适用法源中的基本顺位（第十条）。另外，总则编还在“民事法律行为”部分规定了公序良俗对民事法律行为效力的影响（第一百四十三条、第一百五十三条），即违背公序良俗的民事法律行为无效。

（2）公序良俗原则的适用概况：公序良俗原则在司法实践中的适用较多体现在判决书中，通过在“中国裁判文书网”上用“公序良俗”“民事案由”等关键词和“2016年1月1日—2021年6月30日”的时间限定，分别以《民法典》第八条和《民法总则》第八条进行搜索，共搜索到判决书4039份，其中《民法典》第八条相关判决书191份，《民法总则》第八条相关判决书384份。

从案件涉及的民事案由来看，公序良俗原则涉及的案由范围广泛。其中合同、无因管理、不当得利纠纷所占比例最大，有2438件；其次是物权纠纷，有784件；婚姻家庭纠纷316件；人格权纠纷200件；侵权责任纠纷140件；劳动争议、人事争议84件；与公司、证券、保险、票据等有关民事纠纷42件；海事海商纠纷28件；知识产权与竞争纠纷3件。可以看出，公序良俗原则在商事领域适用较少，多适用于当事人为自然人之间的民事纠纷。

有关民事纠纷案件，从公序良俗原则看主要涉及几个方面。第一是婚姻家庭方面，如当事人在婚姻存续期间因存在不正当男女关系而产生的赠与合同、借贷合同等的效力问题，男女同居期间费用分担问题，婚约失效后的彩礼返还问题，协议婚姻、继承赡养等。第二是人格权纠纷，如祭奠权、隔代探望权等纠纷。第三是委托合同纠纷，即签订的委托合同所委托的事项违反公序良俗。第四是进行赌博、传销等违反公序良俗的活动而产生的经济纠纷。第五是侵害集体经济组织成员权益纠纷，通常表现为农村妇女结婚后在农村土地承包经营、集体经济组织收益分配、土地征收或征用补偿费使用以及宅基地使用等方面的权益受到侵害。此外，公序良俗原则还适用于许多其他领域，如商事领域、房屋租赁买卖等。

3. 公序良俗原则的功能

（1）倡导功能：公序良俗作为民事主体从事民事活动的导向。《民法典》明确要求，民事主体在开展民事活动时，不仅要严格遵守法律的基本规定，还必须尊重公序良俗。从《民法典》上述条文的规定可以得知，影响民事法律行为效力的因素除法律的强制性规范外，还包括公序良俗原则。因为公序良俗是法治底线，民事法律关系主体的意思自治表示一旦逾越了社会的道德底线，假如任其发生民事主体所欲追求的法律后果，将有可能会严重损害社会的公共秩序与传统道德理念。因而，违反公序良俗原则的民事法律行为将会被视为无效。这也是对公序良俗违反行为最强的一种否定性评价。民法规范正是通过否认这种公序良俗违反行为的效力，从而拒绝为实施不道德行为的民事主体提供法律支持。这种效力否认的真正目的并非为了惩罚和打击民事主体，而在于引导其尊重社会的基本道德观念。通过发挥这一法律原则的“倡导功能”，传递社会所普遍认可和接受的价值立场与道德要求，引导民事主体恪守公序良俗，保持社会整体秩序的相对稳定。

（2）裁判功能：公序良俗作为处理民事纠纷无法可依时的适用法源。《民法典》第十条为法官适用公序良俗提供了规范依据。在尚无可供直接适用的具体法律规则时，公序良俗作为相对抽象的法律原则，可以有效弥补具体法律规则的空缺。从具体的司法实践上来看，法官要么会将公序良俗作为定分止争的规范依据，要么会将其作为一种补强裁判的理由。

（3）控制功能：公序良俗作为民事法律行为的效力控制设置。不同于规定在“基本原则”部分的作为法律原则的公序良俗，《民法典》“民事法律行为”部分分别规定了公序良俗的法律效力控制效果：其一是违反公序良俗的民事法律行为无效，无法获得行为人期待的法律效力（第一百四十三条，负面评价）；其二是公序良俗是民事法律行为的效力导向，即只有符合公序良俗，其法律效力才可能被认可（第一百五十三条，正面倡导）。据此观之，公序良俗具有控制行为效力的功能，民事主体的民事法律行为一旦违背公序良俗，其法律效力将被视为无效。

本案判决书中有这样的描述，“如保安员采取合理措施仍需承担赔偿责任，则会让负有维护院区秩序的执勤人员在工作中无所适从，对妨害医疗秩序的行为不敢管、不愿管，从而不利于提高就诊效率，不利于良好就医环境的建立，最终损害就医患者的根本利益”，法官对于被告杨某履职行为的充分肯定是将公序良俗原则适用于司法裁判，将公序良俗原则的倡导功能、裁判功能、控制功能充分发挥的表现。

伦理与社会问题分析

（一）“号贩子”乱象与思考

“号贩子”俗称“黄牛”，就像本案中的原告，他们“游荡”在医院的各个角落，通过非法手段获取专家医生诊疗的号源，并加价转让牟利。他们将原本几十元的专家号抬高到几百元、几千元，不仅触犯了相关法律，还严重扰乱了医院正常的就诊秩序，破坏了公平就医环境，已成为导致“就医难”的一个重要因素，成为民众的切肤之痛。如今，加价倒卖专家号的号贩子依然猖獗。虽然各大医院加大了打击力度，但号贩子仍屡禁不止。据媒体报道，号贩子通过招收兼职人员，用“新面孔”通宵排队，俨然形成了一条“灰色产业链”。

号贩子问题无疑是对公共秩序的破坏，更是对患者的伤害。在优质医疗供需矛盾在短时期内尚无法解决的今天，社会亟待相关立法以规范公共医疗秩序，对号贩子进行严厉打击，保障患者合法权益。公平就医关系群众的切身利益，应从不同层面多措并举加大对于“号贩子”的打击整治力度。各地医疗主管部门应指导督促医疗机构健全内部管理机制，完善实名挂号制度、健全网上挂号制度、建立多部门信息共享机制和人脸识别信息系统等，建立患者身份甄别程序，加强技术防范和人力防范工作，通过织密“防护网”，让号贩子无处遁形。公安机关要严厉打击号贩子，发现一起查处一起，切实维护广大群众公平就医的权利。还要严厉打击医院内部人员与号贩子“里应外合”的不法行为，对倒号牟利的医院内部人员一经发现，严肃查处，绝不姑息，坚决斩断与号贩子相互勾结的“利益链”。

本案原告韩某曾经在医院倒卖挂号的号源，被保安抓住并移送公安机关，最终给予行政处罚，属于已经登记在册屡次作案的“号贩子”。事发当日距离韩某被公安机关行政拘留仅距10天，可见现行的处罚机制对于号贩子完全起不到惩戒作用，从一定程度上导致号贩子现象屡禁不止。因此，从国家层面制定完善相应的法律法规，用刚性的法律法规予以严惩，让大肆倒卖号源的号贩子受到应有的惩罚，是亟待完善的法律问题。

（二）以案弘道，倡导社会主义核心价值观

此案原告的第二条诉讼逻辑是“有枣没枣打一杆子，总有掉下来的枣”，这是普通人的心理，也是长期以来形成的“我惨我有理”“我伤我有理”的思想作祟。近年来，类似的诉讼案件屡见不鲜，如入室盗窃受伤而起诉室主；实施危害行为被发现后逃跑摔倒受伤提出索赔；欠债恶意逃避被债权人发现堵在派出所时逃跑坠楼死亡家属提出索赔；恶意挑衅滋事攻击他人导致自己受伤而起诉对方等。因此，在司法裁判中体现鲜明价值导向，倡导和鼓励符合社会主义核心价值观的行为，对违背社会主义核心价值观的行为进行制约和惩处，是将社会主义核心价值观融入法治建设的重要环节。

“核心价值观承载着一个民族、一个国家的精神追求，体现着一个社会评判是非曲直的价值标准”“构建具有强大感召力的核心价值观，关系社会和谐稳定，关系国家长治久安”“要在全社会大力弘扬和践行社会主义核心价值观，使之像空气一样无处不在、无时不有”……就培育和践行社会主义核心价值观，党的十八大以来，习近平总书记多次做出重要论述、提出明确要求。2021年，中共中央办公厅、国务院办公厅印发的《关于加强社会主义法治文化建设的意见》提出：“把社会主义核心价值观融入社会主义法治文化建设全过程各方面，实现法治和德治相辅相成、相得益彰。”社会主义核心价值

观发生作用主要在思想领域，作为一个评判是非曲直的价值标准，社会主义核心价值观对人们的行为选择具有指引和评价的作用，其最终目的是让人民拥有更加美好的生活和实现国家富裕强盛。国家根据社会系统正常运转、社会秩序有效维护的需要，把社会主义核心价值观的内在要求转化为法律规范，并要求人们通过执法、司法和守法活动予以践行。社会主义核心价值观与中华民族优秀传统文化同符合契，与民法的平等、诚信、公序良俗等原则息息相通。民事审判工作是培育和践行社会主义核心价值观的重要阵地，人民法院在民事审判中应更加强调诚实信用原则的适用，更加重视个案中的社会伦理评价，更加注重实质公平与追求和谐。

综上所述，黄牛现象破坏了社会和谐，践踏了平等，体现了不公正，更是让人们看不到诚信、友善。该案的判决结果是遵循社会主义核心价值观、维护社会公平正义的体现，是弘扬社会主义核心价值观的又一典型民事案例，对于打击违法犯罪行为、维护广大患者平等就医权益，保障医疗秩序的正常运转具有积极意义。

结　语

在一些民事侵权案件中，部分原告认为，只要我受到伤害，就该有人负责，就能获得赔偿，这是一种有悖于社会主义核心价值观的错误思想。对于不遵守公共秩序、甚至拒绝接受管理，还以人身损害为由向管理者索赔的情况，法院的态度很明确，就是要把维护社会公共秩序放在首位，对不遵守社会公共秩序、不服从公共管理的行为通过裁判方式予以否定性评价。对于当事人认为“我弱我有理”“我受伤我有理”的情况，法院也坚决从事实出发，以法律为准绳，杜绝“和稀泥”的做法，用裁判惩恶扬善、用裁判为公共秩序的维护者撑腰、用裁判传达正确价值观。

（刘诗卉　赵　双）

参 考 文 献

[1] 陈成文，陈静. 习惯与新时代基层社会治理［J］. 探索，2020（1）：131-141.

[2] 陈磊. 社会主义核心价值观典型案例择取与阐释原则探索［J］. 牡丹江大学学报，2021，30（10）：1-6，75.

[3] 邵建东. 德国民法总论［M］. 北京：法律出版社，2000.

[4] 钱敏. “审理一案，教育一片”：记最高法发布弘扬社会主义核心价值观十大典型民事案例［J］. 人民周刊，2020（11）：30-33.

[5] 秦小建，周瑞文.《民法典》公序良俗规定的宪法向度［J］. 湖北大学学报（哲学社会科学版），2021，48（4）：97-109，177.

[6] 宋才发，许威. 传统文化在乡村治理中的法治功能［J］. 中南民族大学学报（人文社会科学版），2020，40（4）：168-174.

[7] 孙梦娇. 公序良俗司法应用之法理分析：功能、理据与实证机制［J］. 法制与社会发展，2020，

26（2）：109-120.
[8] 王琼．号贩子逃跑摔伤索赔38万被驳回，法院判决杜绝“和稀泥”．北京日报：[EB/OL]. https：//www.sohu.com/a/463478808_163278.
[9] 徐进．《民法典》的公序良俗原则［J］．法制博览，2021（27）：68-69.
[10] 谢鸿飞．公序良俗原则的功能及其展开［J］．探索与争鸣，2020（5）：29-31.
[11] 易军．民法上公序良俗条款的政治哲学思考：以私人自治的维护为中心［J］．法商研究，2005（6）：97-104.
[12] 姚建军．将社会主义核心价值观融入释法说理之中［N］．人民法院报，2021-06-10.
[13] 徐亚文，李紫琦．公序良俗原则司法适用的实践研究［J］．河南科技大学学报（社会科学版），2022，40（2）：70-77.
[14] 戴芷宣．公序良俗原则适用研究［D］．东南大学，2017.

中国首例同性恋矫正治疗侵权案

——公正宽容对待同性恋者和保障同性恋者人格尊严

案情回顾

2014年7月31日，北京市海淀区人民法院开庭审理了我国首例“同性恋矫正治疗”侵权案，并于2014年12月19日做出一审判决。

原告A先生是同性恋者，长期受到来自社会与家庭的压力。2013年8月，他在B网络公司的搜索引擎网站上输入关键词“同性恋”“同性恋治疗”和“同性恋矫正”，均在第一条搜索结果里出现了C心理咨询中心的广告。2013年9月，原告致电C心理咨询中心，证实C心理咨询中心确实进行同性恋矫正业务。2014年2月8日，原告到C心理咨询中心咨询并接受了首次付费的“同性恋矫正治疗”，C心理咨询中心承诺可以矫正同性恋，并对原告进行了治疗。

原告A先生的诉讼主张是：第一，同性恋不是疾病，被告侵犯了其人格尊严。1990年世界卫生组织正式把同性恋从当时的疾病名册中删除，意味着不再视同性恋为任何疾病，同性恋是人类性取向中一种正常类别，不需要治疗。世界卫生组织还通过声明呼吁各国政府，强烈反对诊所和医院提供性取向治疗，并应立法惩处或制裁提供性取向治疗的机构。2001年，《中国精神障碍分类与诊断标准第3版（CCMD-3）》也将同性恋从精神疾病名单中剔除，实现了中国同性恋非病理化。第二，矫正治疗同性恋系非法医疗行为，在广告中宣传能对同性恋矫正是虚假宣传。C心理咨询中心将同性恋者作为患者对待进行治疗，B网络公司作为广告发布者以商业推广形式发布该虚假广告，B网络公司与C心理咨询中心两被告均违反了《广告法》和《消费者权益保护法》（以下简称《消保法》），应当共同承担侵权连带责任。

被告C心理咨询中心答辩意见是：并未承诺原告A一次性缴费可以治疗好同性恋，原告A接受的是心理咨询与心理疏导，并非医疗矫正。

被告B网络公司答辩意见是：第一，B搜索引擎和心理咨询行为无相关性，没有证据表明通过B搜索相关信息及通过相关机构进行咨询时对原告A有损害；第二，B推广服务并非广告而是搜索引擎服务，搜索引擎服务商对第三方的服务或产品无相应法律责任。

2014年12月19日，北京市海淀区人民法院对本案做出一审判决。一审判决认为，C心理咨询中心通过B搜索功能中的关键词推广服务，自行选定购买关键词，使其网站链接在通过搜索“同性恋治疗”一词时排列首位；该中心主任姜某高级心理咨询师的资质不实；同性恋并非精神疾病，C心理咨询中心承诺可以进行治疗属虚假宣传，借助工具的治疗行为已超出心理咨询的范围；利用网络侵害他人民事权益，使原告A作为网络信息服务的消费者的合法权益受到损害，误导同性恋者前去治疗，造成支出诊疗费、交通费等财产损失应予赔偿。该中心违反《精神卫生法》中心理咨询人员不得从事心理治疗或者精神障碍的诊断、治疗的相关规定，借助相关仪器进行治疗，对原告的精神造成一定程度的损害，虽未达到需要进行精神损害赔偿予以抚慰的程度，但原告A要求赔礼道歉的诉讼请求，符合相关法律规定，予以支持。对原告A同性恋可以被矫正治疗系对其人格尊严侮辱的主张，C心理咨询中心的行为固然存在不当之处，但相关宣传并非针对原告本人，同性恋是否可以被治疗并未对原告A作为具体个体的人格尊严造成损害，对此主张不予支持。关于B网络公司在其推广服务中未阻止C心理咨询中心将“同性恋治疗”等词设定为关键词，《民法典》规定网络服务提供者承担连带责任的前提是知道网络用户利用其网络服务侵害他人民事权益，未及时采取必要措施进行处理。B网络公司无法对该中心所有的经营行为进行监督，且鉴于同性恋是否为精神疾病，能否被治愈等问题尚需普及和被公众认知，B网络公司事前难以认识到该关键词的选取存在不当之处，接到本案诉状后该公司亦停止对该系列关键词的推广使用，一审判决认为其审查已尽到了相应的注意义务，对于原告要求B网络公司与C心理咨询中心共同承担侵权责任的诉讼请求不予支持。一审判决结果是：①本判决生效后10日内，被告C心理咨询中心在其经营的网站首页就其针对专业治疗同性恋的虚假宣传，以及超出咨询范围对原告A进行治疗的行为公开赔礼道歉，致歉内容需持续48小时；②C心理咨询中心赔偿原告A经济损失3500元；③驳回原告A对C心理咨询中心的其他诉讼请求；④驳回原告A对被告B网络公司的全部诉讼请求。

法律问题分析

中国首例同性恋矫正侵权责任案引起了社会各界的广泛关注，毋庸置疑，作为全国首例，这一判决结果意义重大，除能给类似的案件起到参考作用，还能推动同性恋群体借助法律途径维护自己的合法权益，推动公众观念转变。但也有学者提出，此例判决对原告诉讼请求的部分支持，体现了对同性恋者的人文关怀，但对原告侵害人格尊严的诉讼请求，以及对网络公司虚假广告的诉讼请求予以驳回，降低了本案在保护同性恋者合法权益方面的社会价值，令人遗憾。同性恋是否属于有悖于自然的病态现象，对同性恋的“矫正治疗”是否侵害了同性恋者的人格尊严，以及搜索引擎对同性恋者治疗进行宣传是否构成虚假广告责任等问题，仍有继续深入探讨的广泛空间。本文对为同性恋者进行治疗究竟是否属于侵权行为这一法律问题进行重点剖析。

（一）同性恋者的人格尊严应得到法律保障

1. *国际社会对同性恋的认识过程* 同性恋是自古以来就存在的。在古希腊文明中，就有相关记载描述成年男子与12～16岁间的男少年的热恋，古希腊神话经常提及男神阿波罗与少年男童间的爱恋故事。但后来由于基督教教会的兴起，教会将同性恋列为“违反天性”的行为。受到教会法的深刻影响，很多西方国家开始立法反对同性恋以及同性性行为。1868年，著名的人权主义者科尔特贝利为抨击德意志帝国新宪法中对男同性恋歧视的法令，首次创造出了不带歧视的英文单词“homosexuality”（同性恋），以取代极具贬义色彩的“sodomite”（鸡奸者）。后来德国精神病学家理查德·克拉夫特·埃宾，《性精神病态》的作者，将临床病理学的诊断方法用于分析同性恋心理和行为。相应地，精神病学专家创造出了一系列针对同性恋的矫正方法。

后来，因同性恋组织与精神病学界的抗争不断发生，20世纪60年代暴发了西方同性恋解放运动，人们逐渐开始关注同性恋群体，同性恋者的法律地位也不断得到提高。但直到1990年，世界卫生组织才终于将同性恋从CD-10精神与行为障碍名单中剔除。1999年世界性学会第14次世界性学会议上发表的《性权宣言》（Declaration of Sexual Rights）认为，性为人之基本权利，是构成人格的一部分。作为人的基本权利中的一部分，亦应得到社会的承认、促进与尊重。从大陆法系国家来看，当“同性恋不再是罪，同性恋不再是病”的观念在欧洲被广为接受，法律对同性恋者追求幸福的人权予以保护的序幕也就拉开了。

1989年6月，丹麦通过了《登记同居伴侣法》，成为第一个认可同性伴侣法律地位的国家。之后，挪威、瑞典、德国、荷兰、匈牙利、比利时、法国、芬兰等国也通过了类似法律。美国前总统克林顿于1996年签署了《婚姻保护法案》，界定婚姻为一男一女，否认同性恋伴侣具有异性恋夫妻同等的权利，但2013年该法案被美国最高法院推翻了，体现了保护同性恋者权利的立场。

2. *我国社会对同性恋的认识过程及存在的问题* 观察我国社会发展历程，自古也存在有同性相恋，亦有“余桃”（春秋）、“断袖”（汉代）、龙阳君（战国）、安陵君（战国）等历史故事。史载龙阳君为魏王“拂枕席”，弥子瑕与卫灵公“分桃而食”。于是后人便以“龙阳”“安陵”“余桃”“断袖”等语暗指同性恋现象。可见，中国封建社会，同性恋未被视为淫乱之举，反倒是一种附庸风雅的行为。

清朝灭亡之后，五四运动效仿西方之路的各种运动不断兴起，从20世纪30年代开始，中国大众不断受西方思想和基督教的影响，开始认为同性恋作为非主流性文化，是一种精神疾病，视同性恋者为“病态”和“不正常”的。1940年之后近50年间，中国大陆从未有过关于同性恋者的学术研究论文。直到2001年第3版《中国精神障碍分类与诊断标准》才将“同性恋”从精神障碍名单中剔除，为同性恋正名。至此，同性恋者终于摆脱了“精神病患者”的阴霾，这说明随着社会文明的不断发展，人们对性文化的认识正不断完善，对同性恋者的看法也发生了巨大的变化。

3. 同性恋者具有完整独立的人格，不存在人格缺陷 同性恋不是疾病，而是从人类诞生以来就存在的一种社会现象，是人对生活和性倾向的自身选择。在法律面前，人人都是平等的，都具有平等、独立的人格，其人格权和人格利益必须得到法律的尊重与保护。同性恋者与其他人一样，不因同性恋的性取向而存在任何人格缺陷。同性恋者作为与异性恋者并无二致的完全理性、自治的人，均应是法律所保障基本权利的民事主体，应该享有与异性恋者完全平等的民事权利。同性恋者的诸如人格自由、人格尊严和性自主权等人格权益，均应受到法律保障。

尽管如此，目前社会对同性恋者的歧视与不平等待遇仍然时有发生。一些人利用同性恋者本身的不安与恐慌，或者家长对同性恋子女的不解与担忧，借机牟利，导致诸如本案件中“同性恋矫正”或“同性恋治疗”等类似产业的诞生。如若社会大众平等地看待同性恋者，尊重其人格尊严以及对自身性倾向的选择自由，并视其为与异性恋同样的一种生活方式，当然也就不会存在矫正同性恋者性倾向的必要了。

对此，韩国的经验值得参考。同为大陆法系的韩国，无论是法律框架构建还是社会传统观念，都与我国类似。韩国司法审判在对同性恋者人格权益保护方面发挥了积极的促进作用。2013年11月，韩国大法院关于同性恋争议案的裁判，引起了社会的高度关注。韩国电影等级委员会在对电影《朋友之间》的审查中，认为该影片属于青少年不可观看级别，但出版该影片的电影公司认为其应为15岁以上观看级别，因而认为韩国影片委员会对该影片有歧视色彩。韩国电影等级委员会的作法明显是认为相对于异性恋，同性恋题材属于青少年不宜观看内容，对同性恋歧视并将其视为一种非常态现象。该案经首尔中级法院一审以及韩国大法院终审，均支持了原告电影公司的主张。

在韩国大法院的终审判决中，以下几点尤其值得我国相关判例和立法所参考：一是判决书将同性恋者尊重地称为“性的少数者”，肯定了同性恋者只是性倾向不同于大部分人的少数人，是正常的人，具有完整的人格，“社会对同性恋者的理解与关心有待提高”；二是“同性恋者不存在任何对社会的危害性，其与异性恋者一样，只是一种对性倾向的自我选择”；三是“对同性恋者的包括人格权、幸福追求权、性的自我决定权、知情权、性自由表达权以及平等权等基本权利”，应当予以充分地尊重与保护，不得歧视或任意践踏同性恋者的人格尊严。在我国，司法实践应当对于这部分少数群体给予法律上的支持，帮助他们能够与其他人一样拥有正常的生活；在立法上，亦应寻求适当方法，表明对同性恋者人格权益的尊重和关怀，避免对同性恋者的人格歧视。

4. 同性恋者的人格尊严应得到充分保护 人拥有与生俱来的包括人格尊严在内的各项人格权益。而人格尊严作为人的最基本的一项神圣而不受侵犯的权利，是全部人格权的根基。人格尊严是人基于自己所处的社会环境、工作环境、地位、声望、家庭关系等各种客观要素，对自己人格价值和社会价值的认识和尊重，是人的社会地位的组成部分。《世界人权宣言》确认，“人人生而自由，在尊严和权利上一律平等”“人人有资格享有本宣言所载的一切权利和自由，不分种族、肤色、性别、语言、宗教、政治或其他见解、国籍或社会出身、财产、出生或其他身份等任何区别”；在“法律面前人人平等，并有权享受法律的平等保护，不受任何歧视”“每个人，作为社会的一员，有权享受社会保障，并有权享受他的个人尊严和人格的自由发展所必需的经济、社会和文化方面各种权利的实现”。

既然同性恋只是一种生活方式的选择而已，同性恋者则具有完整独立的人格，不存在任何人格缺陷。同性恋者作为社会的一员，理应享有社会和法律对其人格尊严和人格权的平等保障，任何对同性恋者的歧视行为都应受到法律的禁止。即使在社会开放与发展的今天，同性恋者的平等权利运动蓬勃发展之时，同性恋者依旧是社会的弱势群体，仍然处于法律保护的弱势地位；由于来自社会和家庭等方方面面的压力，使其不断压抑着对自身权利的诉求。司法作为社会公平、正义的裁判者，面对来自同性恋者的诉求，蒙上双眼的司法女神究竟应当如何切实保障这一群体的权益，保障其在法律面前的平等公正？民法以人为本，尤其是民法的人格权法中所体现的都是如何保障与维护人之为人的尊严。凡是违反人格尊严的一切行为都是违法行为。平等、公正地对待同性恋者，保护其合法权益不受侵犯与人格尊严不受践踏，是民法的基本功能。

（二）将同性恋视为疾病的行为是否应当承担侵害同性恋者人格尊严的侵权责任

本案中原告A认为被告C心理咨询中心将同性恋视为疾病的行为是对其人格尊严的侮辱，应承担相应侵权责任。判决中虽未支持原告A的主张，理由为被告C心理咨询中心的宣传行为并非针对原告A本人，因此不构成对具体个体人格尊严的侵犯及损害，但亦明确了将同性恋视为疾病的行为确属不当行为。该行为在民法中应如何定性，如何承担责任，尚有讨论空间。

1. *是否构成侵权行为*

（1）将同性恋视为疾病的行为侵害的客体不是具体人格权，而是同性恋者的一般人格利益：将同性恋视为疾病的行为所侵害的客体，是民法规定的具体人格权所无法涵盖的。根据当时的法律规定《民法通则》采用的是列举模式规定具体人格权，如生命权、健康权、身体权、姓名权、名称权、肖像权、荣誉权、隐私权、人身自由权与婚姻自主权等，这些具体人格权均不是该行为所侵害的客体。但是，把同性恋当作一种精神障碍进行矫正治疗，确实是对同性恋者人格的侵害，由于该行为所侵害的客体的特殊性，不能为任何一个具体人格权所涵盖，因而把同性恋当做精神疾病的行为不能界定为侵害具体人格权的侵权行为。

因此，所侵害的客体应当被认为是一般人格利益。一般人格利益指法律采用高度概括方式赋予人的一种抽象的人格利益。人格尊严是这一高度概括的概念中最重要、也是最基本的内容。其较之于具体人格利益，具有高度的概括性与抽象性，是一般人格权所保护的客体。而一般人格权保护的是高度概括的人格利益，包括人格平等、人格自由和人格尊严。20世纪90年代我国民法通过继受德国法的一般人格权理论，构建了我国自己的一般人格权学说和实践做法，并由我国司法解释所确认。在《德国基本法》中，人格尊严与人格自由都具有极其重要的意义，特别是司法审判和学术界从该法第一条（人的尊严）和第二条（发展人格）中推导出了一般人格权，并将其作为现行法，具有了民法上的法律效力。我国《民法通则》除对具体人格权进行明确规定外，在第一百零一条对人格尊严作了规定，使它具有对一般人格权进行法律保护的重要意义。一般人格权所保护的人格利益内容丰富，是人格权一般价值的集中体现，所以不具备具体人格权的明确指向性，更多的是作为一种补充具体人格权中出现的空白的兜底条款。侵害人格独立、人格自由、人格平等和人格尊严，同样构成侵权行为，行为人应当承担侵权责任。

同性恋者具有和其他人一样的人格，不存在任何人格缺陷，依法享有各项具体人格权和一般人格权，其一般人格利益应得到同样的法律保护。对同性恋进行矫正治疗，是对拥有独立、完整人格的同性恋者的一般人格利益的严重侵害。将同性恋视为疾病这一行为所侵害的客体，不具备任何一种明确的具体人格权属性，因而属于一般人格权的范畴，侵害的是同性恋者的一般人格利益。

（2）对一般人格利益的侵害构成对人格尊严的侵害：人格尊严是人之所以为人的尊严。而一般人格利益表现为以人格尊严这一概念为基础的整体高度概括的人格利益体系。换言之，如若某行为侵害了人格尊严之时，便侵犯了人的以人格尊严为核心的人格利益，进而侵犯了人的一般人格权。为同性恋者矫正治疗这一行为所侵害的客体，是为具体人格利益所无法涵盖的一般人格利益，其实质侵害的就是同性恋者的人格尊严。所以说，对同性恋者人格尊严的侵害，便构成了对其一般人格权的侵害。

对一般人格权益的保护表现为人格尊严神圣而不可侵犯。面对随着时代发展而层出不穷的新型权利，人格权也会出现同样的难题。将人格尊严这一一般人格权明确列为保护的对象，可以对具体人格权所无法涵盖的权利予以兜底式救济。同性恋矫正治疗所侵害同性恋者的客体无法被任何具体人格权所包括，因此，被认定是对同性恋者的人格尊严的侵害，就是对其一般人格利益的保护，确保了自然人的合法人格权利受到法律的完整保障。

一般人格权作为对具体人格权的补充，在面对类似于同性恋矫正案等新型侵权案时，又无法通过具体人格权进行保护的情况下，作为兜底性权利，可以为司法实践中保护各种新的人格利益提供司法审判的法律依据。而人格尊严作为一般人格权中最重要的内容，对其侵害就必然构成对一般人格权的侵害，可以直接按照侵权行为的法律适用规则处理，解决对一般人格权侵权纠纷的法律适用问题。

（3）认定该行为侵害人格尊严的法律依据：在目我国法律体系中，关于人格尊严的规定分为3种形式：一是《宪法》的原则规定，《宪法》第三十八条规定“中华人民共和国公民的人格尊严不受侵犯。禁止用任何方法对公民进行侮辱、诽谤和诬告陷害”；二是《民法典》第九百九十条“人格权是民事主体享有的生命权、身体权、健康权、姓名权、名称权、肖像权、名誉权、荣誉权、隐私权等权利。除前款规定的人格权外，自然人享有基于人身自由、人格尊严产生的其他人格权益”“公民、法人享有名誉权，公民的人格尊严受法律保护，禁止用侮辱、诽谤等方式损害公民、法人的名誉”的规定；三是《残疾人保障法》《未成年人保护法》《消费者权益保障法》等单行法的相关具体规定，如《消费者权益保障法》第四十三条规定的经营者违反本法第二十五条规定，“侵害消费者的人格尊严或者侵犯消费者人身自由的，应当停止侵害、恢复名誉、消除影响、赔礼道歉，并赔偿损失”等内容。后两种形式其实都具有将人格尊严这一宪法所赋予的基本权利不断地具体化，并通过民法予以获得认可与救济的意义，是一般人格权的立法依据。另外，按照最高人民法院《关于确定民事侵权精神损害赔偿责任若干问题的解释》的规定，违反社会公共利益、社会公德侵害他人隐私或者其他人格利益，受害人以侵权为由向人民法院起诉请求赔偿精神损害的，人民法院应当依法予以受理。该司法解释也为我国在司法审判实践中对一般人格权的保护提供了司法裁判的依据。

2. 侵害同性恋者人格尊严的侵权责任承担

（1）适用的法律：该侵权行为的认定应当适用一般侵权责任的认定原则。行为人因过错侵害他人民事权益，应当承担侵权责任。根据法律规定推定行为人有过错，行为人不能证明自己没有过错的，应当承担侵权责任。

（2）侵权责任构成：民事侵权行为指行为人侵害他人财产和其他合法权益依法应承担民事责任的行为，民事侵权责任构成要同时具备如下4个要件，即侵权行为的存在、损害后果的存在、因果关系及行为人主观上的过错。

侵权行为的归责原则是确定行为人民事责任的理由、标准或根据。归责原则是由社会经济生活条件为基础的法律上用以确定行为人责任的指导思想的具体体现。在我国侵权法上，侵权责任的归责原则分为过错责任原则、无过错责任原则和公平责任原则三种，其中过错责任原则为一般归责原则，即在一般情况下我国的侵权诉讼遵循的是有过错才赔偿。至于其他的过错推断、无过错责任原则、公平责任补偿等都是例外，要求要有法律规定。所以，遭受损害的人在主张他人承担责任时，必须要举证被主张者的行为存在过错。

“称同性恋可以被矫正”这种行为的违法性表现在，将并非疾病状态的同性恋行为认定为疾病，并对其矫正治疗进行宣传，违反对同性恋者人格尊严的不可侵害义务，具有违法性。

该行为造成的损害，一是同性恋者因人格尊严受到贬损而造成的精神损害，是对同性恋者精神利益的损害。二是进行矫正治疗后，同性恋者健康利益受到损害，即在对同性恋者进行治疗中使用电击等治疗方法，致使被治疗者造成人身损害，同样构成损害事实的要件。

侵权行为与损害后果的因果关系要件表现在宣传行为与同性恋者的精神损害或者人身损害的后果之间，具有的引起与被引起的关系。其中，宣传同性恋者可被矫正治疗的违法行为是原因，与被治疗的同性恋者的精神损害或者人身损害为后果，二者之间具有引起与被引起的因果联系。符合这一要求，即构成侵权责任。

该侵权责任的主观要件，主要是故意，即明知同性恋不是疾病，C心理咨询中心以营利目的进行治疗。当然也存在过失的情形，即因疏忽或者懈怠而不知同性恋为疾病。无论故意或者过失，都构成侵权责任。

（3）该行为应承担的侵权损害赔偿责任：将同性恋视为疾病并实施矫正行为的民事

主体应当承担侵权责任。侵权责任的表现方式主要包括停止侵害、损害赔偿等，其中损害赔偿包括精神损害赔偿和人身损害赔偿。

（三）C心理咨询中心开展电击治疗是否属于非法行医

行医是关系到人民生命健康的特殊职业，因此，国家对这一行业的管理极为严格。不仅对行医者的资格加以严格限制，要求行医者除要有良好的政治思想条件外，还要具备一定的技术资格，以保证医疗质量，保障人民的生命健康安全。非法行医主要指《医师法》第三十九条规定的“未经批准擅自开办医疗机构行医或者非医师行医”和《基本医疗卫生与健康促进法》第九十九条规定的“未取得医疗机构执业许可证擅自执业”的行为。非法行医不仅扰乱了已建立的良好的医疗卫生工作管理秩序，还侵犯了就诊人的身体健康和生命安全。因此，非法行医行为一经认定将面临卫生主管部门的行政处罚，情节严重者将被认定为非法行医罪。

在非法行医行为的构成要件上，对行医行为的认定是核心。非法行医行政违法行为构成要件主要有以下2点：一是主体，行为主体无合法资格，即未取得医师执业证或未取得医疗机构执业许可证。二是行为，行医（“行医”“执业”），即实施医疗业务，行为属于医疗行为和业务行为。

本案中C心理咨询中心营业执照显示的该中心营业范围为心理咨询，并不包含心理治疗。而该中心向原告A实施的电击行为明显已超出心理咨询的范围。姜某作为该中心法定代表人，也是为原告A实施咨询和治疗的人员，他向法院提交的“高级心理咨询师证书”经审查存在资质不实的情况。C心理咨询中心违反《精神卫生法》中心理咨询人员不得从事心理治疗或精神障碍的诊断、治疗的相关规定。因此，C心理咨询中心开展电击治疗行为应属于非法行医。

关于非法行医行为的违法处罚，涉及机构的处罚及个体的处罚。机构未取得《医疗机构执业许可证》擅自开展诊疗活动，这种情形即俗称的“无证行医”。对机构来说，其行为违反了《医疗机构管理条例》第二十四条的规定，应当按照《医疗机构管理条例》第四十四条进行行政处罚，对“无证行医”点进行取缔，责令其停止执业活动。而对于在无证机构行医的行医人来说，如果行医人也没有行医资质，很明显应当对行医个人按照“非医师行医”进行处罚。

2020年6月1日，《基本医疗卫生与健康促进法》正式施行，该法第九十七条规定：“违反本法规定，未取得医疗机构执业许可证擅自执业的，由县级以上人民政府卫生健康主管部门责令停止执业活动，没收违法所得和药品、医疗器械，并处违法所得五倍以上二十倍以下的罚款，违法所得不足一万元的，按一万元计算。”该法进一步加大了对非法行医等违法行为的查处力度。

伦理与社会问题分析

（一）同性恋群体的伦理境遇及生存现况

该案作为我国首例“同性恋矫正治疗”案例，其判决结果意义重大，不但推动了同性恋群体借助法律途径维护自己的合法权益，而且在宣判的当日，该案即引起了社会大众对同性恋群里的关注与讨论。在异性恋占主导地位的社会大环境中，同性恋群体面临着诸多困境，处于社会的边缘化，并大众用“有色眼镜”看待，具有边缘性和标签性。然而随着社会的发展、西方文化的输入以及思想观念的转变等因素，同性恋群体也逐步迎来常态化和合法化。

1. *同性恋群体具有边缘化和标签化*　同性恋作为一种社会现象，在人类历史上、社会文化中已经普遍存在了几千年，古今中外都存在的一种行为模式。但直至现今，同性恋现象仍然是一个边缘化的社会现象，同性恋者也仍然是一个边缘化和被标签化的社会群体。

部分大众认为同性恋者违背了“同性相斥，异性相吸”的常规伦理，认为其喜欢同性的心理是一种病态，将其贴上了“心理疾病”的标签，也使某些无良心理咨询所迎来了商机，导致“同性恋矫正治疗”的出现；部分大众受到媒体的错误引导，出于对艾滋病的恐惧，将同性恋和艾滋病结合在一起，只要提到同性恋，大众第一反应就是艾滋病、梅毒等传染性疾病。同样，对于同性恋群体自身来说，受到家庭根深蒂固的婚姻、继承观影响，迫于家庭、生活、工作的压力，隐瞒自己的性取向，甚至不得不与异性结婚，使双方都承受着心理的压抑和不满。本案中的A先生便是如此，据A先生所述，其在B网站上搜索“同性恋矫正治疗”的原因就是迫于父母的压力，想去尝试改变自己的性取向。

因此，大众的歧视、法定权利的缺失和不明确，使同性恋群体饱受着社会的偏见，得不到社会大众的认可和支持，权利难以得到保障，失去了正常而体面生活的自由，同时也丧失了追求幸福婚姻的权利。

2. *同性恋群体具有合法化和常态化*　随着社会的发展、人们思想的转变、同性恋者维权意识的增强及同性恋者自身的努力，同性恋者的法制环境越来越好，已经被越来越多的国家合法化。保护同性恋者的各项权利，并使同性恋者得到更多的关爱、合法保护和认可。

在这个多元化的年代，由于思想不断地解放、价值观念不断地更新，人们对同性恋者也慢慢地接受，再看“同性恋”一词或者是同性恋现象，更多的是接纳和宽容。同性恋的社交空间也在不断扩大，同性恋慢慢走出了被视为“道德败坏”的伦理困境，社会大众对于同性恋者也逐渐变得宽容和理解。在这种背景下，虽然同性恋被认可的道路还很漫长，但已经慢慢被常态化了。

（二）同性恋群体的伦理解决路径

1. *以公正伦理原则对待同性恋群体* 在多元化的社会中，需要以公正原则来对待同性恋群体。在社会主义核心价值观中，公正一词可以理解为："即社会公平和正义，它以人的解放、人的自由平等权利的获得为前提，是国家，社会应然的根本价值理念。"首先，要尊重同性恋者的合法权利，即在社会上形成一个公平的氛围，人们要尊重同性恋者，建立平等、友好、互助的社会交往体，没有歧视和偏见。其次，建立起逐步完善的同性恋法律体系，在我国社会伦理道德还没普遍认可同性恋的情况下，同性恋者需要有法律的保护和保障，这样才能使同性恋者得到实际意义上的尊重和公平对待。

2. *以宽容的态度对待同性恋群体* 对同性恋的宽容态度是一个社会文明程度的标志，已经有越来越多的人认为，同性恋者作为社会上的成员，同样靠劳动创造社会价值和社会财富，用自己的双手创造属于自己的幸福生活。因此，我们应该尊重他们的生活方式和社会权利，应公正、平等、宽容地看待他们，不应因为他们恋爱生活的性取向而歧视他们。他们有自主选择、发展自由个性的权利，我们应尊重他人的选择自由，使同性恋者感受到实际意义上的宽容。但宽容并不是无限度的宽容，同性恋者在社会没有明文约束其性行为和恋爱行为的大环境下，也应学会自律，不应因缺乏约束而频繁更换性伴侣、单纯地满足自己的欲望和刺激感，从而导致艾滋病等疾病的大量滋生和社会风气的恶化。同性恋群体应科学地认识自我情感和大众文化，追求积极向上、健康乐观的恋爱和性结合。

结 语

中国首例"同性恋矫正治疗"案的胜诉具有深远的意义，这是法律领域首次清楚、正面地描述同性恋，也为同性恋群体积极维护自身的权益有着极大的推动作用。作家李银河表示"同性恋不是精神疾病，不需要治疗。电击这种治疗同性恋的方法'在全世界眼中就像丑闻一样'"。在如今这个多元化的社会，希望有很多的人能够正确认识同性恋群体，能够以公平、包容的态度对待同性恋群体，也希望我国能够进一步为同性恋群体提供切实有效的法律保障。

（陈 伟 刘诗卉）

参 考 文 献

[1] 陈则恒. 从国际法角度审视中国同性恋立法［J］. 中国商界（下半月），2009（2）：277-293.

[2] 黄玉奇. 人权保护视角下的我国同性恋群体研究：从"同性恋矫正案"出发［J］. 绵阳师范学院学报，2018，37（4）.

[3] 李世攀. 论同性恋的自我认知与社会认同：探究同性恋与伦理道德的关系［J］. 戏剧之家，2019（2）：201-203.

[4] 李霞. 论同性婚姻合法化 [J]. 河北法学，2008（3）：101-104，109.
[5] 李银河. 同性恋亚文化 [M]. 呼和浩特：内蒙古大学出版社，2009.
[6] 马特，袁雪石. 人格权法教程 [M]. 北京：中国人民大学出版社，2007.
[7] 莫嫣. 伦理领域中的当代中国同性恋现象审视 [J]. 长春理工大学学报（社会科学版），2013，26（9）：80-81.
[8] 王利明. 人格权法中的人格尊严价值及其实现 [J]. 清华法学，2013，7（5）：5-19.
[9] 杨立新，吴烨. 为同性恋者治疗的人格尊严侵权责任：兼论搜索引擎为同性恋者治疗宣传的虚假广告责任 [J]. 江汉论坛，2015（1）：122-128.
[10] 杨立新. 人格权法 [M]. 北京：法律出版社，2011.
[11] 杨立新. 侵权法论（上册）[M]. 北京：人民法院出版社，2013.
[12] 郗立军. 一般人格权受侵害的认定方法探讨 [J]. 四川师范大学学报（社会科学版），2011，38（6）：67-73.

我国未成年人文身民事公益诉讼第一案

——未成年人的权益和社会公共利益

案情回顾

章某自2017年6月1日开始从事文身经营，未办理营业执照，未取得卫生许可证、健康证，文身服务的消费者中包括未成年人。章某累计提供文身服务的消费者总数约几百人，其中未成年人所占比例约七成。接受文身的未成年消费者中存在帮派成员。2018—2019年，曾有未成年人家长因反对章某为其子女文身而发生纠纷，公安机关介入处理。此后，章某仍然向已存在文身的未成年人提供文身服务。章某确认为本案所涉40余名未成年人提供文身服务，文身图案包括“一生苏北”“一生戮战”、艺妓、二郎神、关羽、般若、唐狮、画臂、满背等，并为7名未成年人清除文身，分别收取数十元至数百元不等的费用。涉案文身未成年人陈述，章某在提供文身服务时不核实年龄及身份，部分未成年人及其法定代理人陈述，因文身导致就学、就业受阻。同时被告章某在未取得医疗美容许可证的情况下，为李某、戈某、孙某等7名未成年人清除文身。经检测被告章某文身时使用的颜料每1kg中含有11mg游离甲醛，超出每1kg中5mg的报告检出限。

法律问题分析

（一）章某的行为是否构成侵权

在答辩中，章某称法律并未禁止任何个人和单位为未成年人文身，他向未成年人提供文身服务，双方之间形成服务合同关系，接受文身服务的未成年人中，有的已经参加工作，可以视为完全民事行为能力人，有的年龄在十六七岁，对于文身可以做出独立判断，具有明确认知，该行为无须经过法定代理人追认即属有效。故不应认定为侵权。笔者认为章某的行为已构成侵权，具体分析如下。

1. *章某提供的服务存在缺陷* 首先，根据《个体工商户条例》《个体工商户登记管理办法》《公共场所卫生管理条例》等法规，营业执照、卫生许可证和从业人员健康证等是个体经营户开展经营活动所必须具备的。而且文身属于有创行为，文身服务使用的器械直接作用于人体皮肤，使用的药水会随着创口渗入，如果卫生条件不达标或者操作不当很容易造成感染和伤害。

章某在提供服务时不具有营业执照、健康证、卫生许可证等证明其营业合法合规的相关证件，属于违法违规经营，执业主体瑕疵。在明知自己缺乏相关资质和安全保障的情况下，章某仍选择为到店消费者提供存在安全风险的服务，属于提供瑕疵服务的行为。

其次，经检测，章某文身所使用的颜料中游离甲醛超标1.2倍，含有毒有害成分，对人体嗅觉、肺功能、肝功能和免疫功能等方面均会产生不良影响。服务内容亦存在缺陷。

最后，章某还为多名未成年人清除文身。《医疗美容项目分级管理目录》中将“去文身”列入医疗美容项目，《医疗美容服务管理办法》第十五条规定：“实施医疗美容项目必须在相应的美容医疗机构或开设医疗美容科室的医疗机构中进行。”洗文身属于医疗行为，经营场所和人员必须具有医疗机构执业许可证和医师资格相关证书。而章某文身店并不属于医疗机构，章某也并未取得医疗美容许可证，在此前提下，章某为多名未成年人清洗文身的行为，涉嫌非法行医。

2. *章某向未成年人提供文身服务本身违法* 从医学生理角度来看，文身需要刺破皮肤，也就是人为地破坏人体的第一道防御屏障。文身本身就是有害健康的行为，有可能会造成感染、免疫功能下降、肉芽肿、瘢痕疙瘩、过敏等。而且文身清洗成本高、周期长，甚至可能对皮肤造成二次伤害，留下瘢痕，具有不可逆的特点。文身未成年人一旦后悔，悔恨感将长期伴随，造成持久的精神伤害。未成年人正值生长发育期，任何作用于未成年人身体的行为均应当受到合理规范，否则将可能改变未成年人正常的身体发育状态，影响健康成长。文身行为侵害了《未成年人保护法》规定的未成年人的“生存权、发展权、受保护权、参与权等权利”。

从未来发展角度来看，未成年人之所以要受到特别优先的保护，是因为他们还处于世界观、人生观、价值观的塑造阶段，对世界认知不足，思想还不够成熟，容易受到外界的引诱和鼓动，容易“意气用事”。但一时的冲动所带来的后果不是未成年人有限的认知所能预估的。因此，《民法典》第十九条规定：“8周岁以上的未成年人为限制民事行为能力人，实施民事法律行为由其法定代理人代理或者经其法定代理人同意、追认；但是，可以独立实施纯获利益的民事法律行为或者与其年龄、智力相适应的民事法律行为。”将限制民事行为能力人实施的民事法律行为的范围进行合理限缩，防止他们因为心智不成熟而遭受利益侵害。未成年人心智不够成熟，对文身的社会影响和后果认识不够，不能够对自己当下所做的事有长远的思考与认识。容易因叛逆、跟风、模仿等原因选择文身，对于未成年人未来升学就读、就业选择等方面都会带来一系列影响。很多职业对于文身都做出了严格的限制。根据相关文件，国内参军、从警、公务员录用等征聘事项，都明确规定“限制”文身。即使在今后的返校就读、就业和择偶时，曾经的文身也会给文身者的心理、情感和生活造成困扰。部分被帮教的未成年人对社工表示，在返校就读、就业时，文身给他们造成了很大困扰。

其实大多数未成年人在文身后不久便心生悔意，只是清洗文身不仅时间周期长，花费高，遭受痛苦巨大，更重要的是效果往往不尽如人意。因此，很多文身后的未成年人往往遭受巨大的心理压力和舆论折磨，变得消极萎靡，拒绝参加社会活动和人际交往，严重者甚至产生抑郁症、辍学等。

从法律角度来看，向未成年人提供文身服务损害未成年人利益，违反法律规定。本案所涉消费主体为未成年人，未成年人消费者权益受《消费者权益保护法》与《未成年人保护法》的双重保护。故本案所涉法律关系，同时应当受《未成年人保护法》调整。《民法典》《未成年人保护法》等法律均对未成年人给予特别关注与保护。《未成年人保护法》第四条第一款规定：“保护未成年人，应当坚持最有利于未成年人的原则。处理涉及未成年人事项，应当符合下列要求：（一）给予未成年人特殊、优先保护……”，此原则的内涵一是要符合未成年人身心发展规律，二是要给予未成年人特殊优先保护。禁止为未成年人提供文身服务，正如禁止向未成年人销售烟酒一样，符合立法原意。

最后章某以其中部分未成年人有民事行为能力为由抗辩，宿迁市人民法院认为：《民法典》第三十四条第一款规定：“监护人的职责是代理被监护人实施民事法律行为，保护被监护人的人身权利、财产权利以及其他合法权益等。”第三十五条第一款规定：“监护人应当按照最有利于被监护人的原则履行监护职责。监护人除为维护被监护人利益外，不得处分被监护人的财产。”文身并非未成年人生活的必需服务，也非未成年人成长和发展的促进因素，除未成年人存在身体外观矫正等特殊需求情况下，为未成年人文身的行为不具有保护未成年人利益的特征。即使未成年人监护人同意，从被监护人利益最大化的角度，向未成年人提供文身服务的行为也不具有正当性。

综上所述，章某向未成年人提供文身服务，损害未成年人的身体健康权，不利于未成年人的成长与发展，有碍未成年人充分行使参与社会生活的权利，违反了《未成年人保护法》《民法典》关于对未成年人、限制行为能力人利益保护的规定，应当认定为《消费者权益保护法》规定的“法律、法规规定的其他损害消费者权益的情形”。即使章某不存在执业主体瑕疵和服务瑕疵，其向未成年人提供文身服务也已违反法律规定，应当认定构成侵权。

（二）章某为案涉40余名未成年人提供文身服务是否损害社会公共利益

“公共利益”这一概念主要是从利益性质角度强调利益的公共性而与私人利益相区别。“社会利益”主要是从主体出发，侧重于强调利益的承载者是社会而不是个人。当然，在个案中，通常表现为多个不特定个人利益承载者。判断社会公共利益的界限要从多角度出发，多维度考量。中国人民大学法学院教授、博士生导师肖建国认为，公共利益包括扩散性利益和集合体利益两种类型。前者指事先没有任何的关系而只是基于特定的事实原因才产生联系的人共同拥有的一种超越个人的不可分的利益（如因环境污染造成生态破坏而原告提起的公益诉讼）；后者也是超越个人并且是不可分的，它属于先前在相互之间就有特定法律关系的特殊团体，在成员的身份上也比扩散性的利益要确定（如某消费者团体的众多会员因商家的霸王条款或不当行为而受到损害时，由消费者团体提起的公益诉讼）。

笔者认为，“社会公共利益”本质体现在主体的不特定性和利益的公共性。主体的不特定性指潜在权利主体的不可预估性，而非单纯指主体数量的不唯一性；利益的公共性指所保护和侵害的法益领域相同，微观上法益归属多个不特定主体，宏观上表现为社会层面某一领域的安全或秩序。

社会公共利益是一个抽象的概念，其具体外延和内涵并不能一概而论，应根据个案进行具象解释。公共利益的框架结构与私人利益相似。例如，从民法角度来看，公共利益也可以分为人身利益和财产利益。只不过，公共利益涵射的人身利益是不特定自然人的人身利益，财产利益是不特定主体的财产安全或者集体、国家财产安全。从其他部门法角度来看也是大同小异。对于社会公共利益的界，若有标准能够一以贯之，反而会导致概念僵化，不利于司法灵活运用和破坏自由裁量权。现行法律并未对社会公共利益进行明确界定，也能侧面印证此观点。

本案公益诉讼人起诉时，案涉未成年主体虽然仅为40余名，但可能接触到的潜在未成年人消费者远远不止这些，其产生的影响也并不局限于40余名消费者的权益，所以不能片面地从主体数量角度来说明未触及社会公共利益。

章某文身店属于开放性场所，且对服务对象并没有筛选性，只要章某开门营业，便默认其服务对象为有文身意愿的全体消费者。所有可能接触到其经营场所的未成年人也都是章某的潜在顾客。文身行为也就可能在任意未成年人中随时、随机出现，侵害不特定未成年人利益。

当权利侵害行为涉及不特定未成年人的利益时，就不再单纯是个人利益，而具备公共利益属性，需要国家和社会积极干预。因此，章某向不特定未成年人提供文身服务，侵害了不特定未成年人利益，更对国家发展利益产生负面影响，该行为属于损害社会公共利益的行为。

（三）章某应承担何种民事责任

首先，关于民事责任承担的方式，我国在《民法典》中有所规定。《民法典》第一百七十九条规定：“承担民事责任的方式主要有：（一）停止侵害；（二）排除妨碍；（三）消除危险；（四）返还财产；（五）恢复原状；（六）修理、重作、更换；（七）继续履行；（八）赔偿损失；（九）支付违约金；（十）消除影响、恢复名誉；（十一）赔礼道歉。法律规定惩罚性赔偿的，依照其规定。本条规定的承担民事责任的方式，可以单独适用，也可以合并适用。”上述11种民事责任形式既可以单独适用，又可以合并适用。在以上民事责任承担方式中，支付违约金、继续履行和修理、重作、更换常见于合同关系中。修理、重作、更换这种责任形式一般适用于某些合同关系。如一方根据买卖合同交付的标的物不符合合同的约定，则对方当事人可以要求修理、重作、更换。支付违约金这种责任形式仅适用于合同。消除影响、恢复名誉和赔礼道歉这种责任形式仅适用于姓名权、肖像权、名誉权、荣誉权等人身权遭受侵害的情形。

所以，在适用时应当注意区分不同性质的违法行为，根据不同责任形式的适用的不同范围，正确选择责任承担的方式；区分违法行为的不同情节，根据责任形式之间的内在逻辑，正确地合并适用责任形式。笔者认为，应根据章某提供文身服务的特征、损害公共利益的类型，确定他承担民事责任的方式。具体分析如下：

1. 章某应承担停止侵害的民事责任　本案章某侵害了不特定未成年人的合法权益，实质上是对未成年这一社会公众造成了身体和精神上的损害，故民事公益诉讼的首要目的是禁止章某继续实施为未成年人文身的行为，停止对未成年人消费者权益和消费领域公共利益与公共秩序的侵害。虽然章某为未成年人文身的行为是即时性的，至起诉时行为已经结束，但不排除他今后仍会继续实施。章某在文身经营过程中，侵害行为的表现方式是对文身对象不进行审核筛选，作为一名文身工作者，未尽到审慎核实消费者年龄和身份的义务，经营行为中损害不特定消费者权益的因素始终持续存在，应当通过禁止性裁判的形式来对他加以限制，以达到保护未成年人，防止损害继续扩大和侵害再次发生，维护社会公共利益的目的。因此，章某需要承担停止侵害的民事责任。

2. 章某应向社会公众赔礼道歉　《民法典》第九百九十五条规定："人格权受到侵害的，受害人有权依照本法和其他法律的规定请求行为人承担民事责任。受害人的停止侵害、排除妨碍、消除危险、消除影响、恢复名誉、赔礼道歉请求权，不适用诉讼时效的规定。"《最高人民法院关于确定民事侵权精神损害赔偿责任若干问题的解释》（以下简称《精神损害赔偿司法解释》）第一、二条明确规定，生命权、健康权、身体权、姓名权、肖像权、名誉权、荣誉权、人格尊严权、人身自由权、隐私权、监护权受到侵害的，受害人可以请求精神损害赔偿（抚慰金）。据此，这些权利的保护范围包括精神利益。该司法解释第八条也明确规定，侵害该司法解释所列各项权利的，受害人可以请求赔礼道歉。除具体人格权外，我国法院也保护一般人格利益，并适用抚慰金和赔礼道歉。

从以上规定可以看出，赔礼道歉的责任承担方式常见于2种情形：一是姓名权、肖像权、名誉权、荣誉权、人格尊严、隐私权等法益受到侵害时；二是身体权、生命权、健康权等权益受到严重侵害，涉及精神损害赔偿时。所以，赔礼道歉责任主要适用于人身权受侵害的情形。

不少学者认为，赔礼道歉的民事责任只能针对特定的自然人，需要有着明确的承担主体及实施对象，赔礼道歉的承担主体仅限于侵权行为人自己，并且法人不能作为赔礼道歉的实施对象。赔礼道歉的对象必须是具体明确的受损害的当事人。在我国古代的社会制度中十分讲求礼法秩序，出礼入刑、失礼必服的规范和理念，为赔礼道歉作为一种责任方式提供了生存土壤。笔者认为，赔礼道歉在我国具有鲜明的文化特色，体现了中庸调和表象厌讼的中国智慧。作为具有人情和伦理色彩的一种情感性责任承担方式，赔礼道歉民事责任承担方式的选择不应过于僵化，既要遵循规范正义，又要兼顾社会伦理道德需求，促进道德与法治的有机融合。

《消费者权益保护法》第五十条规定："经营者侵害消费者的人格尊严、侵犯消费者人身自由或者侵害消费者个人信息依法得到保护的权利的，应当停止侵害、恢复名誉、消除影响、赔礼道歉，并赔偿损失。"《最高人民法院关于审理消费民事公益诉讼案件适用法律若干问题的解释》第十三条第一款规定："原告在消费民事公益诉讼案件中，请求被告承担停止侵害、排除妨碍、消除危险、赔礼道歉等民事责任的，人民法院可予支持。"章某的侵权行为对案涉未成年人消费者身体权、健康权造成损害，这40余名未成年人可能还需要承受文身行为伴随而来的精神压力和社会舆论压力。章某向案涉的未成年人赔礼道歉无可非议。然而，本案较为特殊的是，本案章某的行为已经涉及社会公共利益领域的范畴，即其侵害对象为不特定多数未成年人，其行为不仅应当受到法律的惩罚，还会受到道德的谴责和社会公众的否定性评价。在上文论述中，章某的违法行为已经涉足社会公共领域，侵害了未成年人健康成长这一社会公共利益，社会公共利益的享有主体是全体社会公众。此种损害不是物质上的、即时显现的，而是具有长远影响的、精神上的，故章某对社会公众造成了精神伤害。赔礼道歉做出的对象是权利受损害方。所以，在侵害社会公众的社会公共利益，并且给社会公众造成精神伤害的情况下，章某也应当承担向社会公众赔礼道歉的责任。

3. *案涉未成年人及其监护人可向法院提起私益诉讼，要求章某赔偿损失* 章某与案涉未成年人之间形成服务合同关系，因章某不具备相应资质，缺乏服务主体资格，提供瑕疵服务，违法合同约定和法律规定，侵害案涉未成年人的健康权、身体权，且由于章某未尽到核实义务，本案部分未成年人的承诺并不能成为阻却事由，故章某构成违约。根据最高人民法院关于适用《民事诉讼法》的解释第二百八十八条规定："人民法院受理公益诉讼案件，不影响同一侵权行为的受害人根据民事诉讼法第一百一十九条规定提起诉讼。"因此，案涉未成年人及其监护人可以提起违约或侵权之诉，要求其承担赔偿损失等民事责任。

（四）本案的法律适用问题

根据《立法法》第九十三条和《最高人民法院关于适用〈民法典〉时间效力的若干规定》第一条的规定，法律原则上不具有溯及既往的效力，法律施行前的法律事实引起的民事纠纷案件，适用当时的法律规定。

本案属民事案件，涉及主体为特殊主体即未成年人，案件当事人之间形成消费法律关系，章某为未成年人文身的行为始于2017年6月，持续至2020年，虽然案件于2021年进行受案审理和裁判，但原则上应当适用行为时的法律规定。故本案应当适用《民法总则》《未成年人保护法》《消费者权益保护法》以及《民事诉讼法》。

《未成年人保护法》修订案2020年10月17日经十三届全国人大常委会第二十二次会议表决通过，该法自2021年6月1日起施行。新修订的《未成年人保护法》增加、完善多项规定，着力解决社会关注的涉未成年人侵害问题，对未成年人保护力度加强，强化相关主体法律责任。

其中第三条规定："国家保障未成年人的生存权、发展权、受保护权、参与权等权利。"第四条："保护未成年人，应当坚持最有利于未成年人的原则。处理涉及未成年人事项，应当符合下列要求：（一）给予未成年人特殊、优先保护；（二）尊重未成年人人格尊严；（三）保护未成年人隐私权和个人信息；（四）适应未成年人身心健康发展的规律和特点；（五）听取未成年人的意见；（六）保护与教育相结合。"第六条："保护未成年人，是国家机关、武装力量、政党、人民团体、企业事业单位、社会组织、城乡基层群众性自治组织、未成年人的监护人以及其他成年人的共同责任。国家、社会、学校和家庭应当教育和帮助未成年人维护自身合法权益，增强自我保护的意识和能力。"第一百条："公安机关、人民检察院、人民法院和司法行政部门应当依法履行职责，保障未成年人合法权益。"

所以对于本消费民事公益诉讼案未成年当事人来讲，适用新修订的《未成年人保护法》更为有利，能够更好地保护未成年人的合法权益。同时，《立法法》第九十三条规定了"法不溯及既往"原则的例外，即"为了更好地保护公民、法人和其他组织的权利和利益而作的特别规定除外"。另外，《最高人民法院关于适用〈民法典〉时间效力的若干规定》第二条规定，适用《民法典》在民事纠纷案件中存在"更有利于保护民事主体合法权益，更有利于维护社会和经济秩序，更有利于弘扬社会主义核心价值观"情形的，可以溯及既往。该规定系对《立法法》中的溯及力例外规则在民事领域适用做出的具体安排，本案系民事纠纷案件，可以参照适用。

故本案可以适用新修订的《未成年人保护法》相关规定。

伦理与社会问题分析

（一）坚持最有利于未成年人的原则

新修订的《未成年人保护法》在总则第四条明确规定："保护未成年人，应当坚持最有利于未成年人的原则。"这一原则的确立，不仅贯穿体现在未成年人保护法的方方面面，还为明确家庭、学校、政府和社会等各方主体的责任提供了新的具体指引，系统回应低龄未成年人犯罪等新发展阶段面临的现实问题。新修订的预防未成年人犯罪法在界定未成年人不良行为时，修改了原有判定标准，使之规制外延不断扩张，为国家早期干预未成年人偏常行为留足空间，最大限度地防止未成年人滑向违法犯罪。

在国际社会上，儿童保护的"最大利益原则"得到普遍认可。"最大利益原则"最早由1959年《儿童权利宣言》确认为保护儿童权利的一项国际性指导原则。《儿童权利宣言》原则二规定：儿童应受到特别保护，并应通过法律和其他方面而获得各种机会与便利，使儿童能在健康而正常的状态和自由与尊严的条件下，得到身体、心智、道德、精神和社会等方面的发展。本次《未成年人保护法》的修订立足于我国国情，同样体现了对未成年人的“最大利益原则”。

之所以要对未成年人优先保护，是因为未成年人身上承载着整个民族和国家的未来与希望。“少年强则中国强”，少年强的前提是少年能够在有利于成长的环境下健康长大。由于现代社会的快速发展，近年来，虽然文身在我国未成年人群体的影响力和接纳度都有明显上升趋势。但无论从法理还是情理角度，为未成年人文身行为均与保护未成年人的立法本意相悖。

2017年，有学者曾对某成年管教所283名男犯进行调查，发现文身人数占比高达64%。2020年1月至2021年6月，某市检察机关受理的363名涉罪未成年人文身比重为50.51%，相关未成年被害人、证人的文身现象也较为普遍。同时，对上述人员调查的187份问卷结果显示，涉罪未成年人初次文身年龄在16周岁以下的占97%，其中14周岁以下的占18.71%，文身低龄化趋势明显。这既说明涉罪未成年人文身现象高于一般群体的既定事实，更凸显出加强未成年人文身治理、预防犯罪的必要。

很多地方开始从立法上规制未成年人文身现象。立法对未成年人文身说不，就是对其未来生活、就业、婚姻、幸福等权益的源头保护。

江苏省沭阳县第十七届人民代表大会常务委员会第四十次会议讨论通过的《关于加强未成年人文身治理工作的决议》规定：文身场所不得容纳未成年人进入。任何人不得为未成年人提供文身服务，不得强迫、劝诱未成年人文身。《未成年人保护法》第三十七条规定：禁止向未成年人出售烟酒，经营者应当在显著位置设置不向未成年人出售烟酒的标志；对难以判明是否已成年的，应当要求其出示身份证件。建议文身也列入未成年人保护法加以规制。即便不是严格完全禁止，也可以要求需要征得监护人同意。

本案是全国首例未成年人文身民事公益诉讼案，也是新修订的《未成年人保护法》施行后全国未成年人民事公益诉讼第一案。不论是本案公益诉讼人的相关诉讼请求，还是裁判过程和结果，“最有利于未成年人”原则贯穿始终，体现以未成年人为中心的基本原则。本案将是未成年人保护法律化、系统化道路上的敲门砖。有着新《未成年人保护法》的保驾护航，未来在各方努力下，社会环境将会成为更适合未成年人健康向上的成长大环境，中国特色社会主义未成年人保护与犯罪预防制度体系也会进一步完善。

（二）辨证看待文身现象

随着经济水平的提升，文身技术的发展，以及外来文化的渗透，国内社会对于文身的态度比以前包容得多，特别是在开放环境下长大的80后、90后一代，他们不再将文身视为一种不良行为，而是试图去理解文身的含义，并主动尝试文身。而文身也被人们赋予纪念、美容、时尚等新的含义。为迎合顾客的个性化需求，文身行业在近几年也如雨后春笋般涌现各大街头、商场。文身图案也变得越来越个性化、定制化。文身行为越来越常见，大多数人摒弃在腰背四肢大片文身，而选择在脚踝、肩胛骨等不明显部位文上一朵小花，一句话，或者只是一个日期。

可以说文身越来越适应了现代人，特别是年轻人的个性选择，它更多地满足了人们的信仰追求、审美需求、价值需求，甚至成为大众的一种休闲方式。文身文化也逐渐被公众接纳，文身简单粗暴地与“涉黑涉恶”划等号的日子已经一去不复返了。但也不得不承认文身作为一种亚文化始终饱受争议。受古代黥刑、传统涉黑恶观念等影响，我国文身的亚文化色彩仍十分浓厚，常与违法犯罪活动相关。部分人认为文身本质上是具有暴力色彩的人体艺术，无所谓好坏。历史上既有岳母刺字、精忠报国的佳话，也有黥面流放的刑事处罚。不可否认的是，文身的确曾经是一些不良社会风气的代名词，但我们需要用发展的眼光看待事物，既然文身行业现在仍然生生不息，且未被法律法规取缔，就说明其存在的意义。文身是个人选择，是一种审美角度，不能以一己喜恶而去解读一种社会行为。

结　语

文身的确是一个勇敢者的游戏。文身所遭受的巨大痛苦，社会上异样的眼光，就业的隐形门槛，清洗文身的开销……不能否认的是，文身是一种审美偏好。也有学者认为文身作为一种特定符号的功能越来越弱，这是社会在进步，这说明人与人之间越来越宽容。但也有相当一部分人文身是为了模仿跟风，追求所谓的时尚和潮流。笔者想说的是，真实的流行与时尚不是一味地跟风模仿，而是要找到自己兴趣所在，适合自己，能够经受时间的考验和推敲。本案带给我们的思考不仅是未成年文身问题，更多的是如何加强对未成年人保护。《未成年人保护法》旨在建立系统的未成年人机制，从家庭层面、学校层面、社会层面出发，监护人应教育和引导未成年子女养成良好的思想品德和行为习惯；学校应当完善未成年人教育制度，做好成长的引导工作；社会上的主体应当给予未成年人优先保护，个体工商户从事经营活动，应当遵守法律法规，遵守社会公德等。在全社会的努力下，为未成年人筑起一道“防护墙”，守护未成年人成长“净土”。

（张　广　滕　慧）

参 考 文 献

[1] 葛云松．赔礼道歉民事责任的适用．civillaw.com.cn．

[2] 贵州警察学院课题组．未成年犯罪与亚文化关系的研究：对未成年犯的文身现象的调查．预防青少年犯罪研究．2017，4．

[3] 尤陈俊．“厌讼”幻象之下的“健讼”实相？：重思明清中国的诉讼与社会．中外法学，2012，4（24）：815-834．

[4] 张垚，王俞彬．“两法”修订后未成年人不良行为的规制拓展：以未成年人文身为分析视角［J］．南海法学，2021，5（3）：52-61．

[5] 周颖，吴帅帅．未成年人盲目跟风文身，该怎样管［N］．新华每日电讯，2021-07-20．